Kaum ein Thema hat in den letzten Jahren eine so gleichbleibend große Aufmerksamkeit erregt wie das der Suchtkrankheiten, ob von »klassischen« Süchten die Rede war, wie denen nach Alkohol, Nikotin, Drogen und Medikamenten, oder von den »modernen«, also etwa nach Arbeit oder Sex. Doch daneben gibt es, viel zu wenig beachtet, eine sehr große Gruppe von unauffälligen Süchtigen: die, denen das Essen zur Sucht geworden ist. Mit ihnen befaßt sich dieses Buch.

Abertausende von Frauen hängen unerkannt an der Alltagsdroge Essen, denn wer an Bulimia nervosa leidet, verrät sich nicht durch Fettpölsterchen. Jeder Freßorgie folgt unweigerlich der Gang zur Toilette, wo die Betroffenen künstlich erbrechen. Zurück bleiben Schuldgefühle über die vermeintliche Perversion solchen Handelns, Isolation und Verzweiflung – und so schließt sich der Teufelskreis aus Essen und Erbrechen. Maja Langsdorff beschreibt Zusammenhänge und Hintergründe der Eßstörungen und zeigt auf, welche Wege hinausführen können. Sie läßt Betroffene wie Psychologen Stellung beziehen und aus ihrer Sicht über das Phänomen Bulimarexie berichten.

Maja Langsdorff, geb. 1956 in Heidenheim/Brenz, arbeitet seit 1981 in Stuttgart als freie Journalistin, spezialisiert auf Frauenthemen, ist außerdem als Dozentin in der Erwachsenenbildung und Geschäftsführerin eines Schriftstellerförderkreises tätig. VS-Mitglied. Weitere Bücher: »Die Geliebte. Was es heißt, die Andere zu sein«; »Kleiner Eingriff – Großes Trauma? Schwangerschaftskonflikte, Abtreibung und die seelischen Folgen« (im Fischer Taschenbuch Verlag in Vorbereitung).

Maja Langsdorff

Die heimliche Sucht, unheimlich zu essen

Fischer Taschenbuch Verlag

Überarbeitete Neuausgabe
Veröffentlicht im Fischer Taschenbuch Verlag GmbH,
Frankfurt am Main, Mai 1995

© 1985, 1995 Fischer Taschenbuch Verlag GmbH, Frankfurt am Main
Gesamtherstellung: Clausen & Bosse, Leck
Printed in Germany
ISBN 3-596-12792-0

Gedruckt auf chlor- und säurefreiem Papier

Inhalt

2. Teil
Möglichkeiten der Therapie in Theorie und Praxis

3. Teil
Aspekte der Selbsthilfe bei Bulimarexie

4. Teil
Betroffene berichten

Anhang

Mit Beiträgen von

PROF. DR. MANFRED FICHTER, Nervenarzt/Psychotherapeut, Klinik Roseneck in Prien am Chiemsee

DR. MED. MONIKA GERLINGHOFF, Ärztin für Neurologie und Psychiatrie, Psychotherapeutin, Oberärztin im TCE-Therapiecentrum für Eßstörungen, Max-Planck-Institut für Psychiatrie, München

DR. MED. GEORG ERNST JACOBY, Arzt für Psychiatrie – Psychotherapie/Psychoanalyse, Klinik am Korso, Fachzentrum für gestörtes Eßverhalten

DR. OLAF KOOB, anthroposophischer Arzt und langjähriger Mitarbeiter einer Drogenklinik, Sagehorn

DR. PHIL. BARBARA KREBS, Leiterin des Frankfurter Zentrums für Eßstörungen e. V.

ELKE RAATZ, Diplom-Sozialpädagogin und Sozialarbeiterin, Berlin

DR. MED. UDO RENZENBRINK(†), Arbeitskreis für Ernährungsforschung, Bad Liebenzell-Unterlengenhardt

USCHI RODENSTOCK, Diplom-Psychologin und Psychotherapeutin, München

UTE SCHÖNHERR, Diplom-Pädagogin, Berlin

HERMANN STEUR, Pastoralreferent des Bischöflichen Ordinariats, Rottenburg (Neckar)

ANTJE THARANG-ROTHMUND, freie Diplom-Psychologin, Leinfelden-Echterdingen bei Stuttgart

DR. MED. HELMUT TRÖSTL, Facharzt für Neurologie und Psychiatrie, Psychotherapie, München

DR. VERENA VOGELBACH-WOERNER, freie Psychodrama-
Therapeutin, Gelnhausen

und zehn Beiträgen und mehreren Zeichnungen von Betroffenen

für »Maxl«

und alle, die mir
mit Rat und Tat
beim Schreiben
zur Seite standen

Vorwort

Dieses Buch ist das Resultat einer mehrjährigen intensiven journalistischen Recherche über das Phänomen süchtigen Essens und Erbrechens, das in der Wissenschaft als »Bulimia nervosa« bezeichnet wird.

Durch Gespräche mit vielen hundert Frauen gewann ich die Erkenntnisse, die hier wiedergegeben sind. Bewußt habe ich mich dabei zum Sprachrohr für die Betroffenen gemacht und auf die Praxis verzichtet, durch zahlreiche Quellen mein Wissen zu untermauern. Erste Priorität hatte für mich die Authentizität – das, was ich persönlich über das Leid der Eß-Brechsüchtigen von ihnen selbst erfahren konnte. Auf der Suche nach Erklärungen fand ich eigene Thesen, die nicht immer mit der Beurteilung aus wissenschaftlicher Sicht übereinstimmen müssen.

Ich habe versucht, das Phänomen Eß-Brechsucht aus möglichst vielen Perspektiven zu beleuchten, und habe deshalb zu einzelnen Themen Psychologinnen und Psychologen sowie Ärztinnen und Ärzte um Beiträge gebeten. Auch die Betroffenen selbst kommen mit Aufsätzen zu Wort. Zusammenhänge tiefer zu hinterfragen, Verhaltensweisen zu analysieren und Therapieansätze darzustellen, habe ich zum Teil den qualifizierten Fachleuten und Praktikerinnen und Praktikern überlassen, die ihr Wissen über die »Modekrankheit« Eß-Brechsucht in großem Maße erweitert haben, seit dieses Buch 1985 zum ersten Mal erschien. In der vorliegenden Überarbeitung sind die neuesten Erkenntnisse wiedergegeben.

Mein Buch richtet sich in erster Linie an die Betroffenen selbst, daneben an all jene, die mit ihnen in irgendeiner Weise zu tun haben. Mein Buch kann, darf und soll Maßnahmen von ärztlicher oder psychologischer Seite für die Eß-Brechsüchtigen keineswegs ersetzen. Es sollte ergänzend wirken und dazu beitragen, das gegenseitige Verständnis zu fördern.

Bulimarexie ist eine überaus ernstzunehmende Suchterkrankung. Bis vor wenigen Jahren ging man davon aus, daß diese Krankheit nicht heilbar ist, sondern nur zu einem Stillstand gebracht werden kann. Erfreulicherweise hat sich gezeigt, daß diese Annahme ein Irrtum war: Eß-Brechsucht ist heilbar, aber der Weg ist lang, beschwerlich, von Rückschlägen gezeichnet und fordert den ganzen Einsatz der Betroffenen. Der Heilungsprozeß kann sich über ebenso viele Jahre erstrecken wie die Sucht selbst.

Mit meinem Buch möchte ich den Süchtigen Wege zur Hilfe und Selbsthilfe aufzeigen und zu einer ersten Orientierung beitragen. Jeder Eß-Brechsüchtigen muß klar sein, daß ihre einzige Chance im Handeln liegt, nicht in der passiven Erwartungshaltung. Wo die Bereitschaft zur Mitarbeit fehlt, wo Passivität sich breitmacht, kann kein Arzt, kein Psychologe, kann niemand der Kranken helfen. Doch auch wenn die Betroffene aktiv und fordernd Hilfe sucht, können ihr Fachleute nur den Weg weisen. Gehen muß sie ihn schließlich allein.

In diesem Buch ist immer nur von Frauen die Rede; Männer treten nur ganz am Rand in Erscheinung. Das hat seinen Grund: Im Verlauf meiner Recherchen erkannte ich die »Bulimia nervosa« nur bei einem halben Dutzend Männern. Meine Annahme, daß Bulimarexie bei Männern extrem selten auftritt, hat sich bestätigt: Wissenschaftler schätzen, daß nur fünf, maximal zehn Prozent der Betroffenen männlich sind.

Daß fast ausschließlich Frauen vom Essen abhängig werden, liegt wohl in erster Linie an geschlechtsspezifischen Rollenzwängen, Rollenkonfusionen, unrealistischem Schönheitsideal und konventionellen Erziehungsmustern. Typisch weibliche »Qualitäten« wie Anpassungsfähigkeit, Einfühlsamkeit, Selbstlosigkeit, Weichheit begünstigen die Kompensation von innerpsychischen Konflikten durch Essen und Erbrechen. Trost bei der Nahrung zu suchen gilt als schwach und typisch weiblich. Traditionell flüchten Männer eher in den Alkohol oder greifen zu harten Drogen.

Im Zuge der Emanzipation »bewältigen« jedoch auch immer mehr Frauen ihre Lebenskonflikte mit dem Griff zur Flasche. Es ist kein reiner Zufall, welcher Droge Menschen, die für süchtiges Verhalten disponiert sind, verfallen, sondern hängt u. a. mit familiären Faktoren, der Erziehung, der Sozialisation und der Verfügbarkeit der Droge zusammen. Mit einem sich wandelnden männlichen Rollenbild (weicher, sensibler, partnerschaftlicher), mit dem wachsenden Gesundheits- und Schönheitsbewußtsein des Mannes, wird auch Eßstörungen bei Männern der Boden bereitet. Und die Medien, die Werbebranche und die Modeindustrie arbeiten kräftig daran mit.

In der Überflußgesellschaft prallen die Gegensätze hart aufeinander: Dem Ideal, schlank zu sein, steht ein Überangebot von Lebensmitteln gegenüber. Figur und Gewicht sind äußere Gradmesser für den Erfolg und die gesellschaftliche Attraktivität des einzelnen. Auch wenn Sinn und Unsinn von Diäten inzwischen öffentlich diskutiert werden, ist Schlanksein doch wichtiger denn je. Der kollektive Schlankheitswahn fordert seine Opfer. Mehr und mehr Menschen büßen die Lust am Essen ein und machen sich das Abnehmen zur Lebensaufgabe. Nur Aufklärung kann dazu beitragen, daß der Schlankheitswahn nicht noch mehr Opfer fordert. Denn am Anfang jeder Eß-Brechsucht stand das zwanghafte Bemühen, abnehmen zu wollen.

Hunger, der aus dem Hirn kommt, ist stillbar – sofern alle mithelfen und die Eß-Brechsucht nicht nur als Krankheit anerkannt, sondern auch als gesellschaftliche Herausforderung angenommen wird. Konkret heißt dies: Es müssen mehr Hilfsangebote geschaffen und staatlich gefördert werden, Forschungs- und Aufklärungsarbeit müssen intensiviert, Prävention muß endlich großgeschrieben werden. Prävention bedeutet unter anderem, die gesetzlich garantierte Gleichstellung von Frau und Mann gesellschaftlich umzusetzen und Frauen Autonomie zu ermöglichen.

Wird Essen zur Droge, Erbrechen zum Zwang und die Figur zur Meßskala des Selbstwertgefühls, dann braucht die Seele Balsam, der Mensch Verständnis. Wer eine Bulimarektikerin für ihre Symptome verurteilt, fördert ihren un(ter)bewußten Todeswunsch. Mit prallem Bauch und dem Kopf über der Kloschüssel sterben die Kinder des Wohlstands dem schizophrenen Ziel der Idealfigur entgegen. Wen sollte es wundern, daß eine Gesellschaft, die sich krankhaft normt, ihre Opfer, nicht aber sich selbst als gestört wahrnimmt?

Maja Langsdorff

1. Teil

Versuch einer Annäherung an das Phänomen
»Bulimarexie« und an die bulimarektische
Persönlichkeit

Einleitung

Sie wissen nicht, was es ist. Sie wissen nicht, woher es kommt. Sie wissen nicht, was dagegen tun: Immer mehr Frauen essen süchtig. Sie unterliegen einem unkontrollierbaren Zwang, der sie dazu treibt, Nahrung in unglaublichen Mengen in sich hineinzuschaufeln und anschließend alles wieder über der Kloschüssel künstlich zu erbrechen. Diese Frauen verzweifeln an sich selbst. Sie leiden an einem unstillbaren Hunger und wollen doch im Grunde genommen gar nicht essen. Für sie ist der Satz aus Goethes Schauspiel »Faust« (1) grausame Realität und Drehpunkt ihres Lebens: »Zwei Seelen wohnen, ach!, in meiner Brust.«

Auf »Brust« reimt sich »Lust« und »Frust«. Die »Lust« der Eßsüchtigen ist der ständige und unbeherrschbare Drang, essen zu müssen. Ihr Frust ist die Perversion des eigenen Handelns, die Sinn- und Verantwortungslosigkeit zu essen mit dem Vorhaben, danach zu erbrechen. Diese Frauen kranken an einer Sucht, die lange Jahre einfach als Unbeherrschtheit abgetan wurde. Laien tun sich schwer, hinter dem übersteigerten Eßbedürfnis den eigentlichen Hunger wahrzunehmen und das Verhalten als Ausdruck eines seelischen Verhungerns zu verstehen. Fachleute können sich nicht einig werden, was hinter dem unheimlichen Zwang steht: eine narzißtische oder ethische Störung, eine Borderlinestörung, eine Verhaltensstörung, eine tatsächliche Sucht...

Die Frauen mit den Idealfiguren und dem Hunger im Hirn leiden an der psychischen Erkrankung, der man den Namen »Bulimia nervosa« oder »Bulimarexie« gegeben hat. Für diese Erscheinung hat sich in den vergangenen Jahren der Begriff »Bulimie« eingebürgert, der die Symptomatik aber unkorrekt beschreibt. »Bulimie« bedeutet Heißhunger bzw. Freßsucht und ist nicht zwingend mit dem Symptom des Erbrechens gekoppelt. Daher wird in diesem Buch nur der eindeutigere Begriff »Bulimarexie« verwendet.

So verständnislos selbst die nächsten Angehörigen den Bulimarektikerinnen gegenüberstehen, so aufschlußreich ist der Name ihrer Erkrankung, schlüsselt man ihn einmal auf. »Bulimia« leitet sich aus dem Griechischen von »bous« (Ochse) und »limos« (Hunger) ab. Bulimarexie bedeutet also »Stierhunger«, im übertragenen Sinn »ver-

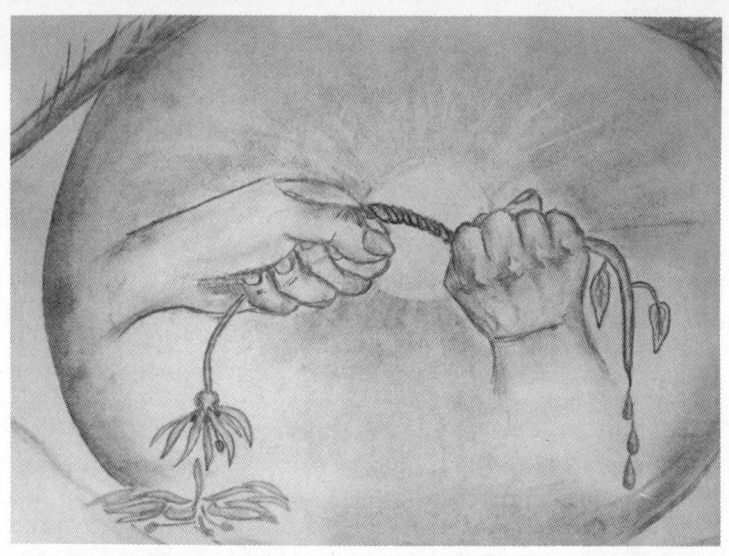

zehrender Hunger«. Es ist bezeichnend, daß schon hier die erste
Fehlinformation auftaucht. Denn wenn eine Frau anfängt »zu fressen wie eine Gehirnamputierte« (Ausspruch einer Mutter), dann hat
dies mit Hunger nur noch im weitesten Sinn zu tun. Die Betreffende
möchte in Wirklichkeit satt sein. Doch sie hungert nicht unbedingt
nach Nahrung, sondern nach Inhalten, Aufgaben und Anerkennung. Sie sucht Liebe, Gefühle und einen tieferen Sinn in ihrem
Leben. Es hungert nicht der Körper, sondern die Seele. Und hier
greift die Erkrankte zum falschen Mittel: Sie füttert ihren Körper,
um satt zu sein. Sie mißdeutet die Signale ihrer Psyche und dämpft
sie auf physische Weise. Das Essen wird zur Sucht, die Nahrungsaufnahme motorisch. Wenn die Gedanken einer Frau nur noch um
das eine Thema »Essen« kreisen, dann darf man nicht mehr von
Hunger sprechen.
Wer am »Stierhunger« leidet, erlebt Essen und Erbrechen fast immer als eine Einheit. Das Erbrechen, das mit dem Finger, einem
Löffel oder einfach durch Würgen provoziert wird, ist für die Bulimarektikerin ein unbedingtes Muß, die Konsequenz ihres »Heißhunger«-Anfalls. Was einmal am Krankheitsbeginn das einfachste

Mittel war, zu essen und trotzdem schlank zu bleiben, wird im Verlauf der Suchterkrankung zum programmierten Symptom. Essen und Erbrechen, diese beiden Symptome, treten bei Bulimarexie vordergründig am deutlichsten in Erscheinung. Da Essen etwas Lebensnotwendiges und völlig normal ist, die Möglichkeit aber, künstlich zu erbrechen, als pervers gilt, verheimlichen die Betroffenen oft lange Zeit ihr Verhalten. Dabei entsteht ein enormer Leidensdruck. Welche Gefühle Eß-Brechsüchtige bewegen, wird deutlich, wenn sie in eigenen Worten beschreiben, wie sie sich und ihre Symptome erleben.

Der Hunger

Die 22jährige Studentin Anneliese S. wiegt 53 Kilogramm bei einer Körpergröße von 1,64 m. Wie eine Verhungerte sieht sie also nicht aus. Ihre »Gedanken über meine Bulimarexie« lesen sich sehr viel anders:

»Ich denke den ganzen Tag ständig nur ans Essen. Es ist das Wichtigste in meinem Leben. Doch es sind keine schönen Gedanken. Das Essen macht mir Angst. Es bedroht mich. Abends überlege ich mir schon, was ich am nächsten Tag essen darf, um nicht zuzunehmen. Morgens gilt mein erster Blick dem Gewichtsanzeiger der Waage, ob ich mein Idealgewicht noch habe. Abends und manchmal sogar tagsüber kontrolliere ich zusätzlich das Gewicht. Ich habe Angst vor der Gewichtszunahme, als ob alles vom Schlanksein abhängen würde... Zur Zeit überfällt mich jeden zweiten Tag ein Heißhungergefühl, und ich fresse alles in mich hinein. Ich verspüre dabei nie ein Sättigungsgefühl und futtere alles in mich hinein, bis mir schlecht ist. Ich durchstöbere alle Schränke, wo ich u. a. Süßes finden kann. Aber ich bin auch zur Not mit anderem zufrieden. Butterbrote, Käse, Nüsse, Müsli. Alles, was da ist, wird verschlungen. Kauen tue ich dann meistens nicht mehr richtig. Danach bekomme ich bald keine Luft mehr, so daß ich mich fast zwangsläufig übergeben muß, und breche fast alles wieder heraus.
Dann fühle ich mich im ersten Moment befreit. Aber bald mache ich mir die ersten Gewissensbisse und bekomme Schuldgefühle. Ich frage mich, warum hast du das getan, aber ich finde keine Antwort.«

Und, wie es den meisten Frauen geht, die solche Anfälle kennen und oft jahrelang durchleben, bleibt ihnen die Antwort erspart, wenn ein neuer Anfall, eine zweite, dritte, vierte Orgie stattfindet. Die Pausen zwischen den einzelnen Freßanfällen dauern zwischen wenigen Minuten und einigen Stunden. Das Essen selbst wird immer weniger als Genuß empfunden. Gegen Ende eines Tages gönnen sich Bulimarektikerinnen selbst kleinste Mengen »wertvoller« Nahrung nicht mehr, sie »wüten« immer bestialischer zwischen Kühlschrank und Toilette. Natürlich kann ein Mensch, der nie unter Eßstörungen gelitten hat, kaum begreifen, was eine Eß-Brechsüchtige in diesen teuflischen Kreislauf von Essen und Erbrechen treibt, wenn sie doch nicht den Hunger im eigentlichen Sinn verspürt und wo es doch auf einmal »Sündigen« wirklich nicht ankommt.

Das Gefühl, mit dem Essen nicht mehr aufhören zu können, hat fast jede/r Mensch schon erlebt, in der Regel dann, wenn etwas besonders gut geschmeckt hat. Solches Schwelgen in Genüssen aber ist nicht die Triebfeder der Eßgestörten. Sie handeln unter einem inneren Zwang, der meistens dazu dient, etwas zu kompensieren oder eine unerträgliche Spannung abzubauen, und dieser Zwang tritt anfallsartig auf.

Generell kann man zwei Arten von »Freßorgien« unterscheiden. Die eine ist die ungewollte, die mit einem Kontrollverlust einhergeht, der während der Mahlzeit zu einem bestimmten Zeitpunkt auftritt. Die andere ist die geplante »Freßorgie«, wobei hier wieder zwischen der zufällig und der bewußt geplanten unterschieden werden muß. Um diese Unterschiede zu verstehen, muß man einmal auflisten, welche Lebensmittel eine Eßsüchtige vorzugsweise zu sich nimmt. Die Bulimarektikerin ißt in jeder Hinsicht in Extremen. Während sie in Phasen, in denen sie symptomfrei ist oder zumindest nicht mit Anfällen rechnet, in auffälliger Weise darum bemüht ist, sich gesund zu ernähren, verschlingt sie in den »schwachen Minuten« fast ausschließlich nur solche Dinge, die sie aus ihrem Gesundheitsbewußtsein heraus zutiefst ablehnt und nie auf ihren Speisezettel setzen würde. Der Anfall, der mit einem Kontrollverlust einhergeht, setzt also während einer sich selbst zugestandenen, gesunden Spatzenmahlzeit ein, bei der unmerklich die Grenze des Erlaubten überschritten wurde. Schon eine Nudel zuviel, ein halber Apfel oder ein Stückchen Schokolade können hier in eine sich immer schneller drehende »Schling-Spirale« führen. Die Eßsüchtige empfindet bei Beginn des Essens – wenn sie noch voller guter Vorsätze ist – echten Genuß beim Essen. Sie kostet jeden Krümel, jedes Bröckchen voll aus und gönnt sich etwas. Von ihr selbst nicht registriert, überschreitet sie während des »Schlemmens« irgendwann die magische Grenze, die individuell sehr unterschiedlich ist. Ab diesem Punkt ist der Aspekt des Genusses vergessen. Was danach abläuft, ist das Ausleben der Sucht, die Gier nach immer mehr, ein plötzliches Schaufeln gegen das Verhungern.

Die 31 Jahre alte Karola F. leidet seit ihrem 18. Lebensjahr an derartigen »Attacken«, die sie voller Angst erlebt. Sie hat »bei Freßanfällen das Gefühl totaler Ohnmacht. Das Fressen ist begleitet von dem Gefühl, nie mehr aufhören zu können, nicht genug kriegen zu können. Geschmack wird nur oberflächlich wahrgenommen – bin in extremen Fällen schon zu Mülltonnen (!) gegangen.«

Der Aspekt des Nicht-genug-kriegen-Könnens wird besonders deutlich bei den ungewollten Freßanfällen. Im Grunde genommen wollte die Bulimarektikerin eigentlich nur »ein bißchen was« zu sich nehmen. Da sie aber nun einmal die Kontrolle über sich verloren hat, ist sie nurmehr von einem einzigen Ziel beherrscht: die Besessenheit des »wennschon – dennschon«. Es ist für sie ein unerträglicher Gedanke, sich allein wegen der »wertvollen« Nahrung den Finger in den Hals zu stecken. Also ist sie im Zugzwang. »Es muß sich doch auch gelohnt haben«, dröhnt es in ihrem Hirn. Und sie beginnt unter Zeitdruck zu handeln, immer schneller und schneller, unter immer stärkerem Zwang schaufelt sie alles in sich hinein, was sie findet, unvorstellbare Mengen. Zunächst Dinge, die sie wirklich mag, später (wie Karola schildert) sogar das, was schon im Abfall gelandet war. Die Suchtkranke »ißt« oder »frißt« nicht während ihres Anfalls, sie füllt sich regelrecht ab, egal wie, und am Ende sogar egal womit. Was eintritt, ist kein Sättigungsgefühl, sondern Übelkeit. Je länger und je mehr die Süchtige sich vollschlingt, desto größer wird ihr Verlangen auf immer noch mehr. Erst wenn ihr im wahrsten Sinne alles »bis zum Hals steht«, schleppt sie sich mit überfülltem Magen und letzter Kraft zur Toilette.

Nicht viel anders läuft eine geplante Freßorgie ab. Sie setzt direkt mit dem Kontrollverlust ein, und zwar entweder bereits beim Essen »minderwertiger« Nahrungsmittel, oder sie wird sehr bewußt vorausgeplant, um nicht in die unerträgliche Situation zu kommen, nicht genügend im Hause zu haben und schon vorzeitig – bevor es sich also »gelohnt« hat – mit dem Herauswürgen beginnen zu müssen.

Unter mehrmaligen Freß-Brech-Taumeln pro Tag leidet auch die 21jährige Grafikerin Maria J. Seit fünf Jahren lebt sie damit mehr schlecht als recht, und im Laufe der Zeit haben sich die konstruierten Freßanfälle als einziges Mittel, den »Hunger« zu stillen, bei ihr eingeschlichen und festgesetzt. Man sieht es ihr nicht an. Maria hat bei 1,76 m Körpergröße ein Gewicht von 63 Kilogramm, was dem Ideal entspricht. Symptomatisch ist es für Berufstätige wie Maria, daß der Freßanfall erst abends eintritt. Sie schildert einen x-beliebigen Abend, wie sie ihn fünfmal die Woche erlebt. Die Wochenenden sind noch schlimmer.

»Nach Arbeitsschluß bin ich einkaufen gegangen, ganz bewußt mit dem Gedanken, zu Hause alles in mich hineinzustopfen und hinterher wieder auszubrechen. Was ich bis vor wenigen Minuten noch in meinem Magen hatte: 500 Gramm Toastbrot, 250 Gramm Kekse, 250 Gramm Margarine, 1 Dose Fisch, 2 Tafeln Schokolade, 100 Gramm Wurst und Schinken, ½ Glas Honig. 1 Liter Milch, 1 Liter Mineralwasser, ½ Flasche Cola, 150 Gramm Fleischsalat, je 150 Gramm Chips und Erdnüsse. Danach habe ich es gerade noch geschafft, zur Toilette zu kommen. Wie oft hatte ich schon gewünscht, unterwegs zusammenzubrechen und zu sterben, damit ja alles ein Ende hat.«

Zum körperlichen Elends- und Schlappheitsgefühl, zum brennenden Hals, den tränenden Augen, dem rebellierenden Magen und der Ausgelaugtheit kommen das heulende Elend, die tiefe Depression und wieder das Allheilmittel Fressen: Wenn der Tag nun schon einmal kaputt ist, dann kann man das auch zweimal machen. Das Nicht-genug-kriegen-Können, das Bedürfnis, sich endlich sättigen zu wollen, wandelt sich hier in ein »ist ja sowieso egal«, und anstelle eines Nachdenkens über das Geschehene wird dem Konflikt ausgewichen, das ungute Gefühl mit einem neuen Anfall übertüncht.

Diese Haltung wird auch bei Anneliese S. deutlich. »Bei mir kommt es vor, daß ich mich mit Absicht vollesse mit dem Bewußtsein, daß ich Mist baue, aber das ist mir dann egal, und ich steigere mich hinein. Habe ich mich einmal entschieden zu erbrechen, esse ich noch weiter, damit es sich auch lohnt.«

Auch die zufällig geplante Freßorgie weicht von diesem Schema nicht ab. Einziger Unterschied: Es hat sich eine Gelegenheit ergeben, die günstig war. Diese wurde beim Schopf ergriffen und ausgenutzt, so etwa das Auswärts-Essengehen, ein gefüllter Kühlschrank, eine Dose voller Plätzchen, wo man sie nicht vermutet hat. Daneben erlebt die Betroffene in manchen Phasen ihrer Erkrankung häufig Zustände großer Verzweiflung, spürt tiefe Versagensgefühle in sich. In solchen Zeiten erbricht sie selbst dann schon, wenn sie kaum etwas zu sich genommen hat. Ihr hängt dann alles dermaßen »zum Hals heraus«, daß sie nicht imstande ist, auch nur die geringste Menge Nahrung in ihrem Körper zu spüren und von diesem verwerten zu lassen. Hierbei steigern sich die Kranken dann in einem Gefühl des »mich kotzt alles an« in einen Brechzwang, wobei einzelne bis zu 15mal am Tag das Gegessene wieder herauswürgen. In solchen Momenten können die Betroffenen nicht mehr klar und – wenn überhaupt – nur noch sehr eingeschränkt denken und empfinden den Zustand absoluter Erschöpfung nach dem Gang zur Kloschüssel oft sogar als angenehm. Das Gefühl des leeren Magens läßt alles offen bei ihnen. Sie können noch einmal von vorn (zu essen) anfangen. Dieser Neubeginn ist so etwas wie eine Flucht nach vorn. Weil die Bulimarektikerin nicht weiß, was mit ihr vorgeht, wie sie es beherrschen oder zumindest verarbeiten kann, versucht sie, das Geschehene zu vergessen und erst ab dem Moment alles zu registrieren, der sich an das Erbrechen anschließt.

Wie das Symptom des übermäßigen Essens eine symbolische Reaktion auf einen Hunger im übertragenen Sinn ist, auf das Bedürfnis, emotional satt zu sein, banalisiert die Bulimarektikerin recht häufig auch ihren Drang, »sauber« und »rein« zu werden und noch einmal oder wieder ganz neu anfangen zu können. Sie legt sich eine Reihe von Ritualen zu. Nach dem Erbrechen, das an sich schon als Akt der körperlichen Reinigung und Befreiung verstanden werden kann, reinigt sie die Kloschüssel, aber auch sich selbst. Um sich reinzuwaschen, steigt die Eßsüchtige unter die Dusche, spült sich den ganzen »Dreck« vom Körper, macht vielleicht eine Gesichtspackung, um sich wieder wie ein Mensch zu fühlen, und zieht sich frisch an. Dies ist von der Uhrzeit unabhängig. Der Wille, noch einmal »rein« und

»unbeschmutzt« von vorn anzufangen, ist von keiner Tageszeit abhängig. Doch ist die Gefahr, erneut dem Drang zu essen zu erliegen, an den Kühlschrank zu gehen und alles zu verschlingen, nach einigen Stunden oft größer als der Wille, dies nie im Leben wieder zu tun. Essen ist für die Bulimarektikerin die Droge, die sie als einzige Möglichkeit der Lebensbewältigung gefunden hat. Sämtliche Emotionen, sämtliche Probleme und Gefühle werden über das Ventil des Essens und des damit verbundenen künstlichen Erbrechens entladen.

Die 22jährige Anneliese S. schreibt:

»Mich überkommt das Heißhungergefühl, wenn ich glücklich bin, wenn ich mich freue, langweile, ärgere, bei Einsamkeit, wenn ich im Streß stehe. Oft überfuttere ich mich nach dem ersten Erbrechen aus Frust zum zweitenmal und erbreche mich wieder. Ich weiß, daß es absoluter Mist ist, was ich mache. Ich weiß, daß davon auch mein schlechter Gesundheitszustand kommt, aber das ist mir in diesem Moment egal. In dem Moment gebe ich mich auf.«

Solche Resignation und Ohnmacht vor den Krankheitssymptomen verdeutlichen am ehesten den tiefen Zwang, dem Menschen unterliegen, die das ungestörte Verhältnis zum Essen als einer mit angenehmen Gefühlen verbundenen Lebensnotwendigkeit verlieren und in die Abhängigkeit von diesem lebenswichtigen Stoff geraten.

Die zwei Ichs

Auch Monika M., eine junge Mutter zweier Kinder, hat ihr ungestörtes Verhältnis zum Essen verloren. Sie ist abhängig von der Nahrung und bekommt Angstzustände, wenn sie weiß, es ist nichts im Haus. Seit ihr bewußt geworden ist, daß sie süchtig ist, hat sie begonnen, sich selbst zu analysieren. Sie entdeckte die »zwei Ichs« in sich: das eine, das »ganz okay« ist, und das andere, das sie beschreibt als »eine Marionette, deren Fäden ein anderer in der Hand hat«. Je länger sie über sich nachdenkt, desto mehr wird sie Marionette. Sie spürt immer häufiger den Zwang in sich, maßlos zu essen, kann ihr zweites Ich, den Zwang, immer seltener beherrschen. Die zwei Ichs der Bulimarektikerin liegen in einem ständigen Kampf gegeneinander. Meist übertrumpft das »böse« Ich das »gute«. Wie Monika M. empfinden es fast alle Frauen, denen ihre Erkrankung bewußt geworden ist. Sie leben in zwei Welten. Für ihre Umwelt wirken sie oft ein wenig sonderlich, ruhelos und nervös. Sie essen im Beisein ihrer Freunde auffallend viel oder auffällig wenig. Sie wirken äußerst zielstrebig, ehrgeizig, beherrscht, aber auch verbissen und etwas unnahbar, ja manchmal stolz oder gar borniert.

Bulimarektikerinnen tragen eine Fassade zur Schau, die ihnen als Schutzwall gegen die eigene Schwäche dient. Hinter diesem Schutzwall versuchen sie, ihre vermeintliche Unzulänglichkeit zu verbergen. Mit nichts kann man eine Frau, die an Bulimia nervosa leidet, mehr erfreuen als mit der Bewunderung ihrer Figur, deren Geheimnis wohl das bestgehütete sein dürfte, das man sich vorstellen kann. Die Figur symbolisiert das gute Ich, ist der scheinbare, sichtbare Beweis für die Bezähmbarkeit der Gier, des bösen Ichs, des Körpers. Im Glauben an die eigene Perversion baut sich ein zweites, distanziertes Ich auf. Wie eine schizophrene Spaltung mutet es an, wenn Betroffene ihre Seelen selbst beschreiben. Die eine, verachtenswerte Person in der Person ist jene, die der Sucht nachgibt. Sie ist widerlich, pervers, schwach, fehlbar. Sie ist in jeder Weise das Übelste, was sich die Frau ausmalen kann.

Bezeichnenderweise sprechen Bulimarektikerinnen immer wieder von diesem Ich als einem »Teufel in mir«. Die andere Person in ihnen, die positive, weiß genau, was dieser fremde Teufel falsch macht. Sie weiß genau, was ihr, dem Gesamtkörper, gut tut und was ihr schadet. Ihr ist bewußt, daß Menschen Hunger leiden, während sie triebhaft und unverantwortlich mit dem Essen, aber auch mit ihrem Körper umgeht. Die gute Person empfindet den Teufel in ihr als »Nahrungsmittelvernichtungsmaschine«, als gieriges Wesen, das von ihr und ihrem Körper Besitz ergreift, das sie dazu zwingt, etwas zu tun, das sie nicht versteht. Diese Zweispaltung erleichtert paradoxerweise der Betroffenen ihr Dasein als Suchtkranke. Sie hat die Möglichkeit, all das, was der Teufel in ihr verbricht, mit dem zweiten Ich wieder auszubügeln. Das ist ein Grund dafür, daß die Bulimarektikerin in einer sehr späten Phase ihrer akuten Erkrankung meist ein Wesen ist, das zu keinem nein sagen, nie etwas Böses tun kann und immer bemüht ist, allen zu helfen. Aus dem schlechten Gewissen des widerlichen Ichs heraus entwickelt sich allmählich parallel ein zweiter »öffentlicher« Charakter als Deckmantel für tiefsitzende Schuldgefühle: ein über-guter Mensch mit einem hochgradigen Samariterbedürfnis, der sensibel und aufmerksam auf die Probleme seiner Mitmenschen eingeht. Für andere stets da zu sein, sich für sie aufzuopfern entspringt aber keinem echten Bedürfnis der Betroffenen, sondern kommt eher einer selbstverordneten Buße gleich. So pendelt sie zwischen den Extremen und kann sich mit sich selbst – weder als »gute« noch als »böse«, schon gar nicht als eine Person – identifizieren.

Ihre Identität findet die Bulimarektikerin weder in der völligen Selbstaufgabe noch im »Liebsein«. Durch die künstlich auferlegten Verhaltensmuster entwickelt sie nach und nach Gefühle wie Frustration und steigert sich in Aggressivität oder läßt sich in Apathie fallen. Ihr Dasein erscheint ihr immer sinnloser. Sie ist unleidlich, wird ungerecht gegenüber den ihr nahestehenden Menschen und erlebt zugleich einen abgrundtiefen Haß auf ihr gespielt liebenswertes Verhalten gegenüber dem Bekanntenkreis. Ihr Seelendeckspiel endet in der Leere, im Nichts, in der absoluten Selbstverachtung. Das bessere Ich unterliegt in seiner Schwäche und Haltlosigkeit der von der Sucht beherrschten Marionette des bösen Ichs. Dies ist ein Teufelskreis, denn je mehr das Selbstwertgefühl sinkt, desto öfter flüchtet sie sich, um endlich Befriedigung zu finden, ins Essen (und Erbrechen). Doch auch das erlebt sie mehr und mehr als Frust und nicht mehr beherrschbar. Die Erfahrung der 35 Jahre alten Ingrid K. steht exemplarisch für die vieler Betroffener:

»Zuerst glaubte ich, dieses (essen und erbrechen) steuern zu können. Doch nach jetzt fast zehn Jahren ist es leider doch etwas anders gelaufen. Mein ganzes Denken und Handeln ist dem Essen verschrieben. Leider ist es nur eine ganz kurzzeitige Befriedigung, und dann kommt das heulende Elend. Von meinem Selbstbewußtsein, welches ich vor zehn Jahren hatte, ist nur noch ganz wenig übriggeblieben.«

Charakteristisch ist auch, was eine andere Eßsüchtige, Maria J., darüber schreibt, wie ihr die Fäden entglitten:

»Kurioserweise wirke ich auf andere stolz und selbstbewußt, obwohl ich eigentlich voller Hemmungen bin. Ja, früher war ich schüchtern. Mir hat es oft regelrecht die Sprache verschlagen. Wahrscheinlich hatte und habe ich einen Minderwertigkeitskomplex. Als ich dann mit dieser Esserei anfing, ging es mir irgendwie besser. Mein Frust war abreagiert, und ich habe mich nach dem Erbrechen erleichtert und besser gefühlt. So ging es dann ein paar Jahre, und – auch wenn es sich sonderbar anhört – für mich war es ein Ausgleich und Abschalten vom Alltag. Mittlerweile ist das Ganze für mich zu einem riesigen Problem herangewachsen... zumal ich mich kaum noch auf wesentliche, einfach zum Leben dazugehörige Sachen konzentrieren kann. Natürlich muß ich als sehr unzuverlässig und egoistisch gelten, nur schaffe ich es nicht mehr, aus diesem Dilemma herauszukommen.«

Das zerstörte Ich – Eßsucht und Mißbrauch

Die geistig-seelische Aufspaltung des Ichs in zwei konträre Hälften findet ihre Parallele in einer körperlich-seelischen Ich-Spaltung, die ihren Hintergrund und eine rational nachvollziehbare Funktion hat. Viele Betroffene erleben ihren Körper als eine Fessel, mehr noch: als einen Fremd-Körper, der gegen sie gerichtet ist und ihre seelische und körperliche Unversehrtheit gefährdet. Für diese Persönlichkeitsspaltung können unter Umständen auch vergangene und/oder andauernde sexuelle Übergriffe und sexuelle Gewalt in der Kindheit und während des Heranwachsens verantwortlich sein. Die Eßstörung nimmt vor diesem Hintergrund die Rolle einer Überlebensstrategie und eines Schutzmechanismus ein: Indem die Betreffenden gegen ihren Körper anhungern oder anfressen, versuchen sie, wieder Macht und Kontrolle über die geschändete und entfremdete, ungeliebte Hälfte ihres Ichs zu erlangen. Denn der sexuelle Übergriff ist eine Grenzüberschreitung, die unter anderem von Gefühlen der Ohnmacht und des Ausgeliefertseins geprägt ist.

Man weiß heute, daß auch schon sexuelle Kontakte ohne körperliche Gewaltanwendung schädlich sein können. Wenn Kinder sexuell mißbraucht werden, dann in der Mehrzahl der Fälle durch Menschen, die ihnen sehr nahestehen, etwa durch den eigenen Vater, nicht durch Fremde. Solche Übergriffe in einer vertrauensvollen

Beziehung können für die weitere Entwicklung gravierende Folgen haben. Die Basis der Vertrauensbildung ist entzogen, denn das Kind hat die leidvolle Erfahrung gemacht, daß es gefährlich und schmerzhaft sein kann, Vertrauen zu haben. Das Mißtrauen, das so angelegt wird, richtet sich unter dem Druck des Mißbrauch-Tabus und der tiefen Verunsicherung über das Erlebte nicht nur gegen andere Menschen, sondern vor allem gegen die eigene Person, den eigenen Körper, das subjektive Empfinden. Nach sexuellen Übergriffen ist das Vertrauen so grundlegend erschüttert, daß die Betroffenen nicht mehr ihren eigenen Wahrnehmungen – ihren Sinnen – trauen und der (Um-)Welt mit einem Grundmißtrauen begegnen. Ihre Erfahrung hat sie gelehrt, daß es keinen Verlaß gibt.

Das Trauma des sexuellen Mißbrauchs ist dabei häufig in eine nicht zugängliche Ecke des Bewußtseins abgedrängt – verdrängt, denn die traumatischen Gefühle sind zu stark, als daß sie verkraftet und verarbeitet werden könnten. Die Eßstörung wird also unbewußt gegen einen Körper eingesetzt, der als beschmutzt erlebt wird. Gleichzeitig fungiert sie aber auch als Selbstbestrafung, denn die traumatische Erfahrung hat bei den Betroffenen Gefühle der Scham, des Selbsthasses, des Ekels, der Schuld heraufbeschworen. Süchtiges Hungern oder Essen und Erbrechen – beide Symptome erfüllen die Funktion, die schmerzlichen Empfindungen zu überdecken und sich von ihnen zu distanzieren, sich selbst nicht mehr zu spüren. Bei Eß-Brechsüchtigen ist das Essen und Erbrechen eine Re-Aktion, die sinnbildlich zu verstehen ist: Sie versuchen einerseits, symbolisch ihre Wut, Zweifel, Verwirrung zu schlucken oder zuzuschütten. Andererseits bemühen sie sich, stellvertretend für ihre »unverdaulichen« Erlebnisse, Erinnerungen, Erfahrungen, durch etwas anderes Schlechtes und Bedrohliches, nämlich das Essen, wieder loszuwerden.

Magersüchtige dagegen entziehen ihrem Körper die sexuelle Attraktivität, die Geschlechtlichkeit. Essen ist für sie etwas Triebhaftes, das für die Unfähigkeit steht, sich wirklich »in der Hand« zu haben. Ihre Re-Aktion ist ein unübersehbares, körperlich ausgedrücktes »Nein!«, eine Verweigerung, und das Zeugnis dafür, wieder Macht und Kontrolle ausüben zu können – wenigstens über den eigenen Körper. Auch das Verhalten der Eß-Brechsüchtigen ist ein Ankämpfen gegen den Kontrollverlust, als der sexuelle Gewalt ja empfunden wird. Hier drückt sich der Kampf nicht unmittelbar in der stummen Körpersprache aus, sondern indirekt durch den gelebten Beweis, etwas Wichtiges – den eigenen Körper – manipulieren oder steuern zu können.

Da Eß-Brechsüchtige ein nicht aufholbares Defizit an Wärme, Vertrauen, Ausgefülltsein in sich tragen, bedeutet ihre Flucht in Freß- und Brechorgien auch, ein Stück Autonomie zurückzuerobern. Sie machen sich frei von der Erwartung, Illusion oder Hoffnung, durch andere doch noch die Fülle zu erhalten, die ihrem Leben fehlt. Sie ziehen sich auf sich selbst zurück, bauen durch ihr Suchtverhalten Grenzen auf zwischen sich und der enttäuschenden, bedrohlichen Außenwelt und versuchen, über den Weg des Essens isoliert von anderen gegen diese innere Leere anzugehen. Scheinbar sind sie bei der Suche nach Befriedigung nicht auf andere angewiesen. Daß sie so aber nicht seelisch satt werden können, daß sie diese Art von Leben »ankotzt«, spiegelt sich im Eß-Brechsymptom wider.

Sexuelle Übergriffe stehen nicht generell, aber sehr oft im Hintergrund einer Eßstörung. Zwischen 50 und 80 Prozent der Eß-Brechsüchtigen sollen sexuellen Übergriffen ausgesetzt gewesen sein. Wie viele es genau sind, wird sich in Zahlen nie erfassen lassen, denn über diese Erlebnisse wird aus falschverstandener Scham und Angst vor den Konsequenzen allzu häufig der Deckmantel des Schweigens (und Verdrängens) gelegt. Junge Mädchen und Frauen werden sehr häufig mit unerwünschten sexuellen Erfahrungen konfrontiert, und exakt diese Personengruppe ist es auch, die am anfälligsten für Eßstörungen ist.

Inwieweit ein ursächlicher Zusammenhang zwischen sexuellem Mißbrauch und Eßstörungen besteht, muß noch genauer erforscht werden. Definitiv steht nur eines fest: Die Betroffenen haben, aus welchen Gründen auch immer, ihr positives Verhältnis zum Körper verloren – oder gar nicht erst entwickelt. Sie erleben sich als zwei Personen in einer, und ihre »Droge«, das Essen, hilft ihnen dabei, mit diesem Konflikt zu leben, ohne sich der Arbeit an den eigentlichen Problemen stellen zu müssen.

Wie aber kann es passieren, daß ausgerechnet das, was der Mensch zum Leben braucht, zum Erhalt seiner Körperfunktionen und seiner geistigen und körperlichen Leistungsfähigkeit, in eine Suchtabhängigkeit führt und eine hoffnungslose Verstrickung aus Abhängigkeit, Selbsthaß, Kontaktarmut und Siechtum zur Folge hat?

Die drei Phasen

Um eine Antwort auf diese schwere Frage zu finden, muß man sich zunächst einmal mit dem Krankheitsverlauf auseinandersetzen. Dabei wird deutlich, daß der Zeitpunkt des Kontrollverlustes beim Essen kein einschneidendes Ereignis an sich ist. Die Bulimarexie schleicht sich meistens unmerklich in das Leben eines heranwachsenden Teenagers ein. Es gibt kaum eine Bulimarektikerin, die genau zurückdatieren kann, wann sich ihr »selbstverständliches« Verhältnis zum Essen in die Richtung der »Abnormität« wandelte. Häufig passiert es irgendwann zu Beginn der Pubertät, daß junge Mädchen beim Versuch abzunehmen in eine Überkonzentration auf Nahrung und Ernährungsfragen abdriften. Dies bedeutet aber nicht unbedingt, daß sie damit sofort auch eine krankhafte Eßgier entwickeln. Meistens beginnt das Abgleiten in die Sucht nach Essen relativ »normal«, betrachtet man ausschließlich die äußeren Entwicklungen, nicht die psychischen Ursachen, denen die Auslöserfunktion zukommt. Eine auffallende Gemeinsamkeit sollte alarmieren: In 99 von 100 Fällen beginnt ein gestörtes Eßverhalten mit Abmagerungskuren und Schlankheitsdiäten. Solche Maßnahmen zur Gewichtsabnahme gelten als »Einstiegsdroge« für Eßsüchte.
Generell verläuft die Bulimia nervosa in drei großen Phasen, in denen sich ein Bewußtwerdungsprozeß abzeichnet. Die einzelnen Entwicklungsstadien lassen sich aus medizinisch-psychologischer Sicht noch stärker differenzieren, die Kranken jedoch erkennen im Rückblick nur diese drei großen Stufen aus der Normalität in den Teufelskreis Freß-Brechsucht:
Die Un(ter)bewußtseinsphase, die Zeit der Verdrängung und schließlich das Stadium des Teufelskreises. Jede einzelne Phase dauert oft Jahre und kann von symptomfreien Zeiten unterbrochen sein, die abrupt bei Veränderungen der Lebenssituation der Erkrankten eintreten und in den späteren Stadien zu regelrechten Euphorien führen. Bulimarektikerinnen sind Verdrängungskünstlerinnen, weshalb oft die Anfänge ihrer traurigen Laufbahn im Dunkel der fehlenden Erinnerung verborgen bleiben. Oft beginnt alles sehr harmlos und unauffällig, wie die Tagebuchaufzeichnungen einer heute 37 Jahre alten Frau verdeutlichen, die seit zehn Jahren

nicht mehr eß-brechsüchtig ist. Tamara L. führt seit ihrem zwölften Lebensjahr »Buch« über ihr Leben, und in der nachfolgenden Auseinandersetzung mit dem Entwicklungsprozeß liefert sie exemplarische Beispiele aus der Welt der Erkrankenden.

Wie alles beginnt

So fließend sich die Sucht aus dem normalen Lebensrhythmus und Verhaltensmuster der späteren Bulimarektikerin herauskristallisiert, so allmählich schleichen sich die Symptome ein. Maßloses Essen und selbstinduziertes Erbrechen treten erst nach langen Zeitspannen des Ausbrechens aus dem herkömmlichen Eßschema mit drei Mahlzeiten am Tag ein. Das Symptom des provozierten Erbrechens ist dabei eine »Fähigkeit«, die erst »erlernt« werden muß und meist zu Beginn große Schwierigkeiten bereitet.

Diese »Fähigkeit« hatten sich übrigens schon die alten Römer angeeignet. Lange bevor zum ersten Mal über die »Modekrankheit« Eß-Brechsucht in Fachbüchern oder in den Medien berichtet wurde, konnte man in Geschichtsbüchern Hinweise auf ein scheinbar ähnliches Verhalten im Römischen Reich finden. Dort huldigte man mit großer Selbstverständlichkeit dem Brauch, sich zu übergeben. Die Römer wollten durch das provozierte Erbrechen einerseits vor den Mahlzeiten den Appetit steigern. Andererseits genossen sie ausschweifende Gelage und konnten dadurch, daß sie sich nach jedem Gang mit Pfauenfedern zum Erbrechen reizten, den Genuß verlängern und Platz schaffen im Magen für weitere Gänge.

Es ist überliefert, daß dies Julius Cäsar ebenso praktizierte wie Cicero. Dieser berichtete Atticus in einer Weise von dieser Praktik, als sei sie die natürlichste Sache der Welt. Verglichen mit Bulimarexie gibt es jedoch wesentliche Unterschiede zwischen den Orgien damals und heute: Zu Zeiten der römischen Republik und der reichen Kaiserzeit war das große Fressen und Erbrechen ein kollektives Laster, etwas, das mit sinnlichen, exzessiven Tafelfreuden zu tun hatte und eine kommunikative, allgemein akzeptierte Angelegenheit war. Eß-Brechsucht dagegen ist eine Individualerscheinung, die nicht

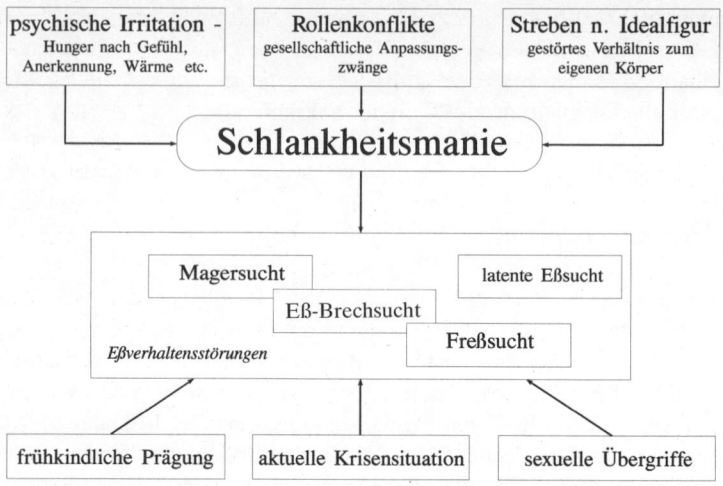

nur Leidensdruck erzeugt, sondern auch den gegenteiligen Effekt jenes römischen Brauchs bewirkt: Eß-Brechsüchtige isolieren sich wegen ihres Verhaltens und durch dieses Verhalten. Sie verschaffen sich keinen Genuß, sondern versuchen so vergeblich, die Probleme ihres Leben zu bewältigen, die zu Beginn der manifesten Eßverhaltensstörung in der Feststellung gipfeln: Ich bin zu dick.

Ganz am Anfang der Eßstörung, kurz vor Einsetzen oder am Beginn der Pubertät, hatten die meisten Betroffenen ein paar Gramm zuviel am Körper. Manchmal war dies nur subjektives Empfinden, oft aber auch objektiv ein wenig Übergewicht. Einige sind nette, kleine Pummelchen, prahlen damit, 25 Apfelküchle, zehn Pfannkuchen oder zwei Teller Pasta assiuta essen zu können.

Mit der körperlichen Reifung stellt sich auch die Reifung im geschlechtsspezifischen Denken ein; das Kind wird »selbstbewußt« und »eitel«. Es beginnt sich zu beobachten, mißt urplötzlich seinem Körper eine neue Bedeutung bei und entdeckt alles andere als teilnahmslos, daß sich die Formen verändern. Die natürliche Entwicklung der Körperformen ist nicht selten mit gemischten Gefühlen und Verunsicherungen über die eigene Identität verbunden. Diejenigen, die in der Kindheit sexuellen Übergriffen ausgesetzt waren, erleben den Prozeß der körperlichen Reifung als bedrohlich und verbinden mit ihm Gefühle von Machtlosigkeit, Selbstverachtung, Zorn und Angst. Während des körperlichen und seelischen Hineinwachsens in die Rolle der Frau nimmt das Kind – bewußt oder unterbewußt – alle Informationen auf, die der gesellschaftlichen Formung als integriertes weibliches Wesen dienlich sind.

Spätestens mit zehn, elf oder zwölf Jahren merkt das Mädchen, daß das soziale Umfeld bestimmte Erwartungen an die heranreifende Frau hat. Im Niemandsland zwischen Mädchen und Frau wird es hin und her gerissen. Es wehrt sich gegen die ungewohnt »wuchernden« Körperformen und lernt, daß Natur und herrschendes Schönheitsideal selten konform gehen. Ist es sexuellen Übergriffen und männlicher Gewalt ausgesetzt (gewesen), weiß es aus bitterer Erfahrung um die Verletzbarkeit seiner Autonomie: Sein Körper und seine Körperlichkeit können es zum wehrlosen Objekt machen. Solche Erfahrungen legen ein gespaltenes Verhältnis zum eigenen Körper und zur Körperlichkeit an und signalisieren: Der Körper ist etwas Schlechtes, das kontrolliert, das manipuliert, das bekämpft werden muß.

Ein erster Kampf gegen die Pfunde, gegen das Essen beginnt. Es ist zugleich ein Kampf gegen das Frausein, bei vielen aber auch ein Kampf für das Frausein, um dem Klischee näherzukommen, das so viel Gutes verheißt. Schön, schlank, grazil soll die Frau sein, erfolgreich dazu, dann wird ihr »Lebensqualität« zuteil: Anerkennung, Liebe und Aufmerksamkeit.

Tamara L. hat noch eine sehr kindliche Schrift, als sie mit gerade 13 Jahren in ihrem Tagebuch am Dienstag, dem 7. Januar 1970, notiert:

»Es ist jetzt 10 Minuten vor drei, und ich gucke mir um 3.25 Uhr Frau Holle im Fernsehen an. Ich habe jetzt vier Kilogramm abgenommen, ich wiege nur noch 39 Kilogramm.«

Das klingt beiläufig und nichtssagend, und ist doch so aufschlußreich. Daß dem Kind in der eigenen Chronologie ein Fernsehfilm ebenso erwähnenswert erscheint wie das Körpergewicht, läßt oberflächlich gesehen keine tieferen Schlüsse zu. Bei genauerer Analyse zeigt sich jedoch, wie wichtig Tamara schon zu diesem frühen Zeitpunkt ihr Gewicht war – ebenso wichtig wie Fernsehen, was damals nur zur »Kinderstunde«, zu besonderen Anlässen und zur Belohnung erlaubt war. Zwölf Monate später begrüßt Tamara am 19. Januar etwas verspätet das neue Jahr, 1971, »ein neues, noch brüchigeres Jahr beginnt«, steht in türkisfarbenem Filzstift geschrieben neben der eigentlichen Aufzeichnung:

»Heute gab es ganz viele Ereignisse: Deutsch 'ne Eins, Turnen 'ne 1–2 und Periode, das erste Mal. Komisch – ich spüre überhaupt nichts.«

Die Regel als äußeres Anzeichen einer neuen Lebensepoche, als unwiederbringliches Zeichen der abgeschlossenen unbeschwerten (?) Kindheitsphase wiegt so schwer wie die Zensuren in Deutsch und Turnen, wird wenig dramatisch empfunden. Allmählich fügt sich Tamara ohne Probleme und offenbar sogar gern in die Spielregeln des Frauwerdens. Sie hat sich einen ersten Büstenhalter gewünscht – sie ist stolz auf den noch kaum sichtbaren Ansatz von Busen – und auch bekommen. Am gleichen Tag, Freitag, dem 9. April 1971, schreibt sie in ihr Tagebuch:

»Seit gestern versuche ich krampfhaft, dünner zu werden. Gestern habe ich morgens ein Knäckebrot gegessen, einen schwarzen Tee getrunken, mittags Kalbsfrikassee (ca. 40 g Reis und eine winzige Scheibe Fleisch), abends ein Knäcke, ein Gürkchen, 1 Joghurt. Heute aß ich ein Knäckebrot und trank ein Viertel Glas Milch. Ich habe schon 2 Pfund abgenommen. – Immerhin!«

Die erste Abmagerungskur, oder vielleicht schon die zweite? Das ist im Prinzip nichts Ungewöhnliches im Leben einer Frau. Es wird kaum eine Frau geben, die noch nie im Leben eine Abmagerungskur, eine Fitneßwoche, eine Diät eingelegt oder zu kalorienreduzierter Kost gegriffen hat. Dagegen ist auch nichts zu sagen, wenn die Betreffende wirklich Grund dazu hat und das Abnehmenwollen nicht zur fixen Idee und zu einem Mittel zum Zweck wird. Doch wie sich bei den meisten Bulimarektikerinnen im Rückblick auf die eigene Vergangenheit herausstellt, hat das ganze Dilemma eben mit solchen harmlosen und vielleicht begründeten Versuchen, schlank(er) zu werden, begonnen.
Meist waren es die »Pummelchen«, die den Ehrgeiz entwickelten, auch so rank und schlank wie ihre Vorbilder oder ihr Traumbild zu

werden. Sie sind 13 bis 15 Jahre alt und träumen von der Idealfigur, mit der einem – so die Botschaft der Medien – das Glück zufliegt. Es macht ihnen Spaß, sich zu kasteien, nicht der Sache, sondern des Erfolges wegen. Sie nehmen sich zusammen, haben das Erfolgserlebnis, sich selbst beherrschen zu können. Sie genießen den Rückkopplungseffekt des schlankeren Körpers und die staunende Bewunderung durch den Bekanntenkreis. Durch die damit verbundene Aufmerksamkeit sowie durch das Gefühl des Leichter- = Unbeschwerter-Seins hat auch die Askese ihre Vorzüge. Der knurrende Magen läßt sich schnell unter den anerkennenden Blicken der scheinbar Schwächeren vergessen. Doch genau an diesem Punkt droht die Gefahr, den Boden unter den Füßen zu verlieren. Hier ist die Schnittstelle, an der die noch nicht Gefährdete in die Zone einer akuten Gefahr gerät.

Wilhelm Busch sagte: »Enthaltsamkeit ist das Vergnügen an Sachen, welche wir nicht kriegen.« Die Trümmerfrauen des Zweiten Weltkrieges waren mit Sicherheit nie in der ernsthaften Gefahr, an Bulimarexie zu erkranken. Doch die Enthaltsamkeit der »Kinder des Wohlstandes« ist freiwilliger Verzicht, und somit steigt das Interesse an dem Objekt der Askese, dem Essen, das ja vorhanden ist, um so mehr, als darauf verzichtet wird. Essen ist nicht mehr nur Essen. Essen ist Mittel zum Zweck. Ohne sich dessen selbst bewußt zu sein, hat das junge Mädchen mit der Möglichkeit, essen zu verweigern oder zu vermeiden, ein ungeahntes und wirkungsvolles Machtmittel in der Hand.

Verzicht auf Essen kann viele Motive haben; häufig ist dieses Verhalten als Ausdruck der Verweigerung und/oder als Suche nach Zuwendung zu verstehen. Durch diesen Verzicht kann sich das Mädchen Bewunderung, Liebe, Fürsorge erkaufen. Es fühlt sich gut, wenn man sich um sie sorgt, denn dann wird ihr bewußt, daß man sie wahrnimmt. Sie möchte »möglichst elend« aussehen, um Mitleid zu erregen, sich dünn machen, weil sie sich selbst zu wenig Gewicht beimißt und an ihrer Minderwertigkeit krankt, vielleicht aber auch nur abnehmen, weil sie sich einbildet, allein dann liebenswert zu sein. Doch das »Schlankheitsbewußtsein« kann schnell zur Manie, zur Neurose werden. Wenn verschiedene Faktoren unglücklich zusammentreffen, kann es unter Umständen zu jenem Teufelskreis der Bulimia nervosa kommen, aus dem die Eßverhaltensgestörte viele

Jahre oder, in manchen Fällen, sogar Jahrzehnte lang nicht mehr auszubrechen vermag. Dort, wo sich im Denken einer Frau die Funktion des Essens in der Wertigkeit über die Ernährung und des Genusses hinaus verselbständigt und zu einem stetigen Konzentrationspunkt, ja sogar zum Mittelpunkt des Denkens wird, beginnt die Spirale, die unweigerlich in den Suchtkreislauf führt. Die Überkonzentration auf das Essen, die auf dem Ehrgeiz des Verzichtes beruht, lenkt die Betroffene nach und nach geradlinig in die erste Phase der Suchterkrankung.

Die Un(ter)bewußtseinsphase

Im frühesten Stadium der ersten Erkrankungsphase hat die spätere Bulimarektikerin schon einige Erfahrung mit allerlei Diätversuchen und Abmagerungskuren gesammelt. Essen ist für sie etwas sehr Wichtiges. Sie hat begonnen, sich damit auseinanderzusetzen, Kalorientabellen studiert, gesammelt und schließlich auswendig gelernt. Sie weiß, wieviel Kilojoule in den einzelnen Nahrungsmitteln stecken und daß jedes von diesen widerlichen Dingern sie dick macht. Noch interessiert sie sich sehr oberflächlich für Ernährung. Was zählt, sind neben Kalorien noch die bekannten Dickmacher: Fett, Zucker, Mehl. Die Nahrung wird nicht nach den in ihr enthaltenen Bestandteilen beurteilt, sondern nach dem, was nicht in ihr steckt. So interessiert sich das Mädchen mit dem etwas übersteigerten Schlankheitsbewußtsein nicht für Inhalte wie Mineralien, Vitamine, Spurenelemente, Eiweißgehalt oder Ballaststoffanteil. Ihr Urteil bildet sie sich nach den Kriterien Kalorienarmut, Fettlosigkeit oder -freiheit, zucker- und somit kalorienlose Süße und Leichtverdaulichkeit.

Das Wichtigste am Lebensmittel ist die minimale Kalorienmenge bei maximalem Volumen. Ein Radieschen beispielsweise ist der Idealfall, Schokolade oder ein fettes Rippchen die absolute Horrorvision. Das Interesse an Ernährung ist also sehr einseitig. Mit der Konzentration auf das Thema Essen füllt die Abmagerungswillige ganze Stunden aus. Sie rechnet jede Kilokalorie genau bis in die zweite

Stelle nach dem Komma aus, führt Buch darüber und kann mit anderen Aufgeschlossenen Nachmittage und Abende über dieses eine Thema diskutieren. Insofern ist es nicht verwunderlich, daß die Askese bald Ausmaße annimmt, denen sich die ständig auf Linie und Waage achtende Heranwachsende kaum noch gewachsen fühlt. So beginnt die zweite Konzentration: die auf das Essen, das eigentlich für sie tabu ist. Die Erlebniswelt ist in übersteigertem Maße auf die Nahrung ausgerichtet. Tamara L. schildert in ziemlich befremdlicher Weise ihren ersten Ball am Sonntag, dem 14. Mai 1972:

»Gestern war ich auf meinem ersten Ball. Ich hatte an und für sich gar keine Lust, aber Susanne hatte mich so gedrängelt. Da habe ich mich eben ein bißchen angemalt und bin mitgegangen. Als wir dann dort waren, war ich in der Küche und half beim Brötchen- und anschließend beim Kuchenaufschneiden. Dabei habe ich 1½ Brötchen, die Hälfte von allem schiefgeschnittenen Kuchen und 1 Cola (ob es durfte oder nicht) verputzt.«

Der Maiball selbst wird bei dieser Schilderung als zweiter Aspekt behandelt. Vorrangig war nicht das erste große Tanzerlebnis, sondern das Naschen in der Küche. Auch knapp ein Jahr später tritt das eigentliche Ereignis zugunsten der Eß- bzw. Abnehm-Problematik in den Hintergrund. Tamara notiert am 11. März 1973:

»Wir waren übers Wochenende zu Opas 70. Geburtstag. Wir aßen nachmittags immer Kuchen und am 10. abends eine indische Reistafel. Ich war zum Platzen satt und stellte mich dann auf die Waage: 54 Kilogramm. Ich muß unbedingt abnehmen. Ungefähr fünf bis sieben Kilogramm, das wäre mein Idealgewicht.«

Am 22. März hat sie das Idealgewicht wohl einigermaßen erreicht:

»Ich mache jetzt seit zwölf Tagen eine Abmagerungskur und habe schon vom Maß her abgenommen. Vorher: 84 – 64 – 92 cm, jetzt: 82 – 59 – 88 cm.«

Selbst den Mitschülerinnen von Tamara fiel damals schon auf, daß ihre Einstellung zum Thema Essen wohl nicht so ganz normal war. In ihrem Poesiealbum hat sie Widmungen, die sich widersprechen. Dorothee N. mahnt sie: »Sie liebte zwar den Fußball nicht, aber was

Entwicklungsstadien der Eß-Brechsucht (Bulimarexie)

1. Phase: Einstiegsprozeß (Verselbständigung)

- Bemühen um eine »bessere« Figur: Abmagerungskuren, Diät, kontrolliertes Essen
- Erste Heißhungeranfälle
- Freßtage schleichen sich ein

- Sehr kontrolliertes Eßverhalten
- Abführmittelmißbrauch
- Essen aus übermächtigem Hunger
- Erstes Erbrechen

- Unbelastetes Praktizieren

2. Phase: Einschliffprozeß (Verdrängung und Verleugnung)

- Verbissene Abnehmversuche
- Kontrollversuche beim Hungern
- Regelmäßiger auftretende Freßanfälle, Freßattacken, Freß-Brech-Durchbrüche

- Strenge Askese
- Erbrechen als Ausweg
- Abführ-, Entwässerungsmittelmißbrauch, Appetitzüglereinnahme

- Verdrängen und Ignorieren aufsteigender Perversionsgefühle
- Verleugnen des Verhaltens vor sich selbst und anderen Personen

3. Phase: Erkenntnisprozeß (eingefahrener Teufelskreis)

- Ständiger Wechsel zwischen Zügellosigkeit und Enthaltsamkeit
- Dramatische Freßdurchbrüche/ extrem asketisches Eßverhalten
- Gefahr, auf andere Drogen umzusteigen

- Reine Hunger-Phasen
- Fressen, um zu erbrechen
- Erbrechen, um weiter essen zu können

- Erkennen und Verzweifeln
- Zunehmende Depression
- Ausbruchsversuche/Öffnung nach außen
- Motivation, Grundlegendes zu ändern – Ausstiegschance

nicht ist, kann noch werden. Werde aber nicht zu umfangreich.«
Luzia W. unterzeichnete mit den Worten »meiner schlauen Mitschülerin zur Erinnerung in der Hoffnung, daß sie nicht ihr ganzes Leben Kalorien zählt«, und Thordis S. bekundete unter post scriptum: »Spare schon für einen Kranz für Dich.«

Irgendwann, meistens wie bei Tamara im Alter von etwa 15 oder 16 Jahren, fühlt sich die künftige Bulimarektikerin ihrer selbstauferlegten Hungerkur nur noch dann gewachsen, wenn sie sich zwischen den einzelnen Abmagerungsphasen »mal so richtig was gönnen« darf. Es entwickelt sich ein Rhythmus aus Zeiten der asketischen Selbstbeherrschung und -zügelung, unterbrochen von vereinzelt eingelegten regelrechten Freßtagen, in denen dann all das aufgeholt wird, was sich in Wochen an Bedürfnissen aufgestaut hat. Es darf gesündigt werden, damit die Selbstkasteiung anschließend wieder um so besser auszuhalten ist. An solchen Tagen erlaubt sie sich, hemmungslos und ohne »Gegenmaßnahmen« zu scheffeln. Die Betreffende ist vom Wahn besessen, nicht nur das Versäumte nachholen, sondern auch auf Vorrat essen zu müssen. Dieses Vorsorgeverhalten entspringt jedoch keinen körperlichen Bedürfnissen, sondern ist psychologisch erklärbar. Es entspricht einer seelischen Stärkung für die vor ihr liegenden mageren Tage. Der Freßtag wird zum Fundament des (Weiter-)Hungerns aus dem Gefühl heraus »es muß sich gelohnt haben, dann kann ich mich auch wieder beherrschen«.

Als Konsequenz folgen für die Betroffene auf die Freßorgientage »nur« Fasten- und Hungertage oder strenge Diät über einen ausgedehnteren Zeitraum – bis zur nächsten Freßattacke. Hier vermengen sich sehr bald Ursache und Wirkung im gesteigerten Eßbedürfnis. Einmal wird gegessen, weil der Diäthaltenden ein permanentes Defizit an leiblicher Befriedigung erwächst. Sie entwickelt einen wahrhaften Heißhunger, den sie mit der Freßorgie zu stillen versucht. »Einmal ist keinmal« ist ihre Devise. Zum anderen hinterläßt diese einmalige, extreme »Sünde« natürlich eindeutige Spuren. Das Gewicht schnellt augenblicklich hoch – und sei es nur wegen des Gewichts der verschlungenen Lebensmittel –, und damit ist die Betroffene wieder gezwungen, weiter zu hungern. Sie gerät in einen Teufelskreis, aus dem das Ausbrechen nur gelingen kann, wenn sie auf die Selbstkasteiung verzichtet. Doch zu diesem Zeitpunkt hat sie meistens schon den Instinkt für ihre natürlichen Bedürfnisse eingebüßt und die Fähigkeit, unbelastet und »normal« zu essen, verloren.

Das Essen bereitet der späteren Eß-Brechsüchtigen nicht nur am Tag der Freßorgie als Selbstzweck eine unendliche Befriedigung. Voller Sehnsucht zählt sie bereits Tage vorher die Stunden bis zu jenem lustvollen, befriedigenden Tag, an dem alles erlaubt ist, was sie sich sonst verbietet.

In einer Entwicklungsphase der Selbstzweifel, im Alter von etwa 16 bis 18 Jahren, kommt den zügellosen Tagen eine besondere Bedeutung bei. Essen macht satt. Das junge Mädchen – längst kein Kind mehr, aber auch noch keine erwachsene Frau – ist noch auf der Suche nach einer Identität, einer eigenen Persönlichkeit, und hat den Kopf voll von Wünschen und Traumvorstellungen. Sie kann sich hoffnungslos verlieben, am Boden zerstört sein, ihre Stimmung kann innerhalb eines Momentes von der grenzenlosen Depression in die höchste Euphorie umschlagen. Sie muß ihre Persönlichkeit ausformen, ist mit sich noch unzufrieden, orientierungslos und auf der Suche. Das Unbefriedigtsein, die Unruhe, die Unvollkommenheit kann sie mit Essen kompensieren, sich dabei beruhigen und die Sattheit vermitteln, die ihr das Leben noch nicht bietet. Ein Mensch, der – naturgemäß in diesem Alter – stark auf sich selbst konzentriert ist und das Netz des Hungerns und Essens entdeckt hat, läuft schnell Gefahr, sich in seinen Fäden zu verwirren. Tamara L., inzwischen etwas über 17 Jahre alt, schildert am 31. März 1974 ihre Stimmung, die immer häufiger schwankt und ins Negative umschlägt:

»Gestern war vielleicht ein beschissener Tag. Ich war mit den Nerven völlig fertig. Vermutlich, weil ich ja seit über einer Woche nur so 800 Kalorien täglich esse. Gestern war ich auf einmal so deprimiert. Da habe ich dann hemmungslos gefressen, 2 Ostereier, eine halbe Tafel Schokolade, ½ Stück Torte, abends Brot. Und habe dann furchtbar geweint. Ich war auch so mißmutig, weil ich auf einmal wieder 54,5 Kilogramm wog, ½ Kilo mehr als letzten Samstag.«

Am 20. Oktober des gleichen Jahres schreibt sie:

»Ich bin in letzter Zeit wieder so unglücklich wegen meines Gewichtes. Ich wiege fast wieder 54 Kilogramm! Und das sind 3¼ Kilogramm mehr als mein niedrigstes Gewicht nach der Abmagerungskur. Ich kann mich auch mit dem Essen (Hungern) gar nicht mehr so beherrschen, und meine Verdauung funktioniert auch nicht allein.«

Sie nimmt mittlerweile Abführmittel, da ihr Darm sowohl dann streikt, wenn sie wenig ißt, als auch dann, wenn sie zuschlägt. Die allermeisten Bulimarektikerinnen haben einen mehrwöchigen bis mehrjährigen Abschnitt des Abführmittelmißbrauchs (Laxantien-abusus) hinter sich.

In der ersten, der unbewußten Erkrankungsphase übernimmt sehr häufig das Abführmittel die Funktion, die Verdauung erst zu regeln, später zu beschleunigen, und spielt schließlich nur noch die Rolle eines Durchputzers. Hat die Eßsüchtige einmal festgestellt, wie gut sich ein hohler Bauch anfühlt, fällt es ihr immer schwerer, nach Freßtagen einen prallen Magen zu akzeptieren. Sie weiß sich Abhilfe zu verschaffen und besorgt Laxantien, die in jeder Apotheke frei verkauft werden. Sehr schnell findet sie die wirksamen Dosen und diejenigen Präparate aus der Vielzahl des Angebotes heraus, die bei ihr die erwünschte Wirkung hervorrufen. Nun ist sie scheinbar aller Sorgen enthoben:

Sie kann fressen und nimmt dennoch nicht zu. Und schlimmer:

Sie stellt fest, daß sie sich ja auch häufiger mal einen »guten Tag« genehmigen darf, denn sie muß nicht mehr um derart unangenehme Konsequenzen fürchten wie vor der Bekanntschaft mit den Abführ-mitteln.

Nicht alle Bulimarektikerinnen haben Erfahrung mit Abführmit-teln, doch aus statistischen Untersuchungen geht hervor, daß der abnorme Umgang mit dem Verdauungs»regulans« sehr häufig zum Krankheitsbild gehört, und zwar vorwiegend in den ersten beiden Erkrankungsphasen. Oft werden die Abführmittel extrem hoch do-siert, damit die Wirkung auch garantiert eintritt, und es werden bis zu dreißig Tabletten auf einmal eingenommen. Dies nach Mög-lichkeit auf nüchternen oder relativ leeren Magen, denn die Angst der Eßsüchtigen vor der Unwirksamkeit des »Gegengiftes« ist im-mens. Dementsprechend verabreicht sie sich auch lieber fünf Ta-bletten, zwei Gläser Abführtee oder mehrere Löffel Rhizinusöl zu-viel. Normalerweise lebt die Betroffene zu diesem Zeitpunkt noch im Elternhaus und ist peinlich darauf bedacht, alles zu verheimlichen. Die durch den übermäßigen Abführmittelkonsum entstehenden Krämpfe deklariert sie als rasende Magen- und Darmschmerzen. Je mehr sich ihre Klagen über diese Beschwerden häufen, desto skeptischer reagiert ihre Umgebung darauf. Verdächtigungen und Vorwürfe weist die Betroffene zurück und kehrt sie ins Gegenteil um. Sie argumentiert mit dem Druck auf die Tränendrüse: wie kann man ihr nur unterstellen, selbst an ihren Beschwerden schuld zu sein, wenn es ihr so schlecht geht.

Alles, was die Nahrung schnell und möglichst spurlos durch ihren Körper schiebt, zieht die Eßsüchtige magisch an. Hat sie einmal festgestellt, daß sie von Sorbitbonbons oder großen Mengen gekochten Sauerkrautes, kombiniert mit viel Coca-Cola, Durchfall bekommt, legt sie Abführtage ein, an denen sie zielstrebig solche unnatürlichen Reaktionen ihres Darmes hervorruft. Jedes Mittel zum Abnehmen ist ihr recht. In diese Zeit, in der Freßattacken zu einem unverzichtbaren Ventil werden, fällt dann auch das Ereignis des ersten künstlichen Erbrechens. Meist laufen gesteigerter Abführmittelkonsum und künstliches Erbrechen parallel zueinander ab, wobei sich der Mißbrauch der Abführmittel durch die schmerzhaften Folgen normalerweise früher oder später wieder von selbst erledigt.

Das Erbrechen ist ein Ritual, später eine Zwangshandlung, das dem überwiegenden Teil der Frauen nur während der Zeit des »Einübens« große Schwierigkeiten bereitet und Schmerzen verursacht. Es ist frappant, daß sich von Hunderten von Betroffenen kaum eine einzige Frau an »das erste Mal« erinnert. Sehr selten wurde die Idee vom Finger-in-den-Hals von außen an die Betroffene herangetragen. Normalerweise ergab es sich irgendwann einmal zwangsläufig, als sich die Eßsüchtige zu voll fühlte, um verdauen zu können, und nach Luft rang, also schnell Abhilfe schaffen mußte. Vereinzelt lernen Frauen gegenseitig voneinander diese Idealmethode des Fressens ohne Reue. Ebenso selten kommt es vor, daß sie – etwa durch den Verzehr verdorbener Lebensmittel – von ihren Angehörigen dazu angehalten wurden zu erbrechen.

Ist einmal der Weg des künstlichen Erbrechens gefunden und das Prinzip erlernt, hat die Erkrankte eine Möglichkeit gefunden, die auf verhängnisvolle Weise alle Probleme beseitigt. Sie kann fressen bis zur Übelkeit, kann erbrechen, damit nichts anschlägt, und hat hinterher kaum einen »Kater«. Zwar fühlt sie sich nach dem provo-

44

zierten Herauswürgen der Nahrung geschwächt, aber sie ist leer, leidet kaum Schmerzen und hat die Gewißheit, durch ihr Fressen eher ab- als zugenommen zu haben. Wenn viele Betroffene irgendwann wieder aufhören, Unmengen von Abführmitteln zu schlucken, ist das darauf zurückzuführen, daß an die Stelle des mit Unsicherheiten und körperlichen Beschwerden verbundenen Abführens die sichere, rasch wirksame Technik des Erbrechens tritt, sobald sie beherrscht wird. Trotzdem gibt es auch in der zweiten Phase der Suchterkrankung hin und wieder Situationen und Zeiten, in denen Eß-Brechsüchtige regelrecht Mißbrauch treiben mit Abführmitteln, aber auch Entwässerungstabletten und Appetitzügler zu sich nehmen.

So unglaublich es klingt: Die Kranke bemerkt zwar die Abartigkeit ihres Handelns, ist aber nicht imstande, sich dies bewußtzumachen und nach moralischen oder körperlichen Konsequenzen zu fragen. Sie ist perfekt im Verdrängen. Hat sie die erste Phase erreicht, wird praktiziert, nicht registriert. Es läuft alles wie am Schnürchen. Sie kann Spannungen abbauen, sich Inhalte schaffen, wenn auch nur durch Nahrungsmittel und sehr kurzfristig, muß keine Angst vor der Reue haben und spürt, sooft sie sich danach sehnt, ein Gefühl der Sättigung und Befriedigung, das auch mit dem Erbrechen im Anschluß an die Freß-Brechattacke nicht nachläßt. Es ist die Un(ter-)bewußtseinsphase, der Lernprozeß der Bulimarektikerin. Hier verarbeitet sie nicht, sondern eignet sich die Symptome an. Es beginnen sich dabei noch keine besonderen Vorlieben für bestimmte Nahrungsmittel abzuzeichnen, wohl aber fehlt nie das auf dem Freßplan, was wirklich dick macht: die Süßigkeiten.

Viel schwerer tut sich die Bulimarektikerin mit dem Kopplungssymptom des Erbrechens, denn schnell stellt sie fest, daß Brechen nicht gleich Brechen ist. Noch unerfahren verstopft sie sich die Kehle mit hastig verschlungenen Fleischbrocken oder mit zähem Käse, ißt leichtverdauliche Schokolade als erstes und erstickt fast an Erdnußbutter. Durch schlechte Erfahrungen, halb- oder dreiviertelstündiges immer wieder neu angesetztes, erfolgloses Würgen über der Kloschüssel lernt sie, daß sie die Lebensmittel schichten muß. Unter anderem erfährt sie die Notwendigkeit des Trinkens: Flüssigkeit wird als Gleitmittel gebraucht. Aus der mehr zufällig entdeckten Ideallösung des Erbrechens nach der Freßattacke entwickelt sich ein planvolles, perfektionistisches Freß-Kotz-Spiel.

Die zweite Phase beginnt mit dem Wiedereinsetzen der Gehirntätigkeit. Die jetzt 21 Jahre alte Adelheid R. erinnert sich, wie fließend sie in die Krankheit der Bulimia nervosa hineinrutschte, und auch bei ihr klafft die typische Gedächtnislücke in bezug auf das Entdecken des künstlichen Erbrechens. Ihr wurde schneller als anderen Betroffenen bereits nach zweieinhalb Jahren bewußt, daß ihre Eigenkontrolle versagte und sie in einen Suchtstrudel geraten war. Sie berichtet:

»Angefangen hat es bei mir vor zirka drei Jahren. Ich habe damals fast 60 Kilogramm gewogen, neun Kilo mehr als jetzt. An den ersten Anlaß, an das erste Mal Essen-Ausbrechen kann ich mich nicht mehr erinnern. Ich weiß auch nicht, wie häufig ich das gemacht habe. Jedenfalls habe ich innerhalb kurzer Zeit 10 bis 15 Kilogramm abgenommen und fand das unheimlich toll. Ich habe eigentlich immer darunter gelitten, ein kleines Pummelchen zu sein, und nun bemerkten alle, daß ich ja abgenommen habe und daß mir das auch viel besser stehen würde. Nach einiger Zeit sah ich jedoch regelrecht krank aus; ich wurde bemitleidet, man nahm Anteil an mir. Dieses ›Krank-Aussehen‹ fand ich gut. Ich ging zum Arzt und erklärte, daß ich aus mir völlig unklaren Gründen in kurzer Zeit sehr viel abgenommen hätte, wurde untersucht, und natürlich konnte nichts Organisches festgestellt werden. Ich gebrauchte meine Methode, durch Erbrechen schlank zu werden, also nicht nur um der Figur willen, sondern auch, um als ›Leidende‹ angesehen zu werden. Schwierigkeiten macht mir diese Brechsucht erst seit etwa einem halben Jahr, seit ich erkannt habe, daß es keine Methode des (halbwegs) Schlankbleibens ist, sondern eine Sucht.«

Adelheid befindet sich mitten im Suchtdilemma, das in seiner ganzen psychischen Brutalität erst nach der ersten, der Einstiegsphase einsetzt. Die zweite, äußerst qualvolle Phase beginnt mit dem allmählichen Registrieren des eigenen Verhaltens und endet am Punkt tiefster körperlicher, seelischer und emotionaler Erschöpfung, zusätzlich meist unter aufkommendem Druck finanzieller Notsituationen.

Die Zeit der Verdrängung

Hatte die heranreifende Bulimarektikerin zuvor in einer Art Benom-
menheit gelebt, die ... genug war, ihr Verhalten nicht ins eigene
... sen, »erwacht« sie nun in einem Alptraum.
... phase konnte sie guten Gewissens und wi-
... en, daß sie sich abnorm verhalte, wenn
... en »etwas dämmerte«. Sie identifizierte
... hielt sich selbst für viel zu dick, obwohl
... us objektiver Sicht bereits superschlank
... t immer eine verzerrte Selbstwahrneh-
... Empörung schlagen Bulimarektikerinnen
... agersucht alle gutgemeinten Warnungen
... Wind, weil sie sich für völlig normal hal-
... sie sagen. Sie lügen in der Überzeugung,
... Sie »müssen« brechen, weil es ihnen
... rdorbenes zu sich genommen haben, nie
... möchten.
... nfälle von Fressen und anschließendem
... offenen beginnen, sich ein Selbstschutz-
... en, das ihnen erlaubt, diesem Zwang
... nen. Sie erkennen dabei zwar nicht,
daß sie zwanghaft essen, bemerken aber, daß irgend etwas mit ihnen nicht stimmt. Bulimarektikerinnen beginnen erst in dieser
Phase zu registrieren, daß sie Nahrungsmittel vernichten. Sie zer-
mürben sich mit Selbstvorwürfen, wenn ihnen bewußt wird, wie
»ekelerregend« sie sich verhalten. Im Empfinden, etwas Verwerf-
liches zu tun, steigern sie sich in einen Perfektionismus hinein, der
einen Verdacht ihrer Mitmenschen schon gar nicht mehr aufkommen lassen kann und der sie selbst in die Isolation treibt. Sie fühlen
sich hundsmiserabel, abartig und pervers, weil sie nicht verstehen,
was mit ihnen passiert, und sie ihr Verhalten nur als absurd und
widerlich empfinden können. Kommen bei ihnen Denkprozesse in
Gang, beginnen sie sich abzusondern, und das bringt ihnen nur
noch deutlicher ihre vermeintliche Abartigkeit zu Bewußtsein.
Hatte die Bulimarektikerin das Nachdenken vorher gänzlich abge-
blockt, laufen nun auf allen Ebenen Bewußtwerdungsprozesse ab.

Sie beginnt, ihren Freßtrieb möglichst in Bahnen zu lenken, die einen reibungslosen Verlauf garantieren, und sichert sich ab mit einem »Vorsorgemaßnahmenkatalog«, um zu verhindern, daß andere etwas merken. Trotzdem verdrängt sie noch immer alle Gedanken daran, wie sie dem Teufelskreis entfliehen könnte, den sie selbst als rätselhafte und üble Angewohnheit interpretiert. Sie ist zu diesem Zeitpunkt zwar unendlich verzweifelt, sich aber nicht ihrer suchtbedingten Abhängigkeit vom Essen bewußt. Sie lebt in ihrer Eß-Brechsucht, die sie nur sehr zögernd als solche erkennt, und vervollkommnet das Timing ihrer Orgien von Mal zu Mal. Waren es zuvor Freßattacken, die erlaubt waren, um den Hunger zu stillen, entgleiten der Bulimarektikerin nun vollends die Fäden im Pendeln zwischen Essen, Fressen, Hungern, Kotzen. Immer häufiger muß sie hemmungslos fressen. Ihr reicht oft nicht mehr eine Orgie pro Tag. Brauchte sie ursprünglich eine Viertelstunde, um den »ganzen Scheiß rauszukotzen«, reichen nun zwei bis drei Minuten.

Sie schichtet die Lebensmittel in vollem Bewußtsein in ihrem Körper übereinander. Schokolade wird sie als letztes essen, da diese im Körper am schnellsten verdaut wird. Sahneeis oder Schlagsahne erkennt sie als geradezu ideale Unterlage im Magen, da dieser nicht imstande ist, die kalten und fetthaltigen Speisen augenblicklich aufzuschließen. Dazwischen passen die unproblematischen Spaghetti, aber auch nicht allzu trockenes Fleisch, Fleischsalat, Brote, Brötchen, Kekse, Kuchen, Erdnüsse, Chips und Flips, fette Salate, Eierspeisen und Fertiggerichte.

Nicht jede hat dieselben Vorlieben. Die einen verschlingen 15 Stück Sahnekuchen, andere drei Stück Butter mit ebensoviel Zucker, wieder andere spachteln »querbeet« oder kochen sich fünf verschiedene Schnellgerichte. Dazu werden literweise Milch, Mineralwasser, Cola, Wein- oder Mostschorle getrunken, um zu verhindern, daß der Nahrungsbrei zäh (= unauswürgbar) wird. Nahrungsmittel, die während der freßattackenfreien Zeit peinlichst gemieden werden, gehören zu einer Freß-Brech-Orgie als unbedingtes Muß hinzu. Es sind meist die Lebensmittel, die die Betroffenen für die Zeiten der Selbstbeherrschung strikt ablehnen, da diese als »wertlose« oder »unverdauliche« Nahrung nur dick machen.

Die Intervalle zwischen den einzelnen Freßattacken werden mit fortschreitender Suchterkrankung immer kürzer, zudem beherrscht die Bulimarektikerin das anormale »Rein-Raus« mittlerweile auch so perfekt, daß sie an ungünstigen Tagen, die erst vereinzelt auftreten, sich später zu Wochen aneinanderreihen, zwischen drei- und fünfmal ißt und erbricht, im Extremfall sogar über zehn- bis fünfzehnmal, also praktisch nach jedem Bissen und nicht nur nach Freßorgien.

Das »gesunde« Mittelmaß ist der Eßsüchtigen endgültig abhanden gekommen. Ihr Perfektionsanspruch und der Hang zu Extremen zeigen sich hier besonders deutlich. Die Zeiträume zwischen den einzelnen Anfällen überbrückt sie in strengster Askese und gewöhnt sich an, immer seltener in Gesellschaft zu essen. Zum einen fürchtet sie panisch, dabei die Kontrolle zu verlieren und keine Gelegenheit zum Erbrechen zu finden. Zum anderen scheut sie die Blicke ihrer Umgebung, der ihre Art zu essen wie das Picken nach Krümelchen und Brosamen erscheint. Zudem ist ihre süchtige Bindung an die Droge Essen so stark geworden, daß Nahrungsmittel ihre Gedanken zu stark in Bann ziehen, als daß sie sich noch genügend auf die Umgebung konzentrieren könnte. Nun steht das Essen endgültig im Mittelpunkt ihres Lebens, und mit diesem Essen will sie allein sein, nicht nur während der Freßorgie, auch wenn sie sich etwas gönnt, das »drinbleiben« soll.

Die Bulimarektikerin macht unangenehme Erfahrungen, wenn sie sich einmal traut, auszugehen oder mit Freunden etwas zu unternehmen, und sie merkt, daß sie sich nicht mehr festlegen will und kann. Nach und nach kapselt sie sich ab, denn sie kennt sich ja. Sie hat erkannt, daß da etwas ist, das ihr Leben in Bahnen lenkt, aus denen sie nicht mehr ausbrechen kann. Sie weiß nie genau, wie sie sich zu einem fixierten Zeitpunkt fühlt, und daher lehnt sie nach und nach alle Verabredungen von vornherein ab. Es könnte ja sein, daß sie in diesem Moment gerade fressen muß. Wenn sie sich doch einmal überwindet, ja zu sagen, gibt es für diese Zusage keine Gewähr. Niemand ist bei einer Bulimarektikerin vor einer Absage sicher, und die kommt möglicherweise erst eine Stunde vor dem vereinbarten Termin. Folgerichtig wundern oder ärgern sich die Nichteingeweihten – die Bulimarektikerin gilt gemeinhin im Privatleben als sonderlich, schwerfällig und unberechenbar. Nur ganz kurzfristig kann sie sich zu einer Unternehmung entschließen. Die innere Sperre, Entschlüsse zu treffen und Zusagen zu machen, wird durch die Fixierung auf das Essen übermächtig.

Ganz anders hingegen erlebt ihr Umfeld die Eß-Brechsüchtige in der Ausbildung, im Studium oder im Beruf. Dort gilt die Bulimarektikerin der zweiten Phase im allgemeinen als äußerst zielstrebig, sehr korrekt, zuverlässig und ehrgeizig. Auf sie kann man sich verlassen. Mit Grauen und Stolz erfüllt dieses Bild ihrer Selbst die Kranke. Mit Grauen, weil sie in der permanenten Angst lebt, entlarvt zu werden; mit Stolz, weil sie zur Wahrung dieser Fassade bereit ist, sich bedingungslos aufzuopfern, um wahrgenommen zu werden und ein Echo zu bekommen. Ihr Äußeres trägt sie gern anklagend zur Schau, freut sich über Bedauern und besorgtes Interesse mehr als über die Bewunderung, die ihr für ihre Linie zuteil wird. Wird sie schlanker, dann behauptet sie anderen gegenüber, sich darüber zu wundern, und beugt damit neugierigen Nachfragen vor, die den Verdacht aufkommen lassen könnten, daß mit ihr irgend etwas nicht stimmt. Sooft sie mit den Gedanken beim Essen ist, so oft hofft sie im Zusammensein mit Kollegen, Freunden, Studienkameraden oder Auszubildenden auf eine Anerkennung für ihre Figur, die dafür aber meist viel zu normal ist. Sie ist nicht dürr und hager, hat eher ein Kilo zuviel auf den Knochen als hundert Gramm zu wenig.

In der zweiten Phase tritt ganz allmählich eine Klärung ein. Die Bulimarektikerin beginnt ein Bewußtsein für ihr Verhalten zu entwikkeln, das sie vor sich selbst nicht rechtfertigen und noch nicht als Problem annehmen kann. Sie lernt aus dem Zwang, essen zu müssen, und der Unfähigkeit, Gegenmaßnahmen zu unterlassen, Toiletten kennen wie andere Menschen Sehenswürdigkeiten. Tamara L. notiert mit gerade 20 Jahren am 1. März 1977 über eine Zugfahrt nach Bremen, wo sie sich erfolglos um eine Stellung bewarb:

»Nach dem allen kam dann wieder das Übliche: Ich fraß mich voll mit einem Essen im China-Restaurant, 1 Rumkugel, 1 Waffel, 1 Krapfen, 1 Apfelrolle, 1 Stück Rumtorte, 1 Osterei, 2 Packungen Kirschwasserpralinen, eine halbe Tafel Schokolade und zwei Tassen Kaffee und steckte hinterher im Zug den Finger in den Hals.«

Noch findet sie für sich die Ausrede, aus Frust gegessen zu haben. Ein andermal ist es Freude gewesen, oder es waren Sorgen, Kummer, Trauer, Enttäuschung, Aufregung, Überforderung, Streß, Angst oder Unlustgefühle. Um eine Ausrede ist die Bulimarektikerin nie verlegen, doch im Ringen um die Rechtfertigung für ihr Tun und eine Rechtfertigung vor sich selbst entwickelt sie jetzt Schuldgefühle, empfindet sich als schwach und verachtenswert und schwankt zwischen Selbsthaß, Verzagtheit und der irrealen Hoffnung, eines Tages von allein aus diesem Alptraum zu erwachen. Doch ihr dämmert allmählich, unter einer Sucht zu leiden. Sie kann sich dies aber noch nicht eingestehen und begreifen und verdrängt den Gedanken daran, daß sie vielleicht ohnmächtig einem Zwang ausgesetzt sein könnte.

Ihr Pessimismus und ihre negative Lebenseinstellung lassen sie alles nur noch »schwarz in schwarz« sehen. Sie neigt zu Weinkrämpfen und tiefen Depressionen, fühlt sich minderwertiger denn je und »schmutzig«. Sie verzweifelt an sich, denn sie weiß ja nicht (oder will es noch nicht wissen), daß sie krank ist. Die Symptome deutet sie als unerhörte Schwäche und Abartigkeit. Sie führt einen hoffnungslosen Kampf gegen ihren Körper und seine »niedrigen Bedürfnisse«, richtet ihre Kräfte selbstzerstörerisch gegen sich und wird dadurch seelisch und körperlich noch mehr mitgenommen. Sie fühlt sich ungeliebt und sehnt sich nach Liebe und Zärtlichkeiten, worunter sie Wärme, nicht Sexualität versteht. Wegen ihres Verhaltens hält sie sich für verabscheuenswert und verstrickt sich tiefer und tiefer in Minderwertigkeitskomplexe und Schuldgefühle. Während sie passiv ihre Sucht auslebt, wird die Suche nach Anerkennung und Wertschätzung zum zentralen Anliegen in ihrem Leben. Sie lebt fast ausschließlich für das Echo der anderen, das bestätigend wirkt. Was sie macht, tut sie, um Reaktionen hervorzurufen. Sie zwingt sich zu Handlungen, die ihr widerstreben, um anderen zu gefallen. Zwischen dem verlorenen und dem exhibitionistischen Ich versickert das schwache Selbstwertgefühl vollständig. Der restliche Mensch kommt zu kurz und verliert die Lebensfreude. Bevor sie noch 21 Jahre alt ist, machen sich bei Tamara L. schon neben den psychischen Leiden massiv auch gesundheitliche Schäden bemerkbar. Sie notiert am 9. Juli 1977:

»Ich habe mir oft überlegt, wieso es eigentlich so weit mit meinen gesund-heitlichen Beschwerden kommen mußte, aber ich kann (oder will?) es ein-fach nicht glauben, daß es nur von der unvernünftigen Esserei kommen sollte. Was mir momentan am schlimmsten ist, ist die Tatsache, daß ich einen so schlechten Charakter habe, so falsch bin und vor Selbstmitleid triefe. Und daß ich fast heule, während ich das aufschreibe. Ich hasse mich, wenn ich immer einen Schuldigen suche, um ihn vorzuschieben und mich selbst aus der Verantwortung zu ziehen. So erzähle ich oft Sachen, an die ich selbst nicht glaube, beschönige oder verdamme je nach Situation alles Zu-rückliegende und erfinde, um mich interessant zu machen, Träume und Lü-genmärchen, an die ich zum Schluß selbst fast glaube. Ich bin eine ganz miese Schauspielerin und dreh' mein Fähnchen immer nach dem Wind. Wenn ich jemand anderes wäre, dann fände ich mich sicher entsetzlich. Ich ›will‹ immer nur, aber ›geben‹ kann ich nicht, vielleicht liebe ich mich selbst zu sehr, obwohl ich mich eigentlich von Grund auf hasse. Ich habe einen fast schon verhängnisvollen Hang zum Perfektionismus. Ich bin ein maßloser Egoist und freue mich höllisch, wenn mir ein Mißgeschick oder Unglück passiert oder ich Schmerzen habe, weil ich dann bedauert werde.«

Aus jeder Zeile sprechen Selbstzweifel, Suche nach einer eigenen Persönlichkeit und übermächtiger Hunger nach Leben. In dieser Phase ist die Situation der Bulimarektikerin festgefahrener denn je: Der Radius des Teufelskreises wird enger und enger. Längst tritt bei der Freßorgie kein Sättigungsgefühl mehr auf, und sie verbringt ganze Tage mit abwechselnden Freß-Brechorgien, Heulkrämpfen und Erschöpfungsschlaf. Ihr Körper, der bisher geduldig war, be-ginnt zu rebellieren, ihre Seele ist tief verwundet. In völliger Kon-zentration auf sich selbst macht der Suchtkranken vermehrt ihr Ge-sundheitszustand zu schaffen. Es gefällt ihr allmählich auch nicht mehr, krank zu sein. Doch sie gerät mit jedem körperlichen Schmerz auf der Suche nach einem »Trostpflaster« immer tiefer in den Bann-kreis der Sucht.
Das einzige Ventil der Bulimarektikerin ist die Freß-Brechorgie. Am Nullpunkt angelangt, ist sie gezwungen, ihre Entscheidung für oder gegen das Leben zu treffen, noch einmal von vorn zu beginnen oder aufzugeben. Der kritische Punkt ist dann erreicht, wenn die gesundheitlichen Beschwerden sich in etwa mit den psychischen Be-lastungen die Waage halten. Seit Jahren malträtiert die Bulimarekti-kerin jetzt schon ihre Organe und erhält nun die Quittung: Die

Zähne sind durch die Magensäure stark in Mitleidenschaft gezogen, die Haare sind brüchig, sie neigt zu Augenentzündungen. Natürlich tut ihr Hals oft weh, die Speiseröhre ist permanent gereizt, und der Magen schmerzt häufiger. Ihr Elektrolythaushalt ist verändert, Mangelerscheinungen treten auf, und die Kranke fühlt sich schwach und ausgelaugt. Sie friert ständig, klagt über niedrigen Blutdruck, hat ab und zu Herzrhythmusstörungen und häufig Kopfschmerzen. Wenn sie Pech hat, hat sie Schwierigkeiten mit den Nieren, der Bauchspeicheldrüse, der Leber.

Die Bulimarektikerin, die zwischen zwei und fünfzehn Jahren (durchschnittlich sechs Jahre) in der Sucht hängt, ist fertig. Im Kampf gegen ihren Körper ist sie am absoluten Tiefpunkt angelangt. Vor diesem Zeitpunkt hat ihr kein Mensch wirklich helfen können; nun ist sie am Scheitelpunkt ihrer Krankheit. Es kommt zu einem schrecklichen Erwachen. Schlagartig wird ihr klar, daß sie süchtig ist. Dieser Augenblick des »Aha-Erlebnisses« ist einer der niederschmetterndsten Momente ihres Lebens. Weil diese Erkenntnis sie aber zu einem Entschluß zwingt, liegt in ihr auch die Chance, schon die ersten Zentimeter des finsteren Tunnels, der aus der Sucht führt, zu überwinden. Von grenzenloser Panik ergriffen rekonstruiert die Kranke ihre Vergangenheit. Wenn sie vor ihrem geistigen Auge den Film der letzten Jahre abspult, wird ihr gegenwärtig, was sie getan hat. Der Wendepunkt selbst ist der »Schrecken ohne Ende«, der Inbegriff einer Katastrophe. Und genau das gibt ihr trotz ihrer bis aufs Nichts verbrauchten Reserven die Kraft, sich wieder hochzurappeln. Sie kommt in die entscheidende und schwierigste Phase innerhalb des akuten Krankheitsverlaufes, in der die ganze Tragweite der Sucht erkannt wird. In grenzenloser Angst wird nur noch ein einziger Gedanke verdrängt: »Was, wenn ich mir einen bleibenden Schaden eingehandelt habe?« Mit dem wirklichen, übermächtigen Wunsch, endlich aus dem Teufelskreis auszubrechen, erlebt die Kranke in den ersten »sauberen«, also symptomfreien Tagen und Wochen eine so heftige Euphorie, daß die quälenden Zweifel über die gesundheitlichen Konsequenzen zunächst einmal in Vergessenheit geraten. Im euphorischen Zustand nach dem Tiefpunkt liegt in der Realität allein die Chance des Ausstiegs. Bis zum Endstand der Symptomfreiheit oder des Genesenseins muß die Bulimarektikerin noch viel lernen und ist vor Rückschlägen zu keinem Zeitpunkt sicher.

Ausbruchsversuch aus dem Teufelskreis

Schon bevor eine rapide Verschlechterung ihrer Gesundheit, anhaltende Schwächezustände und das stetige Nachlassen ihrer Kondition und geistigen Leistungsfähigkeit die Bulimarektikerin an den Tief- und Wendepunkt ihrer Suchtkarriere bringen, erlebt sie immer wieder symptomfreie Phasen, die zwischen einigen Tagen bis zu einem Jahr dauern können. Sie versucht alles mögliche, um wieder zu einem normaleren Leben zurückzufinden, und testet die verschiedensten Methoden, um sich einige Tage »sauber« zu halten. Solche Ausbruchsversuche, die nicht durch den elementaren Leidensdruck des Tiefpunktes motiviert sind, zeitigen aber nur vorübergehende Erfolge. Rückfälle lassen nicht lange auf sich warten und bewirken am Ende eine noch intensivere Abhängigkeit: Enttäuschung, Frustration, Resignation, Verzweiflung führen zur erneuten Flucht ins Essen und Erbrechen. Anscheinend muß die Betreffende ähnlich einem »nassen« Alkoholiker das unterste Niveau erreichen, um aus eigener Kraft oder – was der häufigere Fall ist – mit Hilfe von Fachleuten und Menschen, die ihr nahestehen, die Eckpfeiler für ein neues, symptomfreies Leben errichten zu können.

Alle Ausbruchsversuche vor dem Tiefpunkt sind eher »Spielereien« in der Annahme, nicht süchtig zu sein, sondern vielmehr ziemlich bizzare Verhaltensweisen zu praktizieren. Diese glaubt die Süchtige irgendwann ablegen zu können, wenn sie nur die nötige Energie dafür aufbringt. Im Versuch, ihr Verhalten in den Griff zu bekommen, baut sie sich mancherlei Eselsbrücken und »erkauft« sich regelrecht die sauberen Tage. Mit Stecknadeln an einer Pin-Wand markiert sie beispielsweise die guten Tage oder wirft zur Belohnung für jeden symptomfreien Tag ein Fünfmarkstück ins Sparschwein. Im Kalender macht sie für jeden Tag der Stärke ein Kreuzchen und führt darüber hoffnungsvoll Buch. Ihre Strategien, sich so zu Erfolgserlebnissen zu verhelfen, sind durchaus von kurzfristigen Erfolgen gekrönt. Da solches Handeln aber nicht mit Einsicht einhergeht und kein Umdenken stattfindet, ist auf Dauer die Gefahr, sich wieder im alten Schema festzufahren, programmiert. Die Anreize, die Fünfmarkstücke oder Kreuzchen im Kalender in der Situation eines akuten Eßnotstandes bieten, sind vergleichsweise gering.

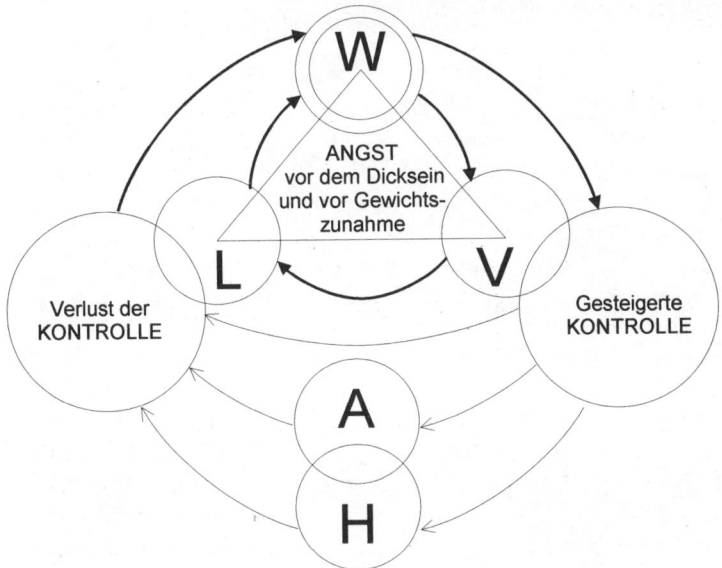

Komponenten des bulimischen Teufelskreises Ursache und Wirkung

Der Wunsch nach der Idealfigur (W) und die Angst vor dem Dick-Sein führen zu Verzicht (V) und gesteigerter Eß-Kontrolle. Die unmittelbare Folge ist gesteigerte Eßlust. In der Bemühung um gezügeltes Eßverhalten (A) wächst der Hunger, aus Freßtagen werden Freßattacken (H), der Kontrollverlust bahnt sich an.

Je mehr Komponenten großer Tragweite die Bulimarektikerin zu dem ernsthaften Entschluß des »Schluß damit« bewegen, desto größer ist ihre Chance, sich dem Teufelskreis endgültig zu entziehen. Unterschwellig spürt die Betroffene zwar eine heillose Panik, es könnte für eine Umkehr bereits zu spät sein. Doch dieses Gefühl wird am Wendepunkt überdeckt von Gefühlen ungeahnter innerer Stärke und neuer Energie. Die Perspektive »Jetzt kann es nur noch bergauf gehen« erfüllt sie mit Zuversicht. Normalerweise beginnt sich die Suchtkranke wenige Tage oder Wochen nach der Kehrt-

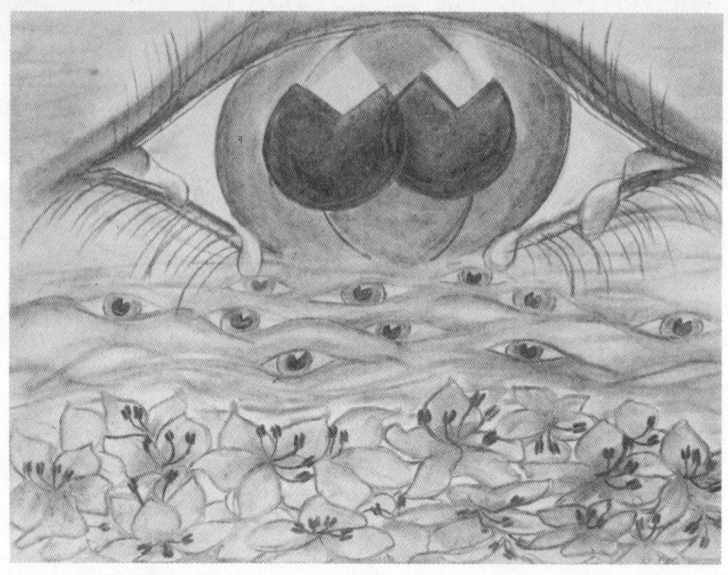

wende im Zustand der Euphorie allmählich ihren nächsten Angehörigen oder Vertrauten gegenüber zu öffnen. Das erschwert ihr bei neuerlichen Krisensituationen ein Zurück. Daß die Kranke sich dessen bewußt ist und trotzdem das Risiko eingeht, ist ein sehr positives Zeichen. Die Bereitschaft, über sich selbst und ihre vermeintliche Abartigkeit zu sprechen, muß als Signal von herausragender Bedeutung erkannt werden. Der Schritt, die Schamgrenze zu überwinden und sich auch nur einem einzigen Menschen anzuvertrauen, setzt neben einem ausgeprägten Leidensdruck eine einigermaßen stabile psychische Verfassung voraus.

Für die Bulimarektikerin ist das erste so schüchterne wie angstvolle Bekenntnis zu ihrer Krankheit eine völlige Bloßstellung ihrer Unzulänglichkeit und ein Hilfeschrei. Es entspricht etwa dem Bekenntnis eines Mannes zur Impotenz. Im akuten Stadium der Krankheit, im Bewußtwerden der Süchtigkeit, ist die Bulimarektikerin noch kaum fähig, sich zu offenbaren. Ein Mensch, an dem pausenlos Selbstzweifel nagen, der seine Identität verloren hat und sich zuletzt nur noch als »schlingendes und kotzendes Monster« (eine Betroffene über sich selbst) erlebt hat, muß erst Abstand zu den Ursachen (hier: Symptomen) seiner übersteigerten und krankmachenden Minderwertigkeitsgefühle gewinnen. Erfahrungsgemäß dauert es jedoch nur einige Tage, bis die Betroffene nach der Stunde Null solchen Abstand gewonnen hat und zu reden beginnt.

Mit dem Fortschreiten der Sucht wächst der Leidensdruck – und damit auch die Motivation, etwas zu ändern. Die Öffnung nach außen hilft am Anfang, viel von diesem Druck abzubauen. Die Erkenntnis, daß sie mit ihrer Sucht nicht allein ist und (z. B. in einer Selbsthilfegruppe) mit anderen Menschen sprechen kann, die exakt die gleichen Erfahrungen gemacht und Gefühle durchlebt haben, wirkt befreiend. Doch nach einer ersten Erleichterung läßt die Euphorie schnell nach, wenn die Betreffende nicht weiter und intensiver an sich arbeitet. Sie muß sich mit Hilfe von Ärzten, Therapeuten, durch Selbsthilfe in der Gruppe oder, wenn es keine andere Alternative gibt, allein über einen langen beschwerlichen Weg aus der Sucht herausarbeiten. Es gibt keine Patentrezepte oder Allheilmittel. Was der einen Frau hilft, darauf spricht die andere noch lange nicht an.

Ein Ausstieg ist einzig und allein möglich über das Einleiten eines Bewußtwerdungs- und damit eines Umdenkungsprozesses. Die Betroffene muß endlich aktiv werden und aktiv an ihren Problemen zu arbeiten beginnen. Menschen, die ihr nahestehen, sollten sensibel die Signale einer ausstiegsbereiten Bulimarektikerin wahrnehmen und ihr nicht mit Unverständnis (»Kannst du dich nicht besser beherrschen?«), Vorwürfen (»Was tust du mir an!«) oder Besserwisserei begegnen (»Also ich an deiner Stelle würde...«). Da die Bulimarektikerin ohnehin kaum Selbstwertgefühl hat, wird es sie wieder in die Heimlichkeit und Isolation zurückwerfen, sobald sie in ihrem eigenen – verzerrten – Empfinden als schwach, schlecht, makelbehaftet bestätigt wird. Für eine erste Aufarbeitung der Vergangenheit muß die Suchtkranke offen reden können. Auf der Suche nach dem Verstehen ihrer Sucht braucht sie die Zuwendung und das Verständnis ihrer Mitmenschen. Zuhörer/innen müssen nicht viel agieren, denn hat die Kranke einmal begonnen, sich zu öffnen, gleicht sie einem Schleusentor, das sich unter Überdruck öffnet. Sie sprudelt hervor, insbesondere dann, wenn sie mit einer Leidensgefährtin spricht. Ihre jahrelang angestauten Selbstzweifel und zermürbenden

Gedanken strömen hervor. Sie äußert sich in einem exhibitionistischen Mitteilungsbedürfnis. Dabei ist dies erst der Beginn eines oft über Monate oder gar Jahre nicht enden wollenden Wortschwalls, dem im Genesungsprozeß große Bedeutung zukommt.

Im Reden über sich selbst kann die Kranke erfahren, wonach sie hungert. Erst wenn sie sich selbst besser kennenlernt, kann sie ihre Werte erfahren und lernen, besser mit sich zurechtzukommen. Es ist eine Zeit der Ich-Konzentration. Erst jetzt beginnt die Bulimarektikerin eigentlich zu leben. Sie merkt, daß es sie noch gibt, und sie beginnt sich selbst wieder aufzubauen. Im Entwickeln von Aktivitäten, durch die Teilnahme an Veranstaltungen und im Gespräch mit anderen Menschen, später auch in Therapiebeziehungen oder Selbsterfahrungsgruppen, sucht sie immer wieder sich selbst und erfährt, daß sie ein Recht hat zu leben, wie jede/r andere auch. Christine L. hatte ein solches Schlüsselerlebnis nach einem Telefonat mit einer Leidensgefährtin. Kurz darauf schrieb sie dieser:

»Liebe Gisela, ein Gespräch kann schon eine kleine Hilfe sein. – Für mich war unser Telefongespräch am vergangenen Dienstag eine gewaltige. Irgendwie habe ich durch dieses Gespräch mit Ihnen genau das erreicht, wonach ich in den letzten Monaten unbewußt krampfhaft suchte, nämlich den Mut zum Aussteigen aus diesem Teufelskreis. Vor wenigen Wochen war ich in der Situation: Entweder machst Du mit der Kotzerei Schluß oder mit dem Leben. Es gab für mich keine andere Alternative. Ich wußte, daß ich mich für den einen oder anderen Weg entscheiden mußte. Und das konnte ich nicht, mir fehlte der Mut. Ich wurde von Tag zu Tag unausgeglichener, brüllte meine Umgebung wegen jeder Kleinigkeit an, fand mich selbst total unausstehlich und wußte einfach nicht mehr weiter. Dann kam das Telefonat mit Ihnen.

Als wir dann das Telefonat beendeten, habe ich mir nichts zu essen gemacht, wie ursprünglich vorgenommen, sondern habe das Zeug eingefroren und sehr lange über die letzten Tage nachgedacht. Ich hatte am anderen Morgen zwar einen ganz schönen Kater (Wein!), aber den ersten Tag ohne Erbrechen hinter mir. Heute ist der siebte Tag.

Ich gebe zu, dieses Haus aus sieben Karten ist äußerst wackelig, ich weiß das, aber ich sage mir jeden Tag ganz eindringlich, wenn Du jetzt ›schlappmachst‹ und wieder anfängst, und sei es aus einem Frust heraus, der nun immer mal kommt, dann bist Du so enttäuscht, wieder versagt zu haben, und dann wieder den Mut zu finden... Und ich kann nicht garantieren, noch einmal diese Energie aufbringen zu können. Noch nicht. Ich hoffe, und in

der derzeitigen Euphorie glaube ich es auch, daß ich nicht noch einmal anfangen muß. Ich will auch nicht, ich will in der jetzigen Situation bleiben. Ich habe die ganze letzte Woche geredet – zu meiner Mutter und zu meinem Freund –, immer dasselbe: Ich habe aufgehört! Und sie haben mich reden lassen, selbst nach fünfmaligem Erzählen. Sie sind voll auf das Problem eingestiegen – meine Begeisterung, meinen Erfolg, endlich mal einen Anfang zu finden – und haben zugehört, mir bei jedem Gespräch wieder Mut gemacht. Sie haben die Sache mittlerweile auch begriffen, so gut sie es konnten.
Heute mittag saß ich da und dachte: Mein Gott, jetzt wirst du bald 29 und hast endlich eine Chance zum Lebensanfang. Und dieser Gedanke war unwahrscheinlich gut. Und ich habe daran gedacht, es wäre sehr schlecht, wenn ich sagen würde: Warum hast du nicht früher so gedacht, so im Alter von 16, 17 Jahren. Ich muß an heute und an die Zukunft denken, die Vergangenheit ist vorbei. – Wenn ich ehrlich bin, habe ich seit Jahren in der Vergangenheit gelebt (warum war das nicht anders, warum mußte das alles so kommen, warum gerade ich usw.). Heute stelle ich ›Wie‹-Fragen: Wie planst du dein Leben, wie stellst du Dir die Zukunft vor, wie kannst du was ändern?«

Der Ausstieg aus der Krankheit kann zwar allmählich beginnen, doch der entscheidende Punkt ist – wie in diesem Brief – oft ein Erlebnis voll Überschwang der Gefühle, so daß die Rückführung aus der Krankheit anders als ihr Beginn sehr bewußt erlebt wird. Zum ersten Mal nach vielen Jahren denkt die Kranke auf eine völlig veränderte Weise. Hatte sie vorher eine extrem pessimistische und negative Einstellung zum Leben im allgemeinen und ihrer eigenen Existenz im besonderen gehabt, erlebt sie nun die Umkehr ihrer Gefühle allein aufgrund einer einzigen Veränderung: Sie hat die Kraft ihres Willens entdeckt und hört »einfach« mit dem auf, was sie abtötete. Sie will nicht mehr essen und erbrechen und bezieht ihre neue Lebensenergie aus dem Verzicht auf die primären Symptome. Die Belohnung – das neue Lebensgefühl – ist derart großartig, daß sie glaubt, nie wieder in das alte Schema zurückfallen zu können. Bezeichnend ist ihre neue Denkungsart. Sie radiert die Vergangenheit aus, ohne sich zu grämen.
Viele Bulimarektikerinnen, die die entscheidende Hürde zur Aktivierung der Eigeninitiative genommen haben, handeln und fühlen instinktiv erst einmal im Sinne der alten chinesischen Weisheit: »Ist eine Sache geschehen, dann rede nicht darüber, es ist schwer, ver-

schüttetes Wasser wieder zu sammeln.« Es ist eine sehr gesunde Reaktion der Psyche, daß hier wieder einmal ein Verdrängungsprozeß stattfindet, den die Bulimarektikerin jedoch nicht augenblicklich durchschaut. Sie legt ihre schlechten Zeiten und damit auch alle daraus erwachsenden Konsequenzen momentan »für alle Ewigkeiten« ad acta. Sie hat entdeckt, daß Leben Spaß machen kann, wenn man nicht Sklave der eigenen Zwänge ist. Sie lechzt nach all dem Leben, das sie in den zurückliegenden Jahren versäumt hat. Sie lebt in die Zukunft hinein, voller Energie, Bewußtsein und Hoffnung. Sie fühlt sich selbst wieder, bringt auch für ihre Mitmenschen wieder so viel Gefühl auf, daß sie sie »fressen« könnte. Aus ihr schwappt eine Welle von Emotionen, ein tiefes, dankbares Glücksgefühl, das stärker ist als all die Ängste, die sie mit der Sucht übertünchen konnte. Das Glück in ihr ist die neue Droge, die das Problem Essen und Schlankbleiben für sie bis zur Nichtigkeit abdämpft. Es ist das Gefühl, die Welt aus den Angeln heben zu können und jetzt allen Stürmen des Lebens gewachsen zu sein. Durch ihre gesteigerte Lebenslust und das Kennenlernen der Vielfalt von Beschäftigungs- und Erlebnismöglichkeiten spielt nun einige Zeit das einstige Siechtum keine Rolle mehr. Die Kranke distanziert sich mehr und mehr von dem zweiten, dem süchtigen Ich und kann nach etlichen Wochen kaum mehr verstehen, wie sie überhaupt in einen derartigen Teufelskreis geraten konnte.

Die Glücksdroge ist eine flüchtige. Glück auf Dauer wird zur Gewohnheit, der Alltag kehrt wieder in das Leben der »sauberen« Bulimarektikerin ein, und somit wird eine neue Gefahr heraufbeschworen. Je weniger die Bulimarektikerin in der euphorischen Phase dazugelernt und für ihre eigene Festigung getan hat, desto größer ist nun das Risiko von Rückschlägen. Flacht die Euphorie allmählich ab, lichtet sich auch wieder der sanfte Nebel über den Problemen des Daseins, deren Bewältigung sie einst im Essen und Erbrechen gesucht hatte. Nach über drei Wochen hat die Realität auch Christine L. wieder zurück. Sie schreibt diesmal:

»Für mich ist heute der 23. Tag ohne Kotzerei zu Ende gegangen. Ich habe es tatsächlich schon drei Wochen geschafft, ohne Rückfall, mich optisch und äußerlich diesem Teufelskreis zu entziehen. Innerlich sieht das natürlich etwas anders aus. Das Denken hat sich für mich immer noch nicht sonderlich geändert. Hunger habe ich fast immer. Ich esse auch immer, aber sehr wenig. Aber in der letzten Zeit kommen doch häufiger Phasen, in denen ich nicht ans Essen denke. Ich habe inzwischen 2 Kilogramm zugenommen, das nervt mich sehr... Ich habe in den letzten Tagen festgestellt, daß ich einen Therapeuten brauche, denn – wie gesagt – äußerlich habe ich z. Z. das Problem im Griff, aber nicht innerlich.«

Um die Situation einer symptomfreien, aber noch nicht genesenen Bulimarektikerin zu stabilisieren, sind begleitende Maßnahmen nötig. Der Verzicht allein reicht keinesfalls aus, um Rückfälle auszuschließen, und garantiert noch weniger, daß die Rückkehr in ein suchtfreies, nicht nur symptomfreies Leben gelingt. Solange die Aufbruchsstimmung anhält und der Drang, etwas zu tun, sollte sich die Kranke um eine Therapie bemühen, zum Beispiel in einer psychosomatischen Klinik, in einem Zentrum zur Behandlung von Eßstörungen oder bei einer Psychotherapeutin. Auch ein medizinischer Check ist angebracht.

Nur sehr starke Persönlichkeiten bewältigen den Ausstieg ganz allein. Weil Eßstörungen sehr komplexe Probleme sind, denen oft gravierende Verletzungen und empfindliche Störungen in der Entwicklung zugrunde liegen, sind die wenigsten Betroffenen imstande, ohne fremde Hilfe ein stabiles Fundament für das Leben ohne die Ersatzhandlung aufzubauen. Was sie schaffen können, ist, auf die Symptome zu verzichten. Zwar zeigt sich in diesem Verzicht ein gewisser Fortschritt, doch nützt er wenig, wenn die Kranke nicht versucht, ihre seelische Haltung zu ändern.

Um zur »Normalität« zurückzufinden, ist in jedem Fall ein langer Lern- und Umorientierungsprozeß erforderlich. Innerhalb der Zeit der Distanzierung vom negativen Ich zu einem anderen lebensfähigen Ich sind Rückschläge durchaus normal. Wenn die Glücksdroge verbraucht ist und die Fragen der weiteren Lebensgestaltung offengeblieben sind, dann kann sich mit der Zeit ein immer stärkeres Bedürfnis anstauen, wieder einmal – nur ein einziges Mal – so richtig fressen zu können. Der Wunsch wird beherrschend und wächst sich zum Zwang aus. Dabei steigt der Druck ins Unermeßliche. Mit viel Beherrschung üben sich die Betroffenen im Hinauszögern der Kontrollunterbrechung, bei der sie sich ihrer Sucht ein letztes (!) Mal ergeben, im Glauben daran, sich dennoch hundertprozentig in der

Gewalt zu haben. Sie beschreiben das Zugeständnis an die eigene Süchtigkeit als einen »Säuberungsprozeß«. Um ihrer »seelischen Verstopfung« abzuhelfen, greifen sie auf ihr »Abführmittel« Freß-Brechorgie zurück. Sie sind der festen Überzeugung, sich nur einmal »reinigen«, nur einmal wieder all das zu sich nehmen zu müssen, was sie im Zustand der Symptomfreiheit vermissen. Sie haben nicht gelernt, die Funktion ihres Symptoms zu hinterfragen. Ihnen ist nicht bewußt, daß sie mit dem süchtigen Essen und Erbrechen zuvor stets all dem ausgewichen sind, mit dem sie nicht umgehen konnten. Sie haben nicht begriffen, daß Kontrolle und Verzicht nicht die Lösung ihrer Probleme sein können, sondern sie sogar verstärken. Weil sie noch nicht das entdeckt haben, wonach sie im eigentlichen Sinne hungern, gestehen sich viele den »Ausrutscher« zu, um sich zu sättigen. Dieses eine Mal gibt ihnen der Rückfall tatsächlich neue Energie, die hilft, weitere Zeit symptomfrei »durchzustehen«.

Der Rückfall weckt bei der Bulimarektikerin die Erinnerung, wie einfach es doch war, den Hunger zu stillen und noch dazu schlanker zu werden. Rückfälle gehören zum Genesungsprozeß; die entscheidende Frage ist nur, wie die Betroffenen mit den Rückfällen umgehen. Wird in dem Rückfall nicht seine Funktion gesehen, wird seine Ursache nicht hinterfragt, kann das fatale Folgen haben. Kann das Geschehen nicht als Ausdruck ungelöster Alltagsprobleme, als Zeichen für tiefliegende Lebenskonflikte erkannt und damit angenommen werden, fungiert es nicht als Alarmsignal und Aufforderung zum Handeln, sondern läßt nur die Alternative, alles zu verdrängen. Ein nächster »Ausrutscher« bahnt sich dann nach einem Zeitraum an, der etwas kürzer ist als die vorangegangene eß-brechfreie Phase. Und dann zieht es die Bulimarektikerin zurück in den Strudel ihrer Sucht: »Es« kommt dann erst einmal pro Woche vor, dann alle zwei bis drei Tage, schließlich fast täglich, und am Ende steht sie wieder ebenso tief in der Bulimarexie wie ehedem. Sie beginnt sich mit Selbstvorwürfen zu quälen und kann nicht fassen, was mit ihr geschehen ist.

In vollem Bewußtsein nimmt sie wahr, daß wieder »die böse Macht« von ihr Besitz ergriffen hat, und mit ihrem jetzigen Wissensstand wird ihre Verzweiflung über sich selbst noch drückender als vor dem Wendepunkt. Jeder einzelne Rückfall treibt sie in einen noch schlimmeren Rückfall, da sie ja jetzt weiß, was leben heißt, und sich der Lebensbewältigung nicht gewachsen fühlt. Sie trocknet innerlich aus, ergibt sich im ständigen Wechsel von Freßattacken und Brechorgien in ihr vermeintliches Schicksal. In Momenten, in denen sie noch klar denken kann, ist sie am Rande des Selbstmordes.

Tamara L., mittlerweile 26 Jahre alt, hat Anfang 1983 ihren Wendepunkt und driftet nach vier Monaten in eine Rückfallphase, in der sie sich selbst für schizophren und wahnsinnig zu halten beginnt. Am 27. Mai 1983 drückt sie in ihrem Tagebuch ihre Verzweiflung aus:

»Ich wünschte, ich wäre eine Glühbirne. Irgendwann käme sicher jemand, der das Licht ausschaltet.« Oder: »Ich wünschte, ich wäre eine Taschenlampe. Langsam wird das Licht immer sanfter, bis es erlischt, wenn die Batterien ermüden. Aber ich bin ein Akku, eine wiederaufladbare Batterie. Der Saft ist raus, die Leistung am Nullpunkt, und keiner lädt mich auf. Nur auslaugen möchten mich alle. Mir fließt der Saft schon aus den Knochen. Ich bin energie- und antriebslos. Bald ist der Zeitpunkt zum Aufladen verpaßt. Der Akku hat seine Schuldigkeit getan, er kann weggeworfen werden. Ich denk', ich spinne. Ich kann nicht mehr, und ich will nicht mehr. Bin nur noch unzufrieden, unglücklich, unfähig. Wie gerne würde ich ›tschüs‹ sagen – mein Gastspiel beenden. Wo ist jetzt der Sinn weiterzuleben? Ich sehe ihn nicht, vielleicht, weil ich keine Kraft mehr habe, nach ihm zu suchen. Mich liebt keiner, ich habe keine Freunde. Sicher, es gibt eine ganze Reihe von Menschen, die nicht nur sagen, daß sie mich schätzen. Ach, ist das schön, tut das gut... oder auch nicht.

Scheiße, was soll dieses Spiel? Ich möchte wieder leben wollen – oder sterben. Vegetieren (wie ich es gerade praktiziere) mit Gefühlsarmut, Depression und Inhaltslosigkeit macht kaputt. Ich will nicht dahinsiechen, den ›starken Mann‹ spielend. Leben – unbedingt und ja zum Tod – was dazwischen liegt, ist Folter. Ich kann nicht arbeiten, mich an und über nichts freuen. Es gibt nichts, was mich aus dieser Depression zu reißen vermag, allmählich gebe ich mich ihr hin. Mich reizt nichts mehr, ich bin verbraucht, sacke ab, werde unterdurchschnittlich. Ich bin am Ende. Ab und zu aktiviere ich noch einmal meine letzten Reserven, versuche meine Restenergie für ein neues Aufwärts zu verwenden – und falle jedesmal auf die Schnauze, mitten in den Schlamm und bin noch kaputter als vorher. Ich habe mich mehr als einmal erniedrigt. Ich komme nicht mehr rein (ins Leben), schaffe den Einstieg nicht, habe zu viele Brücken hinter mir zum Abbruch vorbereitet. Sollte ich nicht den absoluten, endgültigen Ausstieg wagen? Was hindert mich daran? Ich habe keine Perspektive. Ich hasse mich für die Kotzerei, aber was bleibt mir, wenn mich alles ankotzt?«

So dramatisch die einzelnen Rückfallphasen sind, so groß ist die Wahrscheinlichkeit, daß die »Genesenden« im Anschluß daran sich wieder zu einer neuen Höhenphase aufrappeln, denn ihr Überlebenswille ist oft stärker als die Apathie der inneren Marionette. Sie schwanken lange Jahre in einem ständigen »himmelhoch jauchzend – zu Tode betrübt«. Es ist eine äußerst qualvolle und gesundheitlich sehr bedenkliche Zeit, die sie kaum durchstehen, wenn sie keinen Halt in einer Therapie finden können, wenn sie nur auf sich selbst gestellt, ohne Unterstützung durch Leidensgefährten oder die Angehörigen immer wieder den Entschluß fassen müssen: Ich will leben. Dabei können sie sich durch die Selbsterkenntnis und das Anerziehen eines anderen Denkens langsam von den Symptomen befreien, doch gefährdet bleiben sie ein Leben lang, wenn sie nicht lernen, mit sich und der Welt anders umzugehen.

Bulimarexie ist eine Suchterkrankung, die in vielen Fällen noch schwerer zu therapieren ist als die stoffgebundenen, anerkannten Abhängigkeiten von Rauschmitteln wie Alkohol, Drogen, Medikamenten und Zigaretten. Erlebt die Bulimarektikerin statt einer leidvollen Entziehungsphase in der ersten Zeit nach ihrer Wende die Euphorie, ist sie dennoch gegenüber anderen Süchtigen in einer unvergleichlich schwierigeren Situation. Entzieht man Suchtabhängigen ihre Drogen, können sie nach dem Entzug auch ohne den »Stoff« leben lernen. Eine Bulimarektikerin hingegen muß jeden Tag aufs neue essen, um zu leben. Statt eines Entzuges muß eine Konfrontation mit dem süchtigmachenden Stoff stattfinden. Die Eß-Brechsüchtige entkommt auf dem Weg aus der Sucht also nicht dem Bannkreis ihrer Droge. Sie ist gezwungen, sich einen anderen Umgang mit dem Lebens-/Genuß-/Sucht-Mittel anzueignen. Bis sie endgültig genesen ist, muß sie ihre Stärke an jedem neuen Tag wieder beweisen, bedroht durch Existenzkrisen, Streß, Überforderung, Frustgefühle oder Alltagssorgen und -nöte, bedroht aber auch durch das Essen selbst.

Essen als Droge

Seit das Phänomen der Eß-Brechsucht einer breiteren Öffentlichkeit bekannt geworden ist, wird auch immer wieder die Frage danach gestellt, ob es berechtigt ist, hier von einer »echten« Sucht zu sprechen. Besonders in der Fachwelt gehen die Meinungen darüber weit auseinander, und es gibt (mindestens) zwei Lager, die unterschiedliche Positionen vertreten.

Für eine Betroffene wird sich diese Frage allerdings nie stellen, denn sie erlebt sich als wirklich süchtig. Anders sieht es aus, wenn es um die medizinische Definition des Suchtbegriffs geht. Letztendlich richtet sich auch die Wahl des therapeutischen Konzeptes danach, in welches vorhandene Raster Bulimarexie eingeordnet wird. Es gibt unter anderem Behandlungskonzepte, die Eß-Brechsucht als Verhaltensstörung interpretieren und verhaltenstherapeutisch angehen, aber auch solche, die suchtspezifische Ansätze anwenden. Daneben gibt es in der Praxis noch immer das Problem, daß manche Kliniken Bulimarektikerinnen nur aufnehmen, wenn sie außer der Eßstörung noch an einer »richtigen« Sucht leiden.

Sucht wird im allgemeinen als eine »leiden-schaftliche«, krankhafte Gier nach einer Droge, einem Genußmittel oder einer Verhaltensweise definiert. Die Weltgesundheitsorganisation (WHO) unterscheidet zwischen der körperlichen Abhängigkeit (= Sucht) und seelischen Abhängigkeit (= Gewohnheitsbildung) und stuft Eß-Brechsucht wie Magersucht als »Verhaltensauffälligkeiten«, nicht als Sucht ein. Hervorstechendes Charakteristikum jeder Sucht ist das chronische Ausweichen vor Konflikten – die Sucht stellt einen untauglichen Versuch dar, Alltagsprobleme und Lebenskrisen zu bewältigen. Je tiefer ein Mensch in eine Sucht gerät, desto weniger kann er willentlich auf sein Verhalten Einfluß nehmen, desto häufiger kommt es zum Kontrollverlust. Das Leben zentriert sich mehr und mehr um die Droge. Die Droge und das süchtige Verhalten bestimmen Denken und Handeln. Da eine wahre Befriedigung nicht stattfindet, benötigen Süchtige immer mehr von ihrer Droge, und sie brauchen sie immer häufiger.

Nach diesen Kriterien ist die Eß-Sucht unbestreitbar eine echte Sucht. Bulimarexie ist auch ihren Symptomen nach eine »Sucht«, wenn man das Wort im ursprünglichen Sinn zur Klassifikation des unnatürlichen Eß-Brechverhaltens der Betroffenen verwendet. Denn »Sucht« leitet sich von »siech« (langwierig krank) ab. Wer das Ausmaß des Elends unter den Betroffenen kennengelernt hat, wird die Umschreibung der Krankheit als »Siechtum« nicht zu milde finden.

Feministinnen sehen in Eßstörungen nicht ein klassisches Suchtverhalten, sondern interpretieren sie als einen aktiven Versuch, an traditionellen Lebensverhältnissen zu rütteln. Dabei wird die Auflehnung in sehr weiblicher Manier mittelbar ausgedrückt: körperlich und über die stumme Sprache des Symptoms. Aus Sicht der Verhaltenstherapie dagegen trägt das Koppelsymptom Essen-Erbrechen zwar süchtige Züge, wird aber unter anderem »durch physiologische Parameter (Set-Point-Theorie) ausgelöst und lerntheoretisch fundiert, weil dieses Verhalten als subjektiv einzige positive Bilanz sowohl dem Eß- als auch dem Schlankheitsbedürfnis Rechnung trägt«*.

Im Vergleich mit den »gängigen« Süchten (Alkoholismus, Nikotin-, Medikamenten- und Drogenabhängigkeit) stellt die Eß-Brechsucht einen Sonderfall dar. Als süchtig gilt ein Mensch nämlich dann, »wenn er – unabhängig von einer körperlichen oder psychischen Erkrankung – ein oder auch mehrere Rauschmittel benutzt, um einen psychischen Zustand des Wohlbefindens herbeizuführen«, nach deren Entzug »krankhafte Erscheinungen« auftreten.** Im Sinne dieser Definition des Suchtbegriffes handelt es sich bei der Bulimia nervosa keinesfalls um eine Suchterkrankung, denn in zwei wesentlichen Punkten hebt sich die Bulimarexie von den Süchten nach anderen Rauschmitteln ab:

Nur im Anfangsstadium, während der Einstiegsphase in die Krankheit, empfindet die Bulimarektikerin eine eindeutige und kurzfristige Befriedigung in der Aufnahme ihrer Droge Essen. Da später das Sättigungsgefühl gänzlich ausbleibt, die Aufnahme der Nahrungsmittel somit zu keiner echten Befriedigung führt und mit dem

---

* Volker Pudel auf dem Wissenschaftlichen Pressekolloquium »Sucht und Suchtbegriff«, Karlsruhe 1988.
** Irene Uhlmann, Dr. Günther Liebing (Hrsg.): Kleine Enzyklopädie Gesundheit, VEB Bibliographisches Institut, Leipzig 1972, S. 531, 564.

Einsetzen eines Gefühls von Völle und Übelkeit einhergeht, finden weder Genuß noch Befriedigung im herkömmlichen Sinne statt.

Das anschließende Erbrechen kommt nicht im mindesten orgiastischen Gefühlen gleich. Es wird in Einheit mit dem Essen als notwendiges Übel praktiziert, wobei stets Schuld- und Schamgefühle auftreten. Hier von Triebbefriedigung, Libidogewinn, Nahrungsmasturbation und alimentärem Orgasmus zu sprechen, beweist das Mißverständnis des Eß-Brech-Phänomens. Denn nur in äußerst seltenen Fällen ziehen die Betroffenen einen direkten Lustgewinn aus dem Erbrechen. In der Regel ist das Erbrechen mit einem tiefen körperlichen und seelischen Unbehagen verbunden.

Das zweite Kriterium, das der Gleichstellung mit anderen Suchtabhängigkeiten widerspricht, ist das damit assoziierte Auftreten von Entzugserscheinungen nach Absetzen des Rauschmittels.

Wie erwähnt, gerät die Bulimarektikerin mit dem bewußten Verzicht auf die zentralen Symptome Essen und Brechen in eine unglaubliche Euphorie, die – im Gegensatz zu den Erfahrungen mit dem Entzug anderer Drogen – urplötzlich ein Gefühl größten Glücks und Schaffenskraft freisetzen. Läßt das neugewonnene Lebensgefühl – die Euphorie – wieder nach, ist die Bulimarektikerin ähnlich den Drogen-, Alkohol-, Medikamenten- und Nikotinsüchtigen in der erneuten Gefahr, durch äußere Einflüsse oder innere Schwierigkeiten rückfällig zu werden. Weil die Sache mit dem Entzug beim Essen nicht funktionieren kann, ist die eßgestörte Frau im Nachteil gegenüber anderen »Entwöhnten«. Sie muß sich gewissermaßen ihrer Droge stellen und ein neues Verhältnis zu ihr finden. Gerade hierin unterscheiden sich Eß-Süchte von anderen Süchten.

Während Rauschmittelabhängige versuchen, sich im akuten Suchtzustand ihre Droge zu beschaffen, versucht die Bulimarektikerin, die Nahrungsaufnahme weitgehend hinauszuzögern und das Essen zu vermeiden. Sie fühlt sich am besten, wenn sie auf ihr »Rauschmittel« verzichtet. Knurrt der Bulimarektikerin der Magen, empfindet sie dies als angenehm. Dies entspricht, auf andere Suchtmittel wie Barbiturate, Nikotin, Drogen und Alkohol übertragen, einem Genuß im Entzug. Die Bulimarektikerin kann sich im Hinblick auf das Loslösen von der Droge des Essens nicht aus der Sucht herausschleichen, da eben ihre Droge die unabdingbare Voraussetzung zum Weiterleben und zur Erhaltung ihrer Vitalität ist.

Dennoch lassen sich gewisse Parallelen als Brücken zu anderen Süchtigkeiten schlagen. Sie sind in den zwanghaften Handlungsmechanismen und den schier unüberwindlichen Schwierigkeiten im Hinblick auf das Anpeilen der Abstinenz zu sehen.

Christine hat während ihrer symptomfreien Phase nach dem Nullpunkt Kontakt zu anderen Betroffenen bekommen, die noch weit entfernt vom Aussteigen sind. Sie schildert erstaunt ihre Beobachtungen:

»Mit zwei Leidensgenossinnen stehe ich in regem Telefonkontakt. Wir haben bisher sehr viele Gemeinsamkeiten festgestellt, die sich auf die Krankheit beziehen. Von allen höre ich so ziemlich dasselbe: Probleme im Elternhaus, in der Jugend – und vor allen Dingen, daß sie sich nicht vorstellen können, einfach aufzuhören mit der Kotzerei. Aber das konnte ich bis vor ein paar Wochen auch nicht.«

Ähnliches beobachten die Selbsthilfegruppen der Anonymen Alkoholiker (AA) bei den Ausstiegsversuchen und -schwierigkeiten von Trinkern. Naiv ist die Annahme, es müsse leichtfallen, sich einem Stoff, der krank und elend macht, zu entziehen. Offenbar bedarf es eines unvorstellbar starken Leidensdruckes, um wieder einen Lebenswillen zu entwickeln, der groß genug ist, um zum Überlebenswillen zu werden.

Wie man beim Alkoholismus unterscheidet zwischen den Stadien »naß« (der Zustand des Alkoholmißbrauchs aufgrund krankhaften Verlangens/Sucht), »trocken« (Zeit der Abstinenz und des reinen Verzichts im Zustand einer gewissen Euphorie) und »nüchtern« (Ernüchterung, Fähigkeit zur Bewältigung des Alltagslebens ohne Rückgriff auf die Droge), kann man die Leidensphasen der Bulimarektikerin spezifizieren und von »hungrig«, »sauber« und »klar« sprechen.

Die »hungrige« Phase ist die der akuten Erkrankung und des Lebens mit den Freß-Brechorgien. Die Phase der »Sauberkeit« tritt mit dem Verzicht auf die zentralen Symptome Essen und Erbrechen ein. Von einer »klaren« oder »satten« Bulimarektikerin kann man schließlich sprechen, wenn sie die Ursache ihres Heißhungers erkannt und erlernt hat, die Signale ihrer Seele nicht mehr symbolisch und über Ersatzhandlungen umzusetzen. Dies bedeutet, ihr muß bewußt werden, daß Hunger emotionalen und seelischen Ursprungs nicht auf orale Weise befriedigt werden kann, daß die Befriedigung körperlichen Hungers durchaus mit Lustgefühlen einhergehen darf und daß sie nach dem Grundsatz der Entsprechung handeln muß. Erst dann wird sie nicht mehr versuchen, »Seelendreck« unter der Dusche mit Wasser und Seife zu entfernen oder echte Hungergefühle durch alternative Zwangshandlungen und gesteigerte Aktivität zu verdrängen. Vor allem aber muß sie lernen, sich selbst, ihren Gefühlen, Wünschen und Bedürfnissen mehr Bedeutung zuzumessen.

»Klar« bedeutet »satt sein«. Die Bulimarektikerin erkennt nun ihre Körpersignale und handelt folgerichtig, reagiert also auf gleicher Ebene. »Klar« werden heißt, das verworrene Denken abzubauen, bei dem die Fäden von Geist, Seele, Körper und Emotionen sich in einem Knoten aus Fressen und Erbrechen verwirren. Was »Klarsein« auch bedeutet: Konflikt- und Aggressionsfähigkeit zu entwickeln, sich gegen Fremdbestimmung aufzulehnen, Verantwortung für sich selbst zu übernehmen und ein liebevolles Verhältnis zu sich aufzubauen.

Essen hat viele Charakteristika einer echten Droge, die in Maßen genossen, ähnlich dem Alkohol, beim Nichtabhängigen zum Zustand eines Wohlbefindens führen darf und muß. Nur der Mißbrauch der Droge schädigt und führt zurück in die Sucht. Ob dies nun per definitionem eine »echte« Sucht ist oder nicht, ist nur bei der Suche nach einer geeigneten Therapie und der Kostenerstattung wirklich von Belang.

Ob Sucht, Ausbruchsversuch oder Verhaltensstörung – für die Therapie einer Bulimia nervosa ist einer der Schlüsselsätze des AA-Programms richtungsweisend:

»Es ist keine Schande, krank zu sein. Aber es ist eine Schande, nichts dagegen zu tun.«

Der Begriff der Sucht hat in den vergangenen Jahren eine wahrhafte Inflation erfahren. Immer neue »Süchte« tauchen auf, von der Arbeitssucht über die Fernseh- und die Kaufsucht bis zur Sexsucht. Die Tendenz, mit bestimmten Stoffen, mit sich selbst oder anderen süchtig umzugehen, weitet sich in immer größeren Bevölkerungsschichten aus. Fachleute sprechen schon von einer »Versüchtelung«

der Gesellschaft. Nicht überall wird der süchtige Umgang mit Stoffen, Tätigkeiten und Menschen als Problem erkannt, und ob süchtiges Verhalten als krankhaft eingestuft wird, hat auch viel mit Interessen zu tun. Die Pharmaindustrie, die Tabakkonzerne, die Hersteller von Spielzeugautomaten, die Winzer, Schnapsfabrikanten und Bierbrauer, die Süßwarenindustrie und viele andere Wirtschaftszweige leben davon, Produkte mit Suchtpotential herzustellen. Ihre Erzeugnisse aber machen nicht von sich aus süchtig – sie fallen in einer Überfluß- und Überdrußgesellschaft auf fruchtbaren Boden. Heute weiß man, daß bei entsprechender Disposition jede Betätigung, jedes Verhalten zwanghaft werden und alle Züge einer Sucht annehmen kann.

Schon im kleinen wuchern verborgene »Süchtchen« und »Neuröschen«. Emotionale Mängel, »Sehn-Süchte«, werden mit übertriebenem Hineinsteigern in Ersatzhandlungen auf den verschiedenen Betätigungsfeldern kompensiert. So können etwa auch Hochleistungen in Sport, Haushalt, Beruf oder Sexualität als »Geltungs-Sucht« betrachtet werden. Die durch besondere Leistungen aus der Masse herausragenden Menschen verleiben sich Erfolgserlebnisse (= Befriedigung) zur Bereicherung ihrer Gefühls- und Erlebniswelt ein. Sie befriedigen sich gewissermaßen »mittelbar«. Ihr Wohlgefühl stellt sich nämlich keineswegs durch die Handlung selbst ein. Vielmehr steigt und fällt das Befriedigungsbarometer mit dem Echo auf diese Leistung. Sie entspringt somit keinem Bedürfnis und ist nicht Selbstzweck, sondern Mittel zum Zweck gesellschaftlicher, zwischenmenschlicher oder beruflicher Anerkennung, die dann wiederum Befriedigung erzeugt. Das einmal gewonnene »Sattsein« durch die mittelbare Droge der Leistung kann unter diesem Aspekt ebenso zur Sucht im weiteren Sinne führen, denn der gewonnene Sättigungseffekt verdrängt Gefühle des Mangels und gleicht sie überdies aus.

In kleinerem Maßstab können selbst Putzsucht, Ordnungsliebe, Archivierungsdrang und Sammelfreude die Merkmale eines Suchtcharakters aufweisen. Wenn überhaupt, sind dies jedoch normalerweise harmlose, also niemand schädigende, bisweilen sogar produktive Süchte. Sie müssen kaum als gefährlich gelten, obwohl sie dem Bedürfnis der Sättigung entspringen und an Neurosen grenzen. Es stellt sich hier die Frage, inwieweit Ersatzhandlungen zum Stillen emotionaler Bedürfnisse akzeptabel bleiben und wann sie den Charakter der Triebhaftigkeit und Süchtigkeit annehmen.

Die Grenzen zwischen unnormalem Verhalten (Auffälligkeit) und abnormen Verhaltensmustern verlaufen fließend. Es gibt aber einige Begriffe, die Übergänge von »normal« zu »süchtig« markieren und eine gewisse Annäherung an die Frage erlauben, wo die Grenze zur Sucht ist. Der Frankfurter Psychologe Werner Gross hat ein »Lexikon der Begriffe« entworfen.* Er unterscheidet zwischen Gebrauch, Genuß, Mißbrauch, aus-/abweichendem Verhalten, Gewöhnung/Gewohnheit, süchtigem Verhalten und Suchtkrankheit.

Vieles, was heute umgangssprachlich als »Sucht« bezeichnet wird, muß wohl in die Kategorien eingeordnet werden, die vor dem süchtigen Verhalten liegen. Ein Anzeichen dafür, daß ein Verhalten süchtige Formen angenommen hat, ist das subjektive Empfinden eines Leidensdrucks. Auch wenn die »Versüchtelung der Gesellschaft« manchmal herbeigeredet scheint, fällt doch auf, daß die Zahl der Süchtigen von Jahr zu Jahr wächst (siehe Grafik S. 72 und Tabelle S. 73). Anhaltspunkte für den Grad eines Suchtcharakters liefern die Reaktionen auf den Entzug des (Ersatz-)Befriedigungsobjektes. Keine Suchtabhängigkeit besteht, wenn ein Verzicht auf den »Stoff« nur Gefühle der Unlust, Unleidlich- und Mürrischkeit hervorruft. Dies ist bei den Suchtabhängigkeiten von Rauschmitteln und vom Essen nicht der Fall. Hier werden Lebensängste mit Hilfe der Droge bewältigt, die Forderung nach Verzicht beschwört Angst herauf. Der Suchtkranke fühlt sich nur mit Hilfe der Droge fähig, sein Leben zu bewältigen, und sämtliche Kämpfe und »Verarbeitungsprozesse« nimmt ihm seine Droge ab. Sie bildet gewissermaßen den Schutzwall zwischen seiner ängstlichen, hungrigen Seele und der bösen Welt draußen. Die Droge steht im Mittelpunkt seines Lebens oder, anders ausgedrückt, der Mensch ist der Sklave seiner Droge, da er sich dem Leben ohne sie nicht gewachsen fühlt.

Durch die Droge gewinnt der Suchtabhängige nur oberflächlich Befriedigung und Sättigung. Der »Stoff«, sei es Rauschmittel oder Essen, wirkt als Dämpfer und Puffer für die reale Gefühlswelt. Während nun Menschen, die beispielsweise süchtig nach Drogen oder

* Werner Gross: »Suchtstrukturen und süchtige Persönlichkeit«, Vortrag beim 1. Kolloquium Klinische Psychologie »Sucht ohne Drogen«, Frankfurt 1988.

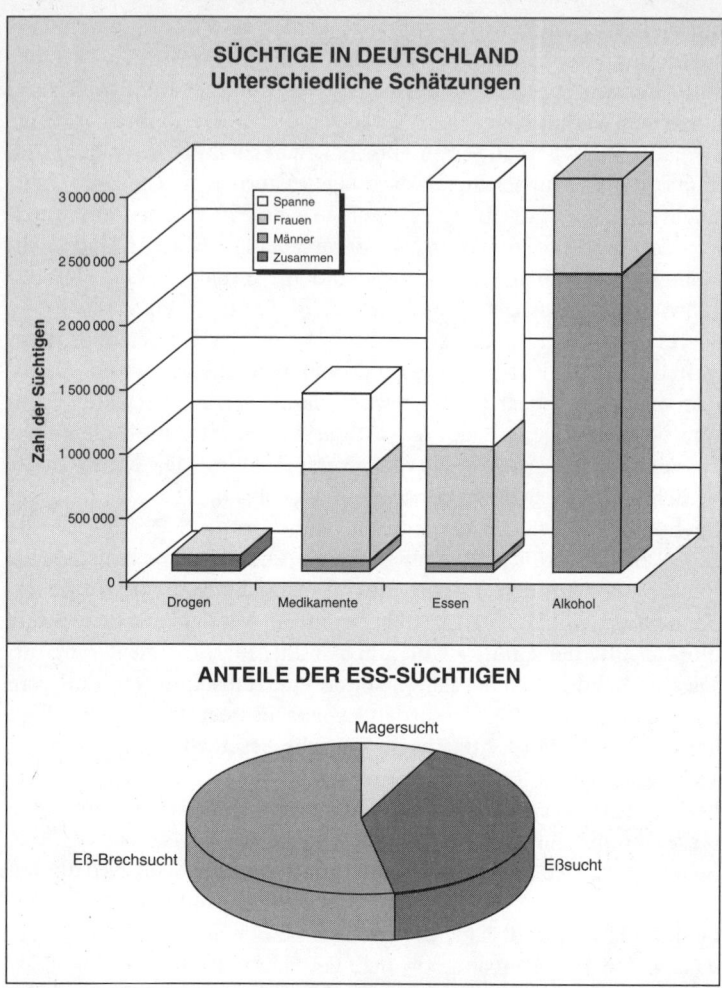

SÜCHTIGE IN DEUTSCHLAND
Unterschiedliche Schätzungen

Zahl der Süchtigen

3 000 000
2 500 000
2 000 000
1 500 000
1 000 000
500 000
0

☐ Spanne
☐ Frauen
▨ Männer
■ Zusammen

Drogen   Medikamente   Essen   Alkohol

ANTEILE DER ESS-SÜCHTIGEN

Magersucht

Eß-Brechsucht

Eßsucht

Die gesellschaftliche und politische Diskussion über Abhängigkeit dreht sich fast ausschließlich um Drogen im engeren Sinne. Im krassen Gegensatz dazu stehen die geschätzten Zahlen der Süchtigen (siehe auch Tabelle S. 73). Die Balkenhöhen geben Schätzzahlen einzelner Abhängigkeiten wieder. Bei unterschiedlichen Schätzungen ist die Spanne mit dem aufgesetzten hohlen Balken markiert. Das Interesse an Eßstörungen steht in keiner Relation zur Zahl der Betroffenen.

Tabellarische Übersicht zur Verbreitung von Abhängigkeiten

Abhängig von	Anzahl	Meistbetroffene Altersgruppe
Drogen	100 000 – 120 000	25 – 27 Jahre
Medikamente	800 000 – 1,4 Mio.	um 35 Jahre
Alkohol	2,5 Millionen	31 – 50 Jahre
Essen:		
Magersucht	60 000	um/unter 20 Jahren
Eßsucht	mind. 400 000	???
Eß-Brechsucht	500 000 – 3 Mio.	22 – 35 Jahre

Nikotin-abhängige	6 Millionen	ab 15 bis ???

Quelle: Deutsche Hauptstelle gegen die Suchtgefahren 1994

Alkohol sind, durch ihre Sucht ins gesellschaftliche Aus geraten, erhält die Bulimarektikerin durch die Folgen ihres abnormen Verhaltens – das Abnehmen – ein positives Feedback. Ihr Verhalten fällt Außenstehenden entweder gar nicht oder aber nicht im negativen Sinn auf und verschafft ihr hin und wieder sogar ein Erfolgserlebnis. Man bewundert sie wegen ihrer schlanken Linie, beneidet sie möglicherweise und zwängt sie damit in ein Korsett: Sie hungert nach weiterer Bewunderung, vielleicht auch nur Aufmerksamkeit, und sie macht es sich zur Lebensaufgabe, schlank (= beachtet) zu bleiben. Aufgrund der Schlankheitsmanie, die sie entwickelt, bietet ihr aus dieser Perspektive der Ausbruch aus der Sucht keine Anreize, so sehr sie sich auch ein normales Leben wünscht.

Da das Essen die Droge und übersteigertes Schlankheitsbewußtsein die Neurose der Bulimarektikerin ist, lebt sie in einem Teufelskreis. Nur das Erbrechen erlaubt ihr, beiden »Verpflichtungen« nachzukommen. Durch die Reduktion ihrer Bedürfnisbefriedigung, der Sättigung, auf die alleinige Ebene des Essens und Erbrechens verliert die Bulimarektikerin das Empfinden normaler Körpersignale wie Hunger und Sättigungsgefühl. Um ihren Körper zu spüren, versucht sie unbewußt, ihn verstärkten Reizen auszusetzen. Sie schwankt zwischen Extremen, zwischen absoluter Askese mit strengster Selbstkontrolle und unvorstellbarer Völlerei mit ausufernden Freßattacken. Unter dem Zwang ihres Handelns hat sie vergessen, wie sich körperlicher Hunger und Sattsein anfühlen. Wenn das Essen zur Sucht wird und in eine Einheit mit der zwangsläufigen Konsequenz des Erbrechens mündet, wächst das Gefühlsdefizit der Erkrankten bis zur innerlichen Ausgebranntheit. Denn durch die falsch verstandene Auffüllung des emotionalen Lochs verliert sie auch noch die Komponenten der körperlichen Befriedigung und der Lustgefühle, die zu den ersten Wahrnehmungen ihres Lebens gehörten. Dabei kann angenommen werden, daß es eine Reihe von Gründen dafür gibt, warum die Betreffende ausgerechnet in die Abhängigkeit zum Essen geriet.

Essen ist eine »Alltagsdroge«, das ideale Suchtmittel für angepaßte, ängstliche, konfliktscheue Menschen. Essen ist die »Droge«, die am leichtesten und jederzeit zu beschaffen und dabei absolut unauffällig ist. Frauen, die suchtgefährdet sind, geraten schneller in ein Abhängigkeitsverhältnis zum Essen als in andere Süchte.

Ist ein Mensch süchtig geworden, ist die Frage nach dem »Stoff« des Mißbrauchs von untergeordneter Bedeutung. Es kommt sogar beim Ausstiegsversuch aus einer Abhängigkeit nicht selten zu einer Symptomverschiebung: Die eine wird gegen eine andere, »neue« Droge ausgetauscht, und wer vorher süchtig aß, greift dann zur Flasche, zu Drogen oder zu Pillen. Viel wesentlicher ist es, die Frage zu klären, woran es überhaupt liegen kann, daß Süchtigkeiten entstehen und mehr und mehr Menschen süchtig werden. Die Tendenz der letzten Jahre ist beängstigend. Begonnen hatte die Entwicklung etwa Anfang der fünfziger Jahre, mit jener Epoche, die den Boden für die Wohlstandsgesellschaft bereitete. Im folgenden Kapitel kommen Fachleute zu Wort, die sich aus unterschiedlichen Blickwinkeln mit der »Flucht in die Sucht« beschäftigen.

Flucht in die Sucht? Experten nehmen Stellung

UTE SCHÖNHERR, Berlin
Diplom-Pädagogin

Gesellschaftskritische Beurteilung der »Flucht in die Sucht«

Die Ursachen süchtigen Verhaltens sind so vielschichtig, wie Menschen und ihre Lebenssituationen facettenreich und unterschiedlich sind. Erklärungsversuche ergeben sich zumeist aus der Analyse der Lebensgeschichte der einzelnen Alkohol-, Drogen- oder Medikamentenabhängigen wie auch der Menschen mit schweren Eßverhaltensstörungen: Broken-home-Situation, Mangel an emotionaler Zuwendung, Beziehungsstörungen, eine Lebenskrise markieren den Beginn einer Suchtentwicklung. Immer deutlicher wird jedoch, daß diese stoffgebundenen Süchte nur die Spitze des Eisbergs süchtigen Verhaltens in unserer Gesellschaft darstellen.

Süchtiges Verhalten findet in unserem Alltag vielfältigen Ausdruck. Fernsehen, Arbeit, Geschwindigkeit, Konsum, Musik, Spielen – dies sind nur einige der Möglichkeiten, mit denen Betäubung, Rauschwirkung, Flucht vor der Auseinandersetzung mit sich selbst und der Realität gesucht werden können. Die nachweisbar stetig wachsende Zahl von Suchtmittelabhängigen in den letzten dreißig Jahren – und zwar unabhängig von der jeweiligen Gesellschaftsordnung in fast allen Ländern der Welt – scheint nur ein sichtbares Symptom für die zunehmende menschliche Unfähigkeit zur Lebensbewältigung zu sein. Und hier greifen dann die individualisierenden Erklärungsmuster zu kurz. Ich glaube nicht, daß wir eine schlüssige Antwort darauf geben können, warum Sucht heute zu einem Alltagsphänomen geworden ist. Erste Hinweise, Überlegungen. Assoziationen knüpfen sich an das einprägsame Schlagwort »Flucht in die Sucht«.

Wovor fliehen wir? Wonach suchen wir?

Unsere Welt ist gekennzeichnet von einer hochentwickelten Technologie, vom Streben nach Höchstleistungen und Perfektion, von der Beherrschbarkeit der Natur durch den Menschen. Die Menschen merken aber, daß Naturkatastrophen, Krankheit und Hun-

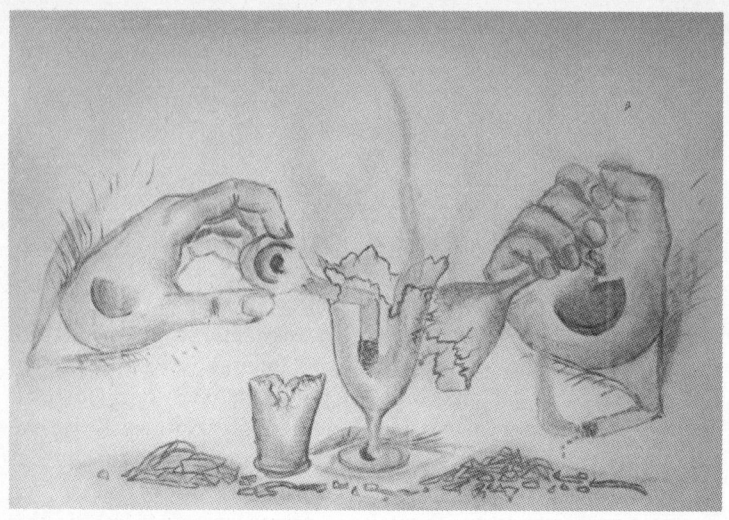

gersnot weder besiegt noch beherrscht sind, daß es keine wirkliche
Lösung für Umweltprobleme gibt, daß wir Menschen wider bessere
Einsicht unseren Lebensraum zerstören.

– Ist es die Kluft zwischen Anspruch und Wirklichkeit, der wir zu
  entrinnen versuchen?

Kriegerische und gewalttätige Auseinandersetzungen sind in den
letzten Jahrzehnten nicht abgerissen, wir leben mit einer atomaren
Bedrohung unfaßbaren Ausmaßes. Die Möglichkeit des Endes der
Welt, der Auslöschung des Lebens ist in greifbarere Nähe als jemals
zuvor gerückt.

– Können Menschen diesen Gedanken aushalten? Wohin können
  sie davor noch fliehen?

Unser tägliches Leben wird beeinflußt von einer ungeheuren
künstlichen Reizüberflutung, von Reizen, die immer stärker und
gröber werden, um noch anzukommen, verkaufbar zu sein. Krieg
und Mord, Hunger und Tod kommen durchs Fernsehen in jedes
Wohnzimmer; Horrorvisionen und sadistische Phantasien liefert
das Videoband, wenn die Realität noch nicht grausam genug ist.

– Gibt es Menschen, die dies bewußt wahrnehmen und dennoch
  bewältigen können?

76

Unsere Wirtschaftsordnung beruht auf dem Aufbrauchen natürlicher Ressourcen, auf der Gier nach mehr; sie basiert auf dem Kreislauf ständig steigender Konsumbedürfnisse, die von der rein quantitativ orientierten Produktion erzeugt werden, dem Leistungs- und Konsumdruck auf den einzelnen.

- Ist die Anhäufung materieller Güter unser einziger Lebensinhalt geworden? Bestimmt Konsum unsere Lebensqualität?

Unser Zusammenleben wird gesteuert von Machtblöcken und undurchdringlichen weltweiten Abhängigkeitsstrukturen, von großen anonymen Bürokratien und undurchschaubaren Institutionen.

- Hat da der einzelne Mensch noch die Chance, sein Leben selbstbestimmt zu gestalten, etwas zu verändern, in Abläufe einzugreifen?

Unter vielen denkbaren anderen sind es solche Aspekte, die ausgesprochen/unausgesprochen »no future«-Gefühle entstehen lassen. Je nachdem, wie weit wir solche Gedanken zulassen, uns auf ein Nachdenken über die Art unseres Lebens und seine Endlichkeit überhaupt einlassen können, werden wir davon berührt.

Immer wieder neu stehen wir vor der Entscheidung:

- Sollen wir wegsehen, verdrängen, uns bescheiden, Schmerz betäuben, fliehen?
- Oder hinsehen, begreifen, standhalten, verändern, nach Lösungswegen und Verbündeten suchen?

Es ist unschwer zu erkennen, daß die zweite Alternative die schwerere ist – so fordernd, daß sie nur wenige Menschen vollständig leben können, ohne daran zu zerbrechen.

Wir alle haben unsere »kleinen Fluchten«. Haben wir uns bewußt und willentlich gegen die »Flucht in die Sucht« entschieden? Oder ist es Glück, Zufall, wenn wir noch auf der Suche sind nach einem eigenen unverwechselbaren Lebenssinn?

DR. OLAF KOOB, Sagehorn
anthroposophischer Arzt und langjähriger Mitarbeiter
einer Drogenklinik

Menschenkundliche Aspekte zur Suchtentstehung

Jeder Genuß, den der Mensch sich einverleibt – sei es Nahrung, Genußmittel, Luft, Wärme etc. –, entfaltet nicht nur eine bestimmte körperliche, sondern immer auch eine seelische Wirkung. Wir alle kennen den körperlich-seelischen Unterschied zwischen einer Kartoffel-Fleisch-Mahlzeit, die uns meistens träge und schwer macht, und einem Reis-Gemüse-Menü, das uns leicht bzw. unbeschwert läßt. Noch mehr wissen wir, daß sogenannte Genußmittel wie Kaffee uns wach, Tee uns phantasievoll, Kakao uns behäbig machen, der Tabak uns gegen seelische Umwelteinflüsse abschirmt. Die nächste und letzte Steigerung sind dann die Drogen und Gifte, die uns seelisch-körperlich überrumpeln, uns etwas von ihrer Wesenheit aufzwingen und uns ungeheure Empfindungen, Bilder, Farben, Erlebnisse liefern können, uns aber auch gleichzeitig seelisch und leiblich zerstören. Wir stoßen damit auf ein Grundgeheimnis unseres Menschseins: den Zusammenhang von Innen- und Außenwelt, von der Beziehung unserer Geistseele zum äußeren Stofflichen. Wozu braucht der Mensch die Materie, und wieviel an Stoff braucht er, um sein irdisches Menschsein zu erfüllen? Wieso kann etwas Materielles eine seelische Wirkung in uns entfalten? Wie kann es zur Abhängigkeit von fast allen Stoffen kommen, ohne die man dann nicht mehr existieren kann und die fast alle seelischen Tätigkeiten ersetzen können? Wir sahen anfangs, daß der Stoff drei Bereiche unseres Wesens umfaßt:

1. wirkt er als Nahrungsmittel vornehmlich auf den Leib, erhält ihn in seiner physischen Existenz,
2. hat er als Genußmittel einen Sinn, indem er in bestimmten Situationen seelisches Erleben verstärkt oder hervorruft,
3. bewirkt er als Droge oder Rauschmittel starke Veränderungen in unserem Bewußtsein und hat so die stärksten verändernden Wirkungen in unserem Geistesleben.

Leib, Seele und Geist werden somit immer von Stoffen, die der

Mensch sich aus der Außenwelt einverleibt, beeinflußt. Je nach Individualität und Tätigkeit wird der Mensch ein anderes Verhältnis zum Stoff bekommen.

Der französische Schriftsteller Balzac trank 40 Tassen Kaffee am Tag, aber nicht allein zum Selbstzweck, sondern weil er bis zur Erschöpfung an seinen Romanen arbeitete. E. T. A. Hoffmann trank viel Alkohol und schuf unsterbliche, phantasievoll-gespenstische Werke. Franz Schubert zechte oft ganze Nächte hindurch und setzte sich morgens ans Klavier und komponierte die vollendetsten Musikstücke. Manche Dichter nahmen Rauschmittel und erschufen große Werke; mancher Liebeskummer wird nur durch intensiven Schokoladen- oder Süßigkeitskonsum ertragen.

Diese Beispiele sollten zeigen, daß, wenn übertriebene Stoffeinnahme nicht nur zum egoistischen Selbstzweck benutzt wird, die gefährliche Wirkung sich abschwächt, weil die schöpferischen Seelenkräfte Herr über den Stoff bleiben. Dreht sich aber die Sache um, entsteht die Sucht, wo die geschwächte Seele vom Stoff geknechtet wird.

Kommen wir noch einmal auf das – schon von dem großen Arzt Paracelsus – erwähnte Weltgeheimnis zurück: Was hat der Mensch mit den außerleiblichen Substanzen zu tun, mit dem Fremden, das nicht sein Leib ist, das er verdauen, überwinden und zur eigenen Substanz umwandeln muß und das, wenn es mangelhaft oder nicht geschieht, zum »Gift« wird?

Wir stoßen dabei auf das große Geheimnis der Weltentwicklung, nämlich, daß das Höhere immer das Niedere braucht, um sich leiblich-seelisch zu entwickeln: die Pflanze das Mineralische, das Tier das Pflanzliche und der Mensch das Tierische.

Es gibt nur einen herausragenden Unterschied zwischen den Naturreichen und dem Menschen: Das Tier z. B. handelt und ernährt sich aus reiner Notwendigkeit, beim Menschen kommt immer das individuell seelische Element hinzu, d. h., er befriedigt nicht nur seine natürlichen Bedürfnisse, sondern er genießt auch, was eine freie und schöpferische Aktivität ist. Das Natürliche mit einer seelisch ästhetischen Komponente durchsetzt ergibt Kunst – in diesem Falle die Kochkunst.

Halten wir noch einmal ein paar Punkte für unser Thema fest: Der Mensch ist ein seelisch-geistiges Wesen, das an einen Leib gebunden ist. Dieser Leib hat mineralisch-physische Elemente, pflanzlich lebendige und tierisch triebhafte, die mit außermenschlich Mineralischem, Pflanzlichem und Tierischem in evolutionärer Beziehung stehen. Die Zeit und die Intensität, außermenschliche Stoffe aufzunehmen, wird durch ein rein seelisch auftretendes Grundempfinden reguliert. Ist das Hungerbedürfnis, das sich je nach der momentanen körperlich-seelischen Einstellung ändert (z. B. bei Melancholikern mehr zum Süßen neigt, bei Sanguinikern zum Pikanten, in erschöpften Lebenslagen zu leichter Speise, bei seelischen Spannungen mal zu unbegrenzter Freßsucht oder in absolute Nahrungsverweigerung ausarten kann), gestillt, so tritt Sättigung ein, man ist frei vom Stoff, d. h. befriedigt, und kann sich somit wieder den äußeren Tätigkeiten widmen. Denkt man den ganzen Tag nur ans Essen, so ist etwas unbefriedigt oder leer in der Seele, etwas im doppelten Sinne nicht »gelöst«, man verfällt dem Stoff und ist nicht mehr frei für leibungebundene Tätigkeiten. Schon der Verliebte, der den ganzen Tag die Geliebte im Sinn hat (die er »zum Fressen gern« hat), merkt, wie schön-schlimm solche Abhängigkeiten sein können.

Hatten wir zu Beginn mehr die notwendige Abhängigkeit für die körperliche Existenz im Auge und die damit verbundene seelische Wirkung einer Speise oder eines Genußmittels, so wollen wir jetzt mehr auf den individuellen Entwicklungsaspekt zu sprechen kommen, nämlich die notwendige Befreiung des Seelischen vom rein Stofflichen im Verlaufe des Lebens.

Betrachten wir das menschliche Leben zwischen Geburt und Tod, so erleben wir am Lebensanfang einerseits und gegen Lebensende andererseits die größten Gegensätze, was die Beziehung des Menschen zum Stoff und zur Umwelt betrifft. Beim Säugling haben wir die absolute Abhängigkeit und Befriedigung seiner Existenz durch rein Stoffliches. Man könnte auch sagen, es ist die Tierphase des Menschen, wo er zwischen Nahrungsaufnahme und Schlafen, friedlicher Ruhe und wildem Geschrei hin und her pendelt und nach Muttermilch, leiblicher Zuwendung, Berührung etc. verlangt; denn das Kind tritt zuerst rein leiblich in die Welt und äußert sich noch nicht seelisch-geistig nach außen. Beim älteren Menschen ist es nun umgekehrt: Seine leiblichen Bedürfnisse treten immer mehr zurück, Leidenschaften werden zugunsten der geistigen Entwicklung veredelt, und dafür tritt das Seelisch-Geistige immer mehr in den Vordergrund – im besten Falle als Lebensweisheit (s. Goethe). Der Greis ist also von seiner Entwicklung her natürlicherweise ein Asket.

Zwischen diesen beiden Extremen entfaltet sich nun das ganze menschliche Leben, das immer dazwischen hin und her pendelt. Mal ist der Mensch in bestimmten seelischen Situationen mehr »Säugling«, mal mehr »Greis«. Manche Menschen streben schon früh von sich aus eine seelisch-geistige Höherentwicklung an, die dann fast immer mit einer gewissen Askese dem Stoff gegenüber (z. B. Fasten und sexuelle Enthaltsamkeit wie bei Gandhi) verbunden ist und in allen Hochkulturen als eigentliche Bestimmung des Menschseins empfunden wurde: die individuell seelische Befreiung von der »Tyrannei« des Stoffes und dadurch die seelisch-geistige Höherentwicklung und Glückseligkeit.

Schauen wir uns das Geheimnis des Zusammenhanges von seelischen Tätigkeiten und Stoffwechseltätigkeit, die durch die physische Nahrung unterhalten wird, noch einmal vom menschenkundlichen Aspekt an:

In der frühen Kindheit, etwa bis zum sechsten bis siebten Lebensjahr, ist der Mensch ganz der stofflich-sinnlichen Welt hingegeben, ist »weltoffen«, ganz »Sinnesorgan« (Rudolf Steiner), d. h., er konsumiert alles – auch die Sinneseindrücke – bis in den leibhaftigen Stoffwechsel hinein. Somit ist klar, daß der Säugling keine leibunabhängige seelische Befriedigung kennt wie der Erwachsene, sondern alles muß bei ihm durch seinen Leib gehen, muß sinnlich ergriffen, erlebt werden, damit eine Befriedigung eintritt. Beim Erwachsenen wird es umgekehrt und kulminiert im Greisenalter.

Ab dem siebten Lebensjahr etwa befreit sich das leibgebundene Seelische schrittweise aus der Leiblichkeit und wird immer mehr für das bewußte Seelenleben verfügbar, wird von außen gebildet, kann lernen, Begriffe zu entwickeln etc., und wird als Seelisches vornehmlich durch das Seelische der Umwelt bzw. der Erzieher gestaltet. Im dritten Lebensjahrsiebt erhebt es sich langsam zum Geistigen und entwickelt eigenständige Urteile und bildet sich an Idealen.

Es kann nun passieren, daß Menschen, die in frühester Kindheit ihr Seelisches nicht genügend durch liebevolle Zuneigung über den Leib befriedigt bekamen (z. B. auch durch unzureichende Ernährung), die Schocks erlebten, bestimmte Entbehrungen erlitten oder deren Seelisches zu intensiv oder zu einseitig mit nur Stofflichem befriedigt wurde (durch Süßigkeiten oder andere materielle Ersatzstoffe, die für den Liebesentzug einspringen mußten), eine Grundkonstitution ausbilden, wie sie im ersten Jahrsiebt normal ist. Diese Menschen bleiben durch eine zu intensive Seelen-Stoffwechselverbindung – in den tiefen Untergründen ihres Seelenlebens – permanenten Sehnsüchten nach unbestimmten Dingen unterworfen, die als Mißstimmungen unabhängig von äußeren Ereignissen plötzlich aufflackern. Der Betreffende weiß nicht, was er begehren soll, weiß nur, daß er begehrt und daß er durch Kaufen, Essen, Trinken oder Verliebtsein eine kurzfristige Beruhigung seiner Stimmung findet. So glättet er immer nur von außen die seelischen Wogen. Man trifft heute sehr häufig Menschen, die sich durch starke Affektionen zu materiellen Dingen auszeichnen und die beim Verlust des geliebten Gegenstandes vollkommen seelisch abgleiten und nur durch andere materielle Ersatzstücke beruhigt werden können. Kann man nun diesen Menschen bewußtmachen, was sie in ihrer Jugend entbehrt haben, d. h., löst man ihr Seelisches aus der organischen Bindung und befreit es durch bestimmte analytische Techniken, so daß es bewußt wird, so kann der Mensch sich mit den befreiten Seelenkräften wieder seelisch erfüllen, und durch diese seelische Aktivität wird die infantile Konstitution in eine altersentsprechende Entwicklung hinübergeführt.

Stoffliches und Seelisches müssen immer zusammen gedacht werden, weil jeder Stoff auch Seelenträger ist und jedes Seelische seinen stofflichen Ausdruck in den Organsystemen findet, wie wir durch viele Beispiele aus der psychosomatischen Medizin wissen. Gute und aufbauende Gedanken fördern unseren Leib, schlechte Empfindungen wie Angst und Spannung schädigen unsere Organe. Die Umgangssprache bietet da eine Fülle von Beobachtungen an, die alle leiblich-seelisch zugleich sind: »es geht mir an die Nieren«, »ich kann etwas nicht verdauen«, »es liegt mir im Magen«, »es ist zum Kotzen« etc. Umgekehrt wirken die Kräfte aus dem Organleben auch auf die Seele, indem z. B. Leberstörungen zu Depressionen führen können.

Jeder Stoff hat eine physiologische und eine seelische Seite. Im Sprachgebrauch nennen wir einen Stoff süß oder sauer, wenn wir ihn schmecken; aber gleichzeitig benennen wir damit auch eine seelische Empfindung: Man findet jemanden süß, hat süße Gedanken, hört ein süßes Wort, man ist sauer oder erlebt einen anderen als sauertöpfisch.

Es ist besonders der melancholisch veranlagte Mensch, der das seelische Erleben einer zu starken und intensiven leiblichen Bindung hat, und der traurig gestimmte, bekümmerte Mensch, die beide an seelischen Widerständen leiden und sich durch Süßes den Leib als ein Stück Erde gefälliger machen. In der Tat schenkt uns die Süße größeres körperliches Wohlbefinden, intensivere leibliche Durchdringung und sympathischen Aufschluß der Welt gegenüber. Menschen, die seelisch zu stark der Welt hingegeben sind, wie die Sanguiniker, greifen instinktiv zu den Speisen (Essiggurken, Zitronen, Senf), die mehr zusammenziehenden Charakter haben und somit für sie eine bessere leibliche Empfindung vermitteln.

Wie ist es nun erklärlich, daß ein Mensch mehr essen muß, als er zum Leben braucht, und damit zeigt, daß er eine krankhafte Sympathie zu Stoffen hat, und der, kaum daß er sein übermäßiges Begehren gestillt hat, mit stärkster Antipathie – nämlich durch Erbrechen – alles wieder von sich gibt? Eine selbstbeobachtete Krankengeschichte vermag da Aufschluß zu geben:

Martha, eine junge und für ihr Alter (Anfang 20) viel zu kindliche Dame kam in unsere Drogentherapie (»Heilstätte Sieben Zwerge«-Fachklinik für Drogenkrankheiten, Salem-Oberstenweiler) wegen Alkohol- und Drogenmißbrauch. Ihre Eltern hatten sie in den entscheidenden Entwicklungsjahren antiautoritär erzogen, was Martha als seelische Abstoßung und Liebesentzug erlebte. Sie zog durch ihre charmante Art alle Menschen sofort wie ein Magnet an, stieß sie aber alle wieder von sich, wenn es für sie seelisch verbindlich zu werden drohte. Genauso verhielt sie sich auch dem Essen gegenüber. Sie aß mit großer Gier meistens heimlich riesige Mengen und erbrach kurz danach alles wieder, um angeblich nicht dick zu werden. Mit ihrem Eßverhalten war es also genau wie mit ihrem Sympathiebedürfnis. Im Magen ist eine Speise für den Leib noch ganz unverbindlich – man kann sich noch entscheiden, alles wieder von sich zu geben, damit es nicht leib-haftig wird. Übertritt aber die Speise eine bestimmte Schwelle, nämlich den Magenpförtner, so muß man die Konsequenzen tragen. Es war bei Martha auch eine deutliche, unbewußte Abwehr vorhanden, sich mit gewissen »Stoffen« auseinanderzusetzen, gewisse Kindheitsbrocken zu erinnern und damit zu verdauen, d. h. Trauerarbeit leisten zu müssen, um das Verdrängte aus der Jugend zu verarbeiten und damit seelisch selbständiger zu werden.

Unser Stoffwechselmensch, der auch Träger unseres Unterbewußtseins ist, hat immer die Folgen aus der Vergangenheit zu tragen, die sich dann oft leiblich oder seelisch in kranken Zuständen auswirken und nie aus dem Moment zu verstehen sind. Während unser Sinnesmensch immer nur den genußvollen Augenblick, die Gegenwart im Auge hat und genießen möchte, ohne die Folgen zu tragen. Verantwortung für seine Taten zu tragen ist aber Zeichen des Erwachsenseins. In diesem Spannungsfeld zwischen Genuß und Verantwortung leben Menschen, die an einer kombinierten Freß-Mager-Sucht leiden. Ihre Krankheit ist nie aus der augenblicklichen Situation zu erklären, geschweige denn zu therapieren. Der Stoff ist ja – und muß ja – immer nur Anreger eigener physisch-seelischer Tätigkeiten sein, der uns durch den Genuß etwas über die innere Beschaffenheit der Welt zugänglich macht und uns zu Erkenntnissen anregt. Genießen ohne Erkennen führt immer zu Suchtverhalten. Je mehr Defizite die Seele nun erleben mußte, je mehr von Jugend an auf ein »falsches Selbst« (A. Miller) erzogen wurde, in dem nie schöpferische Kräfte wachgerufen wurden, desto stärker wird der Mensch den Ersatzstoffen, den Surrogaten, verfallen. Man kann dies auch in der Mitte des Lebens erleben, wo eigentlich geistige Lebensperspektiven gefragt sind und der Mensch sich oft mit allerhand Äußerlichkeiten über die natürlichen Abbaukräfte seines Leibes hinwegzutäuschen versucht. Der Mensch ist ein leiblich, seelisch-geistiges Doppelwesen, nur seelisch-geistiges Leben hieße für den Erdenmenschen physischer Tod, nur materielles Leben bedeutete seelisch-geistiges Verderben.

Verfällt der Mensch nun zu stark dem Stoff, der ihm ja das erst einmal gibt, was ihm entweder seelisch entzogen wurde oder was er seelisch begehrt, so taucht natürlich sofort der Januskopf aller Stoffabhängigkeit auf. Er bekommt etwas ohne eigene Anstrengung von außen geschenkt, muß sich ihm aber auch auf Kosten seiner leiblich-seelischen Innenwesenheit verschreiben. Unser materiell bestimmtes Zeitalter hat ja inzwischen die Möglichkeit, fast alle inneren Bedürfnisse von außen mit Substanzen, Medikamenten, Bildern, Technik etc. zu befriedigen, meist auf Kosten der seelisch-geistigen Schöpferkräfte.

HERMANN STEUR, Rottenburg (Neckar)
Pastoralreferent des Bischöflichen Ordinariats

Phänomen Sucht aus theologisch-pastoraler Sicht

Wesentliches Merkmal jeder Sucht ist der Kontrollverlust, das heißt, der Betroffene kann von sich aus die Einnahme bzw. Inanspruchnahme eines Suchtmittels nicht mehr kontrollieren. Ich meine, daß es sehr entscheidend ist, Sucht in dieser Weise als Krankheit zu sehen und eben nicht als Charakterschwäche, als Verfehlung oder ähnliches.

Für die Entstehung einer Suchterkrankung kann man sicherlich keine grundsätzlichen einheitlichen Faktoren angeben. So vieles kommt zusammen und ergibt beim einen die Abhängigkeit, beim anderen nicht. In der Rückschau lassen sich in der Regel folgende Faktoren bei Suchterkrankten feststellen, die einzeln, meist aber gehäuft, wenn auch sehr unterschiedlich kombiniert, auftreten:

– Genetische Veranlagung
– Prägungen durch Erfahrungen in der eigenen Familie, der Verwandtschaft, der Nachbarschaft etc.
– Psychische Labilität (Minderwertigkeitsgefühle, Depressionen etc.)
– Psychische Belastungssituationen (Streß, Überforderungen in Beruf und Familie, geringe Leidensfähigkeit, Verwöhnung durch das Elternhaus etc.)
– Soziale Faktoren wie Trinksitten, »Griffnähe« von Suchtmitteln (etwa bei Apothekern, Brauereiangestellten), Bindungen an entsprechende Freundeskreise bzw. Cliquen etc.

Damit sind zugegebenermaßen nur einige der Faktoren genannt. Grundsätzlich läßt sich Sucht nicht auf monokausale Hintergründe reduzieren. Man muß sich tatsächlich vor Verallgemeinerungen hüten und in jedem Einzelfall ergründen, wie es zur Süchtigkeit kam.

Auch wenn sich Wissenschaftler über Ursachen und Hintergründe der Sucht streiten – Einigkeit herrscht in dem einen: Der entscheidende Auslöser von Suchtverhalten ist ein zu schwach ausgeprägtes Selbstwertgefühl. Der einzelne ist sich seines Wertes, man könnte auch sagen seiner Würde, nicht bewußt. Er zweifelt und grübelt, flüchtet mittels »Droge« in eine Scheinwelt, in der er Entspannung, Ausgleich, Ruhe findet. Hier glaubt er Befreiung und Befriedigung, Macht und Stärke zu finden, oder er sucht einfach die Möglichkeiten zu vergessen. Zunächst scheint er tatsächlich zu finden, was er sucht. Nur wird er sehr schnell wieder enttäuscht, sucht »neue Erlösung« und verstrickt sich so immer mehr in die Sucht. Sein Selbstwertgefühl degeneriert weiter, wird immer extremer von Schuldgefühlen zerrissen und endet meist in Verzweiflung und Selbstaufgabe. Begleitet wird dieser Prozeß – mehr oder weniger deutlich – durch Verdrängen, Bagatellisieren, auch Rationalisieren und Verleugnen der Abhängigkeit. Neue Masken werden aufgesetzt, neue Lügen und Geschichten müssen erfunden werden. Mit der Zeit ergibt sich auch eine deutliche Veränderung der Persönlichkeitsstruktur des Betroffenen. Er ist somatisch, psychisch und sozial geschädigt. Immer stärker verliert er sich. Dies kann bis zur Selbstzerstörung gehen, wenn ihm nicht geholfen wird oder er nicht bereit ist, sich helfen zu lassen.

Der Mensch ist dem Wesen nach Subjekt, also Handelnder, der sich in Freiheit zu entscheiden und sein Leben selbständig handelnd zu führen vermag. Diese Eigen-Verantwortlichkeit macht seine Würde als Mensch aus. In der Suchterkrankung findet langsam schleichend ein verhängnisvoller Rollentausch statt. Der Süchtige verliert seine ihm eigene Rolle als Subjekt. Er wird zum Objekt des Suchtmittels. Er wird gegen seinen Willen Sklave des Suchtmittels. Er wird zur Marionette, die ausschließlich vom Suchtmittel geführt wird und sich nur noch auf das Suchtmittel hin orientiert. Statt initiativ und eigenverantwortlich zu agieren, kann er nur noch reagieren. Er wird so im Kernbereich seines Menschseins zum Nicht-Mensch. So wird deutlich, wie sehr die Suchterkrankung den Menschen in seiner Personmitte trifft und verwundet, ihm seine Menschenwürde nimmt.

Aus dem Gesagten wird schon deutlich, wie fraglich es ist, im Zusammenhang mit Sucht von Schuld zu sprechen. Weitgehend gilt ja die Meinung, ein Suchtkranker sei selbstverantwortlich für seine Krankheit, sei schuldig. Spätestens mit Beginn der tatsächlichen Suchterkrankung (Kontrollverlust!) kann aber keinesfalls von Schuld gesprochen werden. Schuld im theologischen Sinne setzt die Erkenntnis der Zusammenhänge und eine freie Willensentscheidung voraus. Gerade letztere ist aber für den Suchtkranken keinesfalls mehr möglich. Und niemand kann – allenfalls in der Replik, selbst dann nicht genau terminierbar – sagen, wann die Abhängigkeit eingetreten ist. In dieser Frage haben wir unbedingt zu lernen, neues Verständnis aufzubringen und ein neues Bewußtsein für die Zusammenhänge zu entwickeln und dementsprechend zu handeln. Für Suchtkranke spielen Schuld und Schuldgefühle eine zentrale Rolle, deshalb muß zwischen objektiver und subjektiver Schuld sowie Schuldgefühlen, die meist keinerlei realen Hintergrund haben, feinfühlig unterschieden werden, will man dem Betroffenen gerecht werden.

Grundsätzlich ist die Heilung der Sucht ein langwieriger Prozeß, der nur im Verbund aller Betroffenen mit den entsprechenden Therapeuten gelingen kann. Zu den Therapeuten gehören unter anderem Mediziner, Krankenpfleger, Bewegungs- und Beschäftigungstherapeuten, Psychiater, Psychologen, Psychotherapeuten, Soziologen, Sozialarbeiter wie auch Seelsorger. Der Prozeß der Heilung ist sehr vielschichtig und reicht von der Motivation zur Therapie über den Entzug bis hin zur ambulanten Nachsorge über Jahre hinweg. Meiner Meinung nach kann dem Seelsorger hier eine sehr zentrale Aufgabe zukommen. Allerdings ist hier noch viel zu tun, auch an Bewußtseinsbildung. Es fehlt in vielen Fällen noch weitgehend an Sachkenntnis und Verständnis, auch an entsprechender Kompetenz unter den Seelsorgern. Zu lange wurde diese Problematik tabuisiert. Gott sei Dank ist manches bereits in Bewegung gekommen. Die Grundlagen einer entsprechenden Pastoral sind längst gegeben. Ich erinnere nur an das Gleichnis vom barmherzigen Vater, das ausgezeichnet verdeutlicht, was dem betroffenen Suchtkranken von Gott her zugesagt ist: Er wird in seiner Not, in seinem Elend von Gott angenommen. Gott schenkt ihm seine Gnade, die Erlösung. Es liegt an ihm, dies anzunehmen, und es liegt an uns Seelsorgern, ihm dies zu vermitteln.

Der Autor verfaßte seinen Beitrag aufgrund seiner Erfahrungen als Seelsorger mit Suchterkrankten (Medikamentensucht, Magersucht, Alkoholismus), aufgrund des Studiums entsprechender Literatur sowie der Teilnahme an einzelnen Fortbildungsveranstaltungen zur Suchtproblematik.

USCHI RODENSTOCK, München
Diplom-Psychologin und Psychotherapeutin

Definition des Sucht-Begriffs aus humanistisch-psychologischer Sicht

Der Begriff »Sucht« gehört etymologisch zu »siech« (= krank). Damit entsteht sofort ein lebendiges Bild vor Augen. Das Krankhafte, Leidende, Schwache, Hilflose und Erbarmungswürdige ist in »siechen« vereint. Sucht ist eine immer wiederkehrende, zwanghafte Befriedigung eines Bedürfnisses, das eine körperliche und seelische Abhängigkeit mit sich zieht. Zur Sucht kann jedes Bedürfnis entarten, sobald man die Kontrolle darüber verliert. So können Essen und Trinken, Arbeiten, Sexualität, Macht- und Geltungsstreben zur Sucht werden. Am häufigsten tritt die Sucht nach Rauschmitteln auf, im Alkoholismus, der Drogen- und Arzneimittelabhängigkeit. Dem anfänglichen Mißbrauch folgt sehr schnell die Gewöhnung. Der Organismus verträgt immer größere Mengen des Suchtstoffes scheinbar reaktionslos, was, um dann die gleiche subjektive Wirkung hervorzurufen, ein Mehr und Mehr notwendig macht. Ein Aufhören ist immer verbunden mit psychischen und physischen Entzugserscheinungen.

Die Fragen, wie es zu süchtigem Verhalten kommt, ob es eine bestimmte Persönlichkeitsstruktur gibt, die besonders gefährdet ist und welchen Anteil das soziale Umfeld an der Entstehung hat, liegen uns sehr am Herzen. Nicht zuletzt aus der Hoffnung heraus, durch zuverlässige Antworten auf diese Fragen die ständig wachsende Häufigkeit von süchtigem Verhalten verhindern zu können. Am Anfang jeder Sucht steht eine subjektiv empfundene Unzufriedenheit (entweder offen oder versteckt) mit dem bestehenden Zustand und zugleich eine Sehnsucht nach etwas anderem, Erfüllenderem. Gefühle von unerträglicher innerer Spannung, Leere, Einsamkeit und des Verlassenseins, Angst vor den täglich zu erfüllenden Forderungen der Umwelt und die Angst vor Versagen. Daneben die Sehnsucht nach Momenten problemloser Lebensbewältigung, nach »Schmerzlosigkeit« (auch im übertragenen Sinne), nach dem Zustand des sich Gut-Fühlens bis zur Euphorie.

Mit Hilfe des Suchtstoffes geschieht eine Flucht aus der Realität, die dem Süchtigen aus eigener innerer Kraft nicht mehr bewältigbar erscheint. Mangelndes Vertrauen zu sich selbst und zu seinen Fähigkeiten, ein zu schwach ausgeprägtes Selbstwertgefühl beziehungsweise starke Minderwertigkeitsgefühle, gepaart mit einer geringen Fähigkeit, Frustrationen zu ertragen, verhindern es, daß die Bewältigung von Konflikten und Problemen aktiv angegangen wird. Die Flucht in die Sucht wird zur Problemlösungsstrategie, mit der einer Auseinandersetzung mit der Realität aus dem Wege gegangen wird.

Bisher ist es Wissenschaftlern nicht gelungen, eine einheitliche Suchtpersönlichkeitsstruktur zu zeichnen. Übereinstimmend jedoch stellten sie fest, daß außer der Fluchttendenz auch ein starker, oft unbewußter Drang, sich selbst zu zerstören und die Aggression gegen sich selbst zu wenden, beim Süchtigen vorhanden ist. Die Tendenz zur Selbstzerstörung, die sehr häufig bis zum Selbstmord führt, hat psychodynamisch wiederum einige Bedingungshintergründe.

Durch eine Zerstörung des Selbstwertgefühls im Kindes- und Jugendalter kommt es zu einer gesteigerten Verwundbarkeit und emotionalen Verletzbarkeit (narzißtische Störung). Die äußert sich darin, daß der Suchtgefährdete zwischen zwei entgegengesetzten Gefühlsbereichen hin und her schwankt: zwischen dem Gefühl der Leere, der Ohnmacht und einem übertriebenen Minderwertigkeitsgefühl einerseits und dem der narzißtischen Allmacht, einem überhöhten idealisierten Selbstwertgefühl (»grandioses Selbst«) andererseits. Beide Extreme sind unrealistische Haltungen.

Wie kann es zu diesen Störungen des kindlichen und jugendlichen Selbstwertgefühls kommen? Einige typische familiäre Muster finden sich bei den meisten Süchtigen immer wieder. Die Kinder waren meist unerwünschte Kinder, sogenannte »Betriebsunfälle«, und haben mitbekommen, daß sie nicht erwünscht waren. Bis zu ihrem 4. Lebensjahr waren sie längere Zeit von der Mutter getrennt, in wechselnden Beziehungssituationen oder hatten zum Teil gar kein Zuhause kennengelernt. Häufig war die Erziehung extrem wechselhaft. Zwischen grober Ablehnung und brutaler Bestrafung des Kindes einerseits und übertriebener Verwöhnung emotionaler und materieller Art andererseits. Eine Verwöhnung und Überfürsorglichkeit als Ausgleich für eine unbewußte und uneingestandene Ablehnung des Kindes von den Eltern. Unerkannte und nicht bewältigte Unzulänglichkeiten und Konflikte der Eltern wurden unter Mißbrauch der Kinder ausagiert oder auf deren Rücken ausgetragen, so daß diese keine eigenständigen Persönlichkeiten entwickeln konnten.

Auf dem Nährboden solcher Art erfahrener Kränkungen kann es in krisenhaften, schwierigen Situationen sehr schnell zur Flucht in die Sucht kommen.

Die Bedeutung des Essens

Unter drei wesentlichen Gesichtspunkten kann man die Beziehung des Menschen zum Essen und der Ernährung betrachten. Es sind die Aspekte auf physiologischer, sozialer und emotional-sinnlicher Ebene. Das heißt: Der Mensch muß zur Erhaltung seiner Vitalität essen. Hierbei ist die Nahrung eine Lebensnotwendigkeit wie beispielsweise der Schlaf. Beim Essen verbindet sich überdies das Nützliche mit dem Angenehmen. Mit dem Sattwerden stellt sich normalerweise das Gefühl der Befriedigung, einer innerlichen Ruhe und Ausgeglichenheit, ein. Dieses ist durchaus vergleichbar mit dem Orgasmus beim Geschlechtsverkehr, der – wie das Essen – in erster Linie einer Notwendigkeit dient, nämlich dem Fortbestand der Art.

Die physiologische und emotional-sinnliche Ebene sind beim Essen durch die Verbindung von Notwendigkeit und Genuß gekoppelt. Darüber hinaus is(s)t der Mensch nicht gern allein. Zu der Bedeutsamkeit des Essens als Überlebensmaßnahme und Genußmittel kommt ein weiterer wichtiger Aspekt: der sozial-gesellschaftliche und kommunikative Stellenwert des Essens. Seit Menschengedenken gehört die gemeinsame Nahrungsaufnahme im Kreis der Familie, unter Freunden, heute auch unter Geschäftskollegen und in Gruppen aller Art zum Ritual des Zusammenlebens. Erst in jüngster Vergangenheit, im Zeitalter der Leistungsorientierung, des Fast-Food und der Dosennahrung ist die Nahrungsaufnahme in Gesellschaft anderer keine Selbstverständlichkeit mehr.

Auch wenn sich die Ernährungsgewohnheiten des Menschen im Laufe der letzten Jahrzehnte erheblich und – bei Berufstätigen – teilweise ins Negative gewandelt haben, bleibt doch die erste und wichtigste Erfahrung im Leben des Menschen mit dem Essen verbunden. Ein Neugeborenes sammelt über die Nahrungsaufnahme seine ersten Erfahrungen, gute wie schlechte. Im Idealfall baut das Baby mit dem Essen eine Beziehung zur Umwelt auf. Indem es gefüttert wird, stillt die Mutter nicht nur das Bedürfnis des Säuglings nach Essen. Sie wendet sich ihm auch emotional zu. Essen ist für das Baby mit dem Gefühl tiefster Befriedigung verbunden. Neben der körperlichen Sättigung erhält es Liebe und Zuwendung, wird gehätschelt, umsorgt und gelobt für jeden Schluck und jedes Löffelchen Nahrung. Während der Prozedur der Fütterung ist ein Mensch mit seiner ganzen Wärme für das kleine Lebewesen da. Es ist der Mittelpunkt, man ist voll auf das kleine Bündel konzentriert. Es fühlt sich geborgen und geliebt und erlebt durch die Fütterung die allumfassende Befriedigung.

Essen gehört wie eine Urerfahrung zu den Faktoren, die die stärksten Gefühle eines Menschen freisetzen, die vollkommener Befriedigung wie auch die grenzenloser Unlust. Durch das Schlüsselerlebnis im Säuglingsalter festigt sich im Unterbewußtsein des Heranwachsenden die Assoziation Essen – Liebe. Wird dem Menschen Liebe entzogen, hungert seine Seele. Da Liebe etwas Unfaßbares ist, suchen Menschen mit Liebeskummer (»Liebeshungrige«) möglicherweise aus dieser tief eingeprägten Urerfahrung heraus im Essen den Ausgleich für ein emotionales Sättigungsbedürfnis. Essen kann Spannungen unterschiedlichster Art abbauen helfen und darüber hinaus auch biochemisch für eine Beruhigung sorgen. »Liebe geht durch den Magen«, dieses Sprichwort bewahrheitet sich hier. Doch auch mit umgekehrten Vorzeichen läßt sich Hunger nach Liebe ausdrücken. Wenn einem »etwas auf den Magen schlägt«, kann man normalerweise nicht mehr essen. In Anlehnung an das Schutzbedürfnis des Säuglings verweigert hier der Erwachsene bewußt oder unbewußt die Nahrungsaufnahme, um sich Aufmerksamkeit, Zuwendung und Umsorgung zu »erkaufen«.

In der Psychoanalyse wird beim Säugling und Kleinkind zwischen der empfangenden und der verlangenden Phase unterschieden, zwischen dem oral passiv-rezeptiven und dem oral-aggressiven Abschnitt. Während das Kind in der empfangenden Phase durch die Mutter verwöhnt wird, tritt es in der verlangenden Phase mit Forderungen – also angreifend – an seine Mutter heran. Es will sich etwas nehmen oder einverleiben. Eine gestörte Mutter-Kind-Beziehung während der ersten Lebensjahre kann sich im späteren Leben in Form einer Suchtabhängigkeit auswirken. Als Erwachsener zieht sich der Mensch dann auf die infantile Stufe der frühen Erfahrungen zurück und flüchtet sich in die primitive Essens-Strategie.

Es wäre aber falsch und ungerecht, den Müttern alle Schuld an Entwicklungsstörungen beim Kind zuzuschieben. Zu einer gesunden Entwicklung gehören – wie zur Zeugung eines Kindes – immer zwei Elternteile. In der Praxis aber ist Erziehungssache fast ausschließlich Frauensache. Der Vater ist meist nicht oder viel zu wenig verfügbar; ist er körperlich anwesend, heißt das noch lange nicht, daß er auch emotional verfügbar ist. Es wird kaum eine Mutter geben, die nicht das Beste für ihr Kind möchte. Da sie aber in der Regel die Hauptbezugsperson, nicht selten die einzige Bezugsperson für ihr Kind ist, ist sie auch diejenige, die die Fehler machen kann.

Wenn dem Kind während der oralen Phase durch unzureichende oder falsche Erziehungsmaßnahmen und Behandlung Fehlinformationen vermittelt werden, besteht die Gefahr, daß sich diese im Unterbewußtsein des Heranwachsenden festsetzen. Fehlt es dem Kind an Liebe, Wärme und Geborgenheit oder wurde das Kind emotional vernachlässigt und nur physiologisch befriedigt, tut es sich im späteren Leben in der Auseinandersetzung und Orientierung mit seinen Emotionen schwer. Im Erwachsenenalter kann dies zur Entwicklung von Selbsthaß und Gefühlskälte gegen die Mitmenschen führen. Ähnlich verhängnisvoll kann sich eine Überfütterung oder eine Bremsung der natürlichen Hungergefühle des Kindes auswirken. Hat es in der oralen Phase nicht gelernt, die Abgrenzung der verschiedenen Hunger-Ebenen, also die der emotionalen (seelischen) gegen die der physiologischen (körperlichen) eindeutig zu unterscheiden, wird es sich auch später schwertun, Hunger auf die adäquate Weise zu stillen.

Fatale Folgen kann die von manchen Eltern praktizierte Strategie haben, Essen zur Belohnung und Essensentzug zur Bestrafung einzusetzen. Ein Kind hat das Recht auf Ernährung. Dies darf im Rahmen der Erziehung nicht mißbraucht werden. Ohne das Einfühlungsvermögen in die kindliche Logik, ohne Verständnis und Gespür für seine Bedürfnisse kann ein Kind nicht die eigenständige Individualität entwickeln, zu der der eigene Körper und der eigene Lebensrhythmus gehören.

Eine gestörte Mutter-Kind-Beziehung, für die nie die Mutter alleinverantwortlich ist, kann viele Gesichter haben. Eine Mutter kann ein Kind mit Liebe erdrücken. Durch den Versuch des mit ihm Eins-Seins raubt sie dem Menschlein die Chance, seinen Körper als etwas Eigenes – als Ich – aufzubauen. Besonders Mütter, die in der Beziehung zum Lebenspartner und Vater ihres Kindes emotionale Defizite erleben, neigen dazu, sich zu stark auf ihr Kind zu fixieren. Diese Mütter sind es auch, denen es schwerfällt, Grenzen zu ziehen, nach und nach loszulassen und, wenn der Zeitpunkt gekommen ist, eine Ablösung zuzulassen. Eßstörungen beginnen in der Pubertät, also einer Zeit der Umorientierung und des Umbruchs. Die »klammernde« Mutter behindert ihre Tochter bei der Suche nach Autonomie und Identität, beim Versuch, sich aus der symbiotischen Mutter-Tochter-Beziehung herauszulösen. Der Kampf um innere Freiheit wird zum Kampf gegen die Mutter, die traditionell, übertragen, aber auch in der Praxis das nährende Element verkörpert.

Ebenso kann die Mutter ihrem Kind aber auch durch zu wenig Zuwendung unbewußt das Gefühl vermitteln, kein Recht auf Individualität zu haben. Wenn der eigene Körper in der frühen Kindheit als »Fremd-Körper«, also als Teil der Mutter entwickelt wird, richtet sich gegen dieses Ich, das die Mutter verkörpert, Haß.

Die Rolle der Frau

Der aus einer gestörten Mutter-Kind-Beziehung hervorgegangene Mensch lebt nicht mit und in seinem Körper, sondern gegen ihn. Insofern ist es zum einen nicht erstaunlich, daß dadurch im späteren Leben Schwierigkeiten bei zwischenmenschlichen Kontakten auf sozialer wie sexueller Ebene auftreten können. Zum anderen erklärt es, warum das heranreifende junge Mädchen mit der Pubertät diesem sich verselbständigenden Körper, der dem Bild der Mutter op-

tisch zu ähneln beginnt, mit den primitiven Waffen der Nahrungsverweigerung oder des Heißhungers begegnet. In vergleichbarer
Weise reagieren auch beim Einsetzen der Pubertät Mädchen, die in
der Kindheit sexuellen Übergriffen ausgesetzt waren, wie es bei
einem großen Teil der Eßgestörten der Fall war.

Beide Maßnahmen – kaum noch oder um so mehr zu essen – zeigen
unter dem Strich die beabsichtigte Wirkung: Das Resultat ständigen
Hungerns ist eine knabenhafte, konturenlose Neutralität der Figur,
das des ungezügelten Essens die Verhüllung der weiblichen Formen
bis zur Unkenntlichkeit durch das angelegte Fettdepot unter der
Haut.

Pubertierende, deren orale Phase durch ein gestörtes Mutter-Kind-
Verhältnis beeinträchtigt wurde, neigen dazu, entweder gegen die
Formung ihres Körpers zur Frau anzuhungern oder – im anderen
Extrem – anzufressen. Die auftretenden Freßattacken werden aus
psychoanalytischer Sicht als oral-sadistische Impulse interpretiert.
Essen wird als rachsüchtig verwendete Waffe gegen die Mutter ge-
wertet.

Allgemein werden neurotische Eßstörungen, die mit Einsetzen der
Pubertät in Erscheinung treten, als Abwehrhaltung gegen Sexualität, Frauwerden und Schwangerschaft gedeutet, im Geiste der feministischen Bewegung sogar als Rebellion gegen das herkömmliche
Rollenklischee der Frau (schön, sexy, sinnlich) schlechthin.

In einer männlich-orientierten, patriarchalisch organisierten Gesellschaft hat Weiblichkeit eine sehr fragwürdige Qualität. Seit Jahrhunderten wird in christlichen Ländern ein Bild erzeugt, das die
Frau als psychisch minderwertig, makelbehaftet, unrein und
schwach erscheinen läßt. Um sich in der Männergesellschaft zurechtzufinden und behaupten zu können, müssen Frauen Teile ihrer
(teilweise anerzogenen) Weiblichkeit verleugnen und sich an männlichen Modellen orientieren. Typisch weibliche »Eigenschaften« wie
Weichheit, Nachgiebigkeit, Passivität, Mütterlichkeit, die im Privaten geschätzt und begehrt sind, können der Frau im gesellschaftlichen und beruflichen Bereich zur Falle werden. Ihre menschliche
und soziale Kompetenz hilft ihr in der Leistungsgesellschaft nicht
weiter – hier sind männliche Qualitäten gefragt.

Die geschlechtsspezifische Erziehung verhindert jedoch, daß
Frauen sich männliche Verhaltensformen wie Aggressivität, Kon-

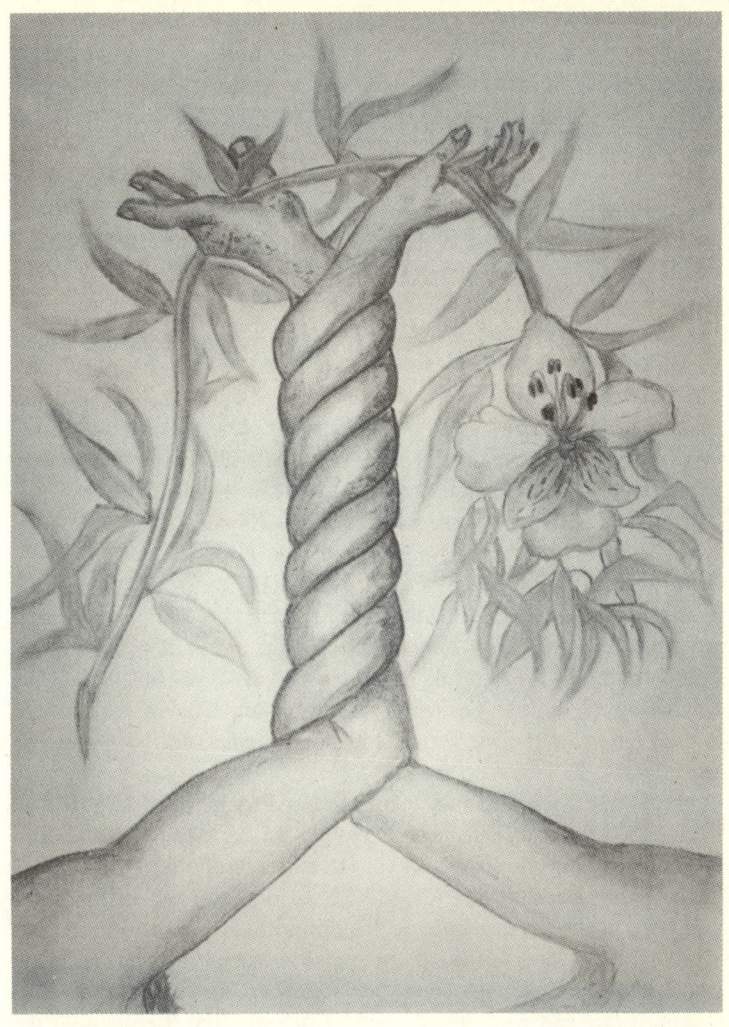

frontationsbereitschaft, Durchsetzungs- und Konfliktfähigkeit an-
eignen; sie fördert das Streben nach Harmonie, Anpassung, Unselb-
ständigkeit, Verbundenheit. Feministisch gedeutet vereinbaren
Frauen mit Eß-Brechsucht das Unvereinbare. Sie geben die weib-

liche Selbstlosigkeit auf und nehmen sich aktiv und aggressiv etwas (das Essen) – eine Handlung, die sie durch das Brechen wieder ungeschehen machen. Mit diesem symbolischen Ausbruchsversuch bleiben sie ihrer konventionellen Rollenzuweisung als Frau treu, die verantwortlich für Nahrung und Ernährung ist.

Eine richtige Frau muß aber nach dem überkommenen Verständnis der Frauenrolle nicht nur geben und nähren, sie muß auch und vor allem Körper sein. Anders als für den gleichaltrigen Jungen beginnt der Körper für das Mädchen spätestens mit Einsetzen der Pubertät eine tragende Rolle zu spielen. Schon das Mädchen lernt, daß Frauen primär über ihre körperliche Attraktivität – über ihr Äußeres – definiert werden. Erst an zweiter Stelle zählen fachliche und menschliche Qualitäten, Leistungen und Fähigkeiten. Der Körper ist das Maß für ihre gesamte Attraktivität. Die Aussicht, Frau zu werden, Frau zu sein, erfüllt das junge Mädchen mit widersprüchlichen Gefühlen. Einerseits kann ihr der Körper zu Anerkennung, Zuwendung, Aufmerksamkeit verhelfen. Er weist sie endlich als Erwachsene aus. Andererseits hat dieser Körper etwas Bedrohliches: er kann schwanger werden, er kann dick werden, er kann sie zum Objekt machen. Die Einschränkungen, die dieser Körper ihr auferlegt, und die Botschaften, die von ihm ausgehen, ermutigen Mädchen in der Pubertät nicht unbedingt, die Frauenrolle dankbar anzunehmen und ein positives Verhältnis zur eigenen Körperlichkeit zu entwickeln. Die Verunsicherung mündet sehr häufig in Eßstörungen.

Die Eßsüchtige unterzieht sich in der panischen Angst vor dem Frau(lich)werden strengsten Kontrollen. In der unbewußten Angst und Ablehnung der weiblichen Geschlechtsrolle mißt sie ihren Schlankheitsgrad auf der Waage und vor dem Spiegel. Dabei spiegelt sich die Auflehnung gegen das optisch deutlichste Zeichen der Weiblichkeit – den schwangeren Bauch – in einer Überkonzentration auf den eigenen Bauch wider. Selbst wo ein solcher nicht einmal ansatzweise vorhanden ist, grämt sich die Betreffende über die »Kugel«. Viele Bulimarektikerinnen haben die Gewohnheit, sich regelmäßig kontrollierend über die Bauchdecke zu streichen, um sich selbst zu beruhigen. Sie messen der gefürchteten Körperpartie mehr Bedeutung zu als den anderen geschlechtsspezifischen Körperteilen. Mit fortschreitendem Alter gewöhnt sich die bulimarektische Frau

aber an die typisch weiblichen Formen, freundet sich möglicherweise sogar mit ihnen an. Die Fixierung auf den Bauch als Ab-
lehnungsbotschaft an Schwangerschaft und somit an die Sexualität
verliert sich allerdings bei den wenigsten.

Die Mehrzahl der an Bulimia nervosa Erkrankten hat ein gestörtes
oder befangenes Verhältnis zur Sexualität und erlebt nur selten oder
nie Befriedigung durch Sexualkontakte. Bei einem Großteil der Betroffenen ist dies auf sexuelle Übergriffe in der Kindheit zurückzuführen. Auch wenn kein Trauma für die Schwierigkeiten im sexuellen Bereich verantwortlich ist, gibt es dafür einige einleuchtende
Erklärungen: Bulimarektikerinnen sind Sklavinnen ihres Körpers
und ihrer Sucht. Sie sind übermäßig auf sich selbst konzentriert und
dabei gleichzeitig überaus unzufrieden mit sich. Es ist eine Binsen-
wahrheit, daß nur der lieben und empfinden kann, der sich selbst
liebt.

Darüber hinaus haben Essen und Sex vieles gemeinsam: Sie können
Lust verschaffen und zum Verlust der Kontrolle über sich selbst
führen. Beide Bedürfnisse gehören für die Eß-Brechsüchtige zur
Kategorie der »niedrigen« körperlichen Bedürfnisse, gegen die sie ja
gerade mit ihrem Suchtverhalten ankämpft. Sie hat, aus welchen
Gründen auch immer, einen Teil ihres Vertrauens in sich und ihre
Umwelt eingebüßt. Deshalb versucht sie, ihre Welt durch Kontrolle
in den Griff zu bekommen, und kann nicht loslassen – weder beim
Essen noch beim Sex.

Die Bulimarektikerin erlebt sich durch ihre Persönlichkeitsspaltung
auf zweierlei Arten: einerseits als gute, reine, bedürfnislose, kontrol-
lierte Person, andererseits als schlechte, triebhafte, unberechenbare
Unperson. Durch die innere Zerrissenheit verliert sie den Blick nach
außen: Alles dreht sich nur noch um ihre eigene Person. Bei der
Bulimarektikerin bleibt vor lauter Ichs kein Platz mehr für ein Du,
und der Haß auf sich oder die schlechtere Hälfte ihres Ichs erlaubt
ihr – nach eigenem Empfinden – nicht die Annahme und Liebe eines
anderen. Als minderwertige, verachtenswerte Kreatur ist sie nicht
berechtigt zu empfangen. Daß sie dennoch geben kann, entspringt
großen Schuldgefühlen und ist der Rechtfertigungsversuch ihrer
Existenz. Ihr Geben ist also, wie schon erwähnt, nicht ein natürliches Bedürfnis, sondern zeitweise nicht mehr als Buße. Außerdem
bleibt sie damit dem weiblichen Klischee der altruistischen Auf-

opferung treu. Aus Schuld- und Schamgefühlen »resorbiert« sie die entgegengebrachten Gefühle des anderen und erlebt selbst keine echte Befriedigung. Das fehlende Lebensgefühl spiegelt sich in Leere und innerlicher Kälte.

Psychoanalytiker unterstellen ihren Freßattacken eine orgiastische Qualität. Sie sehen im Heißhunger-Phänomen die Alternative zur sexuellen Befriedigung und den Versuch, Trost, Schutz und Selbständigkeit durch eine Verschiebung auf die nutrimentäre (= nährende) Ebene zu erlangen. Dies mag teilweise zutreffen, wird aber der Komplexität des Problems nicht gerecht und läßt wichtige, zum Beispiel gesellschaftliche Einflüsse außer acht.

Trotz einer erstaunlichen Fülle von Übereinstimmungen in Herkunft, Bildungsstand, Persönlichkeitsstruktur und Symptomatik gibt es die Bulimarektikerin nicht. Es gibt lediglich Hunderttausende einzelner bulimarektischer Frauen, von denen jede für sich eine hochkomplizierte Neurotikerin ist. Es wäre falsch, die Bulimarektikerin zum »geschlechtsneutralen« Wesen herabzustufen, das seine Ersatzbefriedigung im Essen sucht. Dies trifft schon deshalb nicht den Kern, weil die Freßattacke durchweg nicht als Befriedigung empfunden wird. Sobald sie zur »Gewohnheit« oder – korrekter ausgedrückt – zum Zwang geworden ist, verursacht die Freßattacke nur noch Unlust-, Schuld- und Schamgefühle.

Es trifft zwar zu, daß viele Bulimarektikerinnen dem intimen Verkehr mit einem Mann eher gleichgültig oder mit Ekelgefühlen gegenüberstehen, doch diese Aussage muß stärker differenziert werden. Ob sie Lust haben oder nicht, das hängt natürlich auch von ihren Stimmungen, von ihrem seelischen Befinden, vom Grad ihrer Suchtabhängigkeit ab. Bei jenen Frauen, die als Kind keine schlechten Erfahrungen mit ungewollter Sexualität gemacht haben, zieht sich der Konflikt mit der Sexualität nicht unbedingt wie ein roter Faden durch ihr Leben. Sie leiden unter keiner Dauer-Frigidität, sondern leben in Phasen, die von mehr oder minder großer Aufgeschlossenheit oder In-sich-gekehrt-Sein geprägt sind.

Überraschenderweise werden sexuell äußerst befriedigende Phasen nicht generell in Zusammenhang mit »freßfreien« Zeiten beobachtet. Der Zustand des »Hals-über-Kopf-Verliebtseins« kann eine euphorische Stimmung auslösen, als deren Folge sowohl Symptomfreiheit als auch hektisches Hineinsteigern in den Freß-Brechzwang auftreten kann – völlig unabhängig vom »Erfüllungsgrad« dieser Schwärmerei. In Zeiten der Gefühlsleere und des sexuellen Desinteresses nehmen manche der betroffenen Frauen befremdet zur Kenntnis, daß ihr Körper zwar auf die sexuellen Reize anspricht, sie dabei jedoch kaum etwas empfinden. Sie beschreiben ihre Position dabei als »außerhalb meines Körpers stehend« – die Reaktion auf diese Reize läuft unterhalb der emotionalen, also auf rein körperlicher Ebene ab. Allgemein zeichnet sich bei den meisten Frauen die Tendenz ab, mit Fortschreiten der Krankheit, also mit Zunahme der Symptome und Verengung des Suchtkreislaufs, weniger oder gar kein Interesse mehr für intime Begegnungen zu entwickeln. Aber beim Eintreten in symptomfreie Phasen öffnet die Kranke sich meistens auch in dieser Hinsicht wieder.

Lebensbewältigung durch Phasen

Eine der hervorstechendsten Gemeinsamkeiten im Alltagsleben der Betroffenen ist das Phasen-Phänomen. Die Erkrankte hat einen Lebensrhythmus, der sich aus der Aneinanderreihung Dutzender völlig extremer Phasen bildet und nicht normalen Verhaltensweisen entspricht. Diese Abschnitte, in denen die Bulimarektikerin versucht, einen inneren Halt zu finden, indem sie die äußeren Bedingungen ihres Lebens regelt, sind um so mehr von der Ausschließlichkeit geprägt, je geschulter das Bewußtsein der Kranken gegenüber ihrem Eßkonflikt ist. Zu Beginn einer Bulimarexie wechseln sich die guten und die schlechten Phasen in relativ unauffälliger Weise ab. Mit der wachsenden Abhängigkeit vom Essen aber artet das zwanghafte und neurotische Befolgen strenger Regeln und Rituale im Tagesablauf in absolute Eingleisigkeit aus. Die Zwanghaftigkeit schließt die Konfrontation mit einer unerwarteten Situation, für die sie kein fertiges Verhaltens- und Reaktionsmuster parat hat, nahezu aus. Wenn sie dagegen mit dem Ritual bricht, begibt sie sich auf unbekanntes, also gefährliches Terrain. Klammert sich die »hungrige« Bulimarektikerin an die Schlingen dieses engmaschig geknüpften Netzes, gelingt es ihr, über längere Zeiten »sauber« zu bleiben. Sie lebt in der Brezelphase, in der Schnitzelphase, in der Salat-oder alkoholfreien Phase. Sie entwickelt die Schwimmphase, die Eislaufphase, die Discophase, die Kneipenphase, die Kurt-, Karl- oder Klausphase, die Männerhaß- und die »männermordende« Phase, die Fernsehphase, die Workaholic- und die Einkaufsphase.

Was die Bulimarektikerin macht, macht sie richtig. Das ist ihr hervorstechendster Charakterzug. Sie ist eine Pedantin, nimmt alles übergenau und pflegt einen zeitraubenden Überperfektionismus. Einmal in einem Rhythmus festgefahren, ist sie fast nicht mehr in der Lage, aus diesem auszubrechen. Es geht ihr wie beim süchtigen Essen selbst: hat sie einmal etwas herausgefunden, was ihr Halt gibt, kann sie nicht davon lassen.

Im Laufe ihrer Erkrankung werden Bulimarektikerinnen wahre Experten in Ernährungskunde und Krankheitsdeutung. In der Überfixierung auf sich selbst entwickeln sie sich zu Forscherinnen am eigenen Körper und an jenen Objekten, mit denen sie dieses »Versuchsobjekt« in Berührung bringen. Es bereitet ihnen größte Schwierigkeiten, außerhalb der Freßattacken Nährstoffe zu sich zu nehmen, deren Zusammensetzung, Herkunft oder Gehalt ihnen unbekannt sind. In der Bemühung, die Sucht durch ein übersteigertes Gesundheitsbewußtsein zu kompensieren, lehnen sie alles ab, was auch nur im geringsten eine negative Wirkung auf den Körper ausüben könnte.

Entdecken sie Dinge, die sie für ihren Körper (nicht für sich selbst – Zweispaltung!) als sehr wertvoll empfinden, entwickeln sie unter Umständen eine neue Ernährungsphase. In dem Bestreben, ihrem gebeutelten Körper etwas Gutes zu tun, konzentrieren sie sich auf einige wenige Nahrungsmittel und ernähren sich oft lange Zeit sehr einseitig.

Tamara L. hatte eine etwa zwei Jahre dauernde Phase, in der sie jeden Morgen zwei Brezeln zum Frühstück aß. Als sie festzustellen meinte, daß ihre allmorgendlichen Blähungen vom frischen Weißbroteig der Brezeln herrührten, setzte sie von heute auf morgen dieses Lebensmittel von ihrem Speiseplan ab und traute sich seither nicht wieder, auch nur einen einzigen Krümel Brezel zu essen.

Diese Phasen im Alltagsleben einer Bulimarektikerin fallen nach außen am stärksten durch sehr sonderbare Eßgewohnheiten auf. Mehr als andere Menschen scheint sie an Gewohnheiten festzuhalten, doch die Gewohnheit entspringt allein dem nackten Überlebenswillen. Bulimarektikerinnen wollen im Grunde genommen gar nichts essen und fühlen sich am wohlsten mit leerem Magen (Bauch!). Daher führen sie sich mit jeder Mahlzeit in mehr oder minder große Versuchung. Da sie aber zu unterschiedlichen Nahrungsmitteln ein differenziertes Verhältnis haben, wird ihnen die Selbstbeherrschung durch die Eselsbrücke der Ausschließlichkeit erleichtert. Nach dem Motto »das hat einmal geklappt, das hilft mir auch diesmal« vermeiden sie Experimente, die sie wieder in die Gefahr bringen könnten, durch den Ausbruch aus dem erfolgreichen Verhaltensmuster dem eigenen Zwang zu erliegen. Sie wissen, daß sie vorsichtig sein müssen und daß sie sich bisher immer mit diesem einen speziellen Lebensmittel »im Griff« hatten. Daher trauen sie sich nicht aus dem Gefängnis der Erfahrung und verzichten lieber freiwillig auf das Risiko, das natürlich auch zu positiven Erfahrungen verhelfen könnte.

In vielen Fällen dauern solche Phasen, in denen die Eßsüchtigen sich mit der Präzision von Uhrwerken zu bestimmten Zeiten im Verhalten wiederholen, über mehrere Wochen und bis zu mehreren Monaten oder gar Jahren. Ein einmal gefundenes System gibt für einen gewissen Zeitraum ein relativ großes Maß an Sicherheit (vor sich selbst) und wird daher bis zum Erbrechen beibehalten. Denn selbst das schönste Steak kann keinen Reiz mehr ausüben, wenn es allabendlich verzehrt wird. Nach und nach kehren die Bulimarektikerinnen trotz der anfänglichen Erfolge mit diesem Stoff »X« wieder zum süchtigen Umgang mit dem Essen zurück. Wenn die Freßattakken sich erneut zu häufen beginnen, wird der Stoff »X« uninteressanter und in der folgenden Phase, wieder um einen Ausweg aus dem Dilemma bemüht, durch einen anderen Stoff »X« ersetzt.

Zu diesem Stoff »X« haben die Bulimarektikerinnen normalerweise ein Verhältnis, auf das im Gegensatz zum Phänomen der Freßattacke wirklich die Bezeichnung »Heißhunger« zutrifft. Sie, die sonst Angst vor jedem Bissen haben, lechzen nach diesem Stoff, der für sie über längere oder lange Zeiträume den Inbegriff der Sicherheit darstellt. Dramatisch sind die Auswirkungen, wenn die Spannung der freudigen Erwartung auf den Stoff »X« – fast eine Gier – nicht zum fixierten Zeitpunkt abgebaut werden kann. Wenn die Hoffnung auf ein bestimmtes Essen einen ganzen Tag lang über die Askese hinwegtröstete und ihr dieser Trost dann vorenthalten wird, fühlt sich die Bulimarektikerin betrogen, könnte je nach Temperament heulen, depressiv werden, böse und stur reagieren oder einen Wutanfall bekommen. Sie empfindet es als eine bodenlose Unverschämtheit und grenzenlose Gemeinheit, so um das Objekt ihrer Vorfreude betrogen worden zu sein – ausgerechnet sie, die nur dies vom Leben hat.

Der Grad der Fixierung auf diesen Stoff der Begierde wird durch unangemessen heftige Reaktionen der Bulimarektikerin deutlich und stößt bei Nichtbetroffenen kaum auf Verständnis, da diese von Natur aus wesentlich flexibler sind. Während ein Mensch, dessen Beziehung zum Essen nicht gestört ist, vielleicht eine bestimmte Vorstellung entwickelt, die einem Wunsch gleichkommt, glaubt die Bulimarektikerin, ein Anrecht auf etwas erworben zu haben, und empfindet es als maßlose Ungerechtigkeit, dieses Anrecht nicht verwirklicht zu sehen.

Nichtbetroffene können sich bei folgender Situation nur wundern: Tamara L. hatte gerade ihre »Rinderbrust mit Meerrettich«-Phase, als sie von ihrem Freund zum Essen eingeladen wurde. Als es dort keine Rinderbrust mit Meerrettich gab, aß sie aus Trotz überhaupt nichts. Die Trotzreaktion ist in dieser Situation sehr bezeichnend und typisch. Ebenso hätte die Kranke in einer labileren seelischen Verfassung auf den Frust auch mit einer Freßattacke reagieren können. Die natürliche Reaktion – einfach etwas anderes zu wählen – ist der Bulimarektikerin im Korsett der Angst unmöglich. Für sie ist dieses Krampfhaft-an-etwas-Festhalten der einzige Weg zu leben. Sie fühlt sich gezwungen, nach Plan zu leben. Ihre verschiedenen Phasen sind nichts anderes als Pläne. Allein das Leben nach Plan, also in einem festabgesteckten Rahmen, gibt ihr ein wenig Selbstvertrauen und Sicherheit und nimmt der Eßabhängigen die tiefe Lebensangst, die ihre ständige Begleiterin ist. In den Tag hineinzuleben, traut sie sich nicht (zu), denn das würde sie der Bedrohung durch das Essen schutzlos ausliefern. Sie muß sich Fixpunkte – Inseln – schaffen, zwischen denen sie durchs Leben schwimmt. Indem sie diese Inseln ansteuert, entgeht sie mehr oder minder gut dem Strudel des Essens. Das Leben nach Plan ist ein Grundkonzept für die Lebensbewältigung der Bulimarektikerin. Es schränkt zwar ihre Spontanität ein, schaltet aber gleichzeitig auch ein gewisses Maß an Risiko und

Bedrohung aus. Nichts ist schlimmer für die Eßsüchtige als ein offen vor ihr liegender Tag. Sie fürchtet die nahe Zukunft, wenn sie ihre »Inseln im Meer der Stunden« nicht erkennen kann. Die grenzenlose Angst vor Leere und Sinnlosigkeit schürt die Gefahr der Flucht zurück ins Essen. Ißt sie aber, bekommt sie panische Angst vor dem Dickwerden.

Während sie in »guten« Phasen gerade noch akzeptieren kann, daß der Körper zum Funktionieren Nahrung braucht, macht unter Suchtzwang Gegessenes unweigerlich ihren Körper dick, ungestalt, unansehnlich.

Essen und Dickwerden ist eins für die Bulimarektikerin. Essen und Brechen wird unter Zwang als Einheit erlebt. Verzweiflung über diese Art der Lebensbewältigung treibt sie indes noch tiefer in das gefundene Schema. Deswegen bedeutet ein Tag Freiheit für die Bulimarektikerin eine unvorstellbare Bedrohung. Umgekehrt können bestimmte Fixpunkte die Symptome in den Hintergrund treten lassen und sie vorübergehend von der Fixierung auf das Essen ablenken. Dafür steht die Beobachtung, daß fast alle Bulimarektikerinnen, die tagsüber einer regelmäßigen Beschäftigung nachgehen, erst am Abend den ersten Freßanfall bekommen. Viele von ihnen hätten durchaus die Möglichkeit, auch tagsüber heimlich zu scheffeln und anschließend auf der Toilette zu verschwinden. Doch das Gefühl, eine Aufgabe zu haben, sich sinnvoll beschäftigen und damit ablenken zu können, verdrängt den übermächtigen Zwang. Nicht selten läßt es ihn oft sogar ganz in Vergessenheit geraten. Mit dem Feierabend allerdings kommt die Leere zurück und damit meistens auch der Heißhunger.

Neben dieser psychologischen Erklärung für die Freßanfälle nach Feierabend könnte unter Umständen auch noch ein biochemischer Faktor eine Rolle spielen und zusätzlich erklären, warum Freßanfälle so oft gegen Abend auftreten und die Betroffenen dann vorzugsweise Süßigkeiten und kohlenhydratreiche Lebensmittel verschlingen. Vom psychischen Aspekt einmal abgesehen, kann ein Zusammenhang bestehen zwischen der Lust auf Süßes und Kohlenhydratreiches – oder der Sucht danach – und körperlichen Mechanismen. Amerikanische Wissenschaftler haben herausgefunden, daß das Verlangen nach Süßem in der lichtarmen Jahreszeit besonders ausgeprägt ist, und das hängt mit dem Hirnstoffwechsel zusammen.

Die Zirbeldrüse des Gehirns schüttet bei Lichtmangel besonders viel Melatonin aus. Dieses Hormon beeinflußt den Gehirnstoff Serotonin, der biochemisch den Appetit auf Kohlenhydratreiches reguliert. Je mehr Melatonin ausgeschüttet wird, desto niedriger wird der Serotoninspiegel, desto stärker auch das körperliche Verlangen nach Süßem. Umgekehrt bewirkt kohlenhydratreiche Kost, daß dem Gehirn der Eiweißbaustein Tryptophan, eine Vorstufe des Serotonins, zur Verfügung gestellt wird und so genügend Serotonin produziert werden kann.

Da Freßanfälle jedoch längst nicht nur im Winterhalbjahr, in der Dämmerung oder nachts auftreten, können biochemische Prozesse und Mangel an dem »Wohlfühlstoff« Serotonin natürlich nur Randaspekte des Suchtgeschehens sein. Ausgelöst wird die Symptomatik eindeutig durch psychische Konflikte, die jedoch häufig besonders dramatisch in »dunklen Zeiten« empfunden werden. »Dunkel« kann dabei durchaus auch wörtlich zu verstehen sein, steht aber häufiger als Synonym für unausgefüllt und unstrukturiert.

Denn ihre Freizeit liegt wie ein bedrohlicher Berg vor der Bulimarektikerin und will bewältigt sein. Sie muß die Stunden »überwinden«, in denen sie Zeit hat, und tut dies auf die einzige ihr verbliebene Art und Weise.

Die aufgefressene Angst

Die durch die Furcht, dick zu werden, geschürte Angst macht die Frau zur Marionette des eigenen Körpers. Die Fäden, die »ein anderer dirigiert« (Monika M.), sind in Wirklichkeit aus dem Garn der eigenen Angst gesponnen. In jedem Freßanfall zermalmt die Eßsüchtige ihre eigene Angst und spuckt sie hinterher wieder aus. Wenn die Angst an der Seele nagt, beginnt die Bulimarektikerin zu fressen. Ihre neurotische Eßstörung ist im akuten Krankheitsstadium der Freß-Brechorgien mit einer Angstneurose gekoppelt. Ihre Ängste gehen Hand in Hand mit geringer Frustrationstoleranz, Selbstunsicherheit und mangelndem Selbstwertgefühl.

Zur suchtfreien Bewältigung ihres Lebens müßte die Eßkranke ihre

Ängste abbauen und ein besseres Selbstwertgefühl entwickeln. Den Ansatzpunkt für eine Arbeit an diesem Problem glaubt sie nur im unmittelbaren Kurieren am Symptom Essen/Erbrechen zu entdecken. Verzichtet sie jedoch auf dieses Symptom, verliert sie gleichzeitig den Garanten für ihre Idealfigur. Das Wissen, daß der Charakter und der Wert eines Menschen nicht vom äußeren Erscheinungsbild abhängen, nützt ihr nichts, da dies sowohl ihrem Ideal als auch ihrem Anspruch an sich selbst widerspricht. Vom Streben nach der Idealfigur kann sie auch deshalb nicht lassen, weil sie nie die Fähigkeit erworben hat, Dinge zu akzeptieren, die nicht ideal sind. Nimmt sie durch die Aufgabe des Symptoms zu, überdeckt zwar anfangs die Euphorie die Angst. Gleichzeitig vermindert sich aber mit jedem zugenommenen Gramm wieder das Selbstwertgefühl und verursacht Unlust- und Minderwertigkeitsgefühle. Sie kann ihren eigenen – perfektionistischen – Ansprüchen nicht genügen, ist mit sich selbst unzufrieden, und irgendwann stellt sich wieder die Angst ein. Statt zu versuchen, ein Leben ohne süchtige Angstkompensation zu erlernen, läßt sich die Bulimarektikerin von der vordergründigen Angst, dick zu werden, und vom Suchtzwang getrieben, wieder in den Hexenkessel der Freß-Brech-Lösung fallen. Mit der Flucht zurück zur bewährten Methode des Fressens und Erbrechens kompensiert die Süchtige aber noch eine weitere, sehr wesentliche Angst: die Angst nämlich vor starken Gefühlen, die sie, weil sie mit ihnen nicht umgehen konnte, zuvor in der Regel mit dem Essen heruntergewürgt, zugefressen, wieder von sich gegeben hat. Ohne daß sie sich dessen bewußt würde, fürchtet sie unterschwellig, diese Gefühle nicht aushalten zu können. Das Symptom aber schützt sie davor, sich diesen Emotionen stellen zu müssen, und baut die Angst ab.

Gegen die Ängste anzufressen, die mit dem Essen verbunden sind, das ist ein scheinbar ausweglooser Teufelskreis, den zu durchbrechen mehr voraussetzt als die Bereitschaft zum Verzicht auf das Symptom. Der Mangel an Selbstwertgefühl schlägt sich im Streben um einen »Mangel« an Körpergewicht nieder. Auf verhängnisvolle Weise sind bei der Eßsüchtigen Persönlichkeitswert und Figurbewußtsein zur Schlankheitsmanie gekoppelt. Je größer der Mangel an Selbstbewußtsein, Selbstachtung und Selbstwertgefühl, desto weniger wichtig darf sich die Betroffene nehmen, desto weniger Gewicht gesteht sie sich zu. Magersüchtige treiben dies ins Extrem. Minderwertigkeitsgefühle drückt die Bulimarektikerin im verminderten Gewicht aus. Sie spürt den inneren Drang, ihr äußeres Erscheinungsbild der inneren Wertigkeit anzupassen. Über das Gewicht signalisiert sie, wieviel Gewicht sie sich selbst als Mensch zubilligt – hier pervertiert sich ihr ausgeprägtes Harmoniebedürfnis. Mit steigendem Selbstbewußtsein nimmt auch die panische Angst vor dem Zunehmen ab, und die Betroffene darf sich – wörtlich und im übertragenen Sinn – mehr Gewicht zugestehen.

Meist klafft eine große Lücke zwischen dem Wunsch-, dem tatsächlichen Gewicht und dem Schönheitsideal der Bulimarektikerin. Dieser Zustand der Diskrepanz veranlaßt die Betroffene zu immer neuen Angleichungsversuchen durch gezügeltes Eßverhalten und Abmagerungskuren. Solche Bemühungen jedoch erzeugen wieder negative Gefühle. Unzufriedenheit wird durch Unlust und die Angst, zu kurz zu kommen, verstärkt. Die Panik vor dem »Nichtgenug« leitet zum nächsten Heißhungeranfall über. Der Widerspruch, sich etwas einverleiben zu müssen, aber gleichzeitig abnehmen zu wollen, zwingt zur Konsequenz des Erbrechens. Der Schrei der Seele nach Sättigung ist bei der Bulimarektikerin lauter als die innere Stimme, die zur Selbstbeherrschung mahnt.

Daß dieses scheinbar unbeherrschte Handeln aber dennoch nicht im mindesten etwas mit Labilität und Schwäche gemein hat, beweist die Kraft der Überwindung, die die Bulimarektikerin in der Einheit von Fressen und Erbrechen unter Beweis stellt. Dieses Erbrechen, das jeglicher lustvoller Komponente entbehrt, lehnt die Betroffene vom Verstand her ab. Sie ist aber wiederum zu stark, um schwach zu sein. Sie untersagt es sich, sich eine Sünde zuzugestehen und läßt sich in den seltensten Fällen mit dem gefüllten Bauch »hängen« wie die Freßsüchtige, die sich passiv in das Schicksal des Dickerwerdens ergibt.

Essen und Figur als Signal und Botschaft

Beim Phänomen der Eßstörung muß mehr als bei allen anderen Suchtabhängigkeiten der soziale Aspekt und der Schlankheitswahn unseres Kulturkreises unter die Lupe genommen werden. Dem Idealbild körperlich nicht zu entsprechen, verleitet in reichen Industrienationen emotional zu psycho-sozialen Rückschlüssen. Während in anderen Kulturen oder Epochen Wohlgenährtsein über die soziale Stellung Aufschluß gibt oder gab, über den Wohlstand, der mit Genugtuung durch den eigenen Leib zur Schau gestellt wird, spiegelt die Figur des einzelnen im westlichen Kulturkreis nicht mehr die gesellschaftliche Stellung, sondern Eigenschaften und Fähigkeiten wider, zu einem gewissen Grad auch seine Gesellschaftsfähigkeit. Ein Abweichen von der Norm nach oben (Leibesfülle) oder unten (Dürre) weckt Assoziationen zur menschlichen Qualität. Fett wird allgemein als negativ empfunden. Während viele Dicksein in Verbindung bringen mit Aufsässigkeit, Unbeweglichkeit und Penetranz, gelten Dürre als konturenlose Jammergestalten. Die hohe Bedeutsamkeit der Figur und somit des Gewichtes beruht zu einem großen Teil auf diesen psychologischen Faktoren. Verstärkend kommt der angebliche Gesundheitsbonus für die Normal- und Idealgewichtigen hinzu.

Einem Menschen, dem nie im Leben das Körpergewicht Kummer bereitete, begegnet man nur selten. Die Normfigur ist bei den Angehörigen diverser Gesellschaftsschichten, Berufs- und Altersgruppen ebenso wichtig wie das durchgestylte Outfit. Noch bis vor wenigen Jahren waren es fast ausschließlich die Frauen, die sich dem ungeschriebenen Gesetz der schlanken Linie bedingungslos zu unterwerfen hatten. In den neunziger Jahren haben aber Modeschöpfer, Fitneß-Studios und Kosmetikkonzerne endlich auch den Mann entdeckt. Der neue Adam ist schön, stark, schick – und natürlich ist er schlank. Ein ansehnlicher, duftender Männerkörper darf nicht den obligatorischen Schwimmring aufweisen. Der Euro-Mann achtet auf Kalorien, macht Bodybuilding und legt sich, wenn alles nichts fruchtet, zum Fettabsaugen auf den Operationstisch. Das Geschäft mit dem Schönheitsbewußtsein des Mannes boomt. Das neu kreierte Schönheits- und Schlankheitsideal ist aber für das Gros der Männer ebenso unerreichbar wie das weibliche Pendant für die Mehrzahl der Frauen.

Vor diesem Hintergrund ist zu fürchten, daß die Zahl der Jungen und Männer mit Eßverhaltensstörungen in Zukunft ansteigen wird, denn sie werden einem ähnlichen Druck ausgesetzt wie junge Mädchen und Frauen. Kaum zu erwarten ist aber, daß sich durch diesen äußeren Einfluß die Frauenkrankheit Eßstörung zur Männerkrankheit wandeln wird. Denn Jungen werden anders sozialisiert, zur Selbständigkeit statt zur Anpassung erzogen, zum Kämpfen, nicht zum Erdulden, zur Aggression, nicht zum Hinunterschlucken. Den hohen Rang, den der Körper im gesellschaftlichen Rahmen, in zwischenmenschlichen Beziehungen und im Selbstbild bei Frauen einnimmt, wird er beim Mann nie einnehmen. »Für die Frau ist ihr Körper der Schlüssel zur Welt«, schreibt Susie Orbach*. »So wie das Selbstwertgefühl des Mannes von dem Wissen abhängt, daß er ›Brötchenverdiener‹ ist, so ist die Identität einer Frau fest mit ihrer eigenen Attraktivität verwoben. Mit ihrem Körper verhandelt sie mit der Welt.«

Für die Identitätsbildung des Mannes spielen also (vorrangig) andere Kriterien, etwa Position und Finanzkraft, eine Rolle. Frauen dagegen werden allzuoft auf ihren Körper reduziert, mit ihm identifiziert und über ihn definiert. Die Bedeutung des weiblichen Körpers wird überhöht, und diese Ausschließlichkeit trägt dazu bei, daß besonders Frauen dem Schlankheitswahn erliegen und indirekt versuchen, Lebensprobleme über die Manipulation ihres Körpers zu lösen.

Die Fixierung aufs Schlanksein ist eine kollektive Manie. Daß Mannequins, Stewardessen, Sportlerinnen, Tänzerinnen aus beruflichen Gründen auf die Linie achten sollten, ist noch einigermaßen nachvollziehbar; das allgemeine Schlankheitsfaible ist es nicht. Ein Recht auf das Wohlfühlgewicht, auf ein paar Pfund zuviel (was ist zuviel?), das wird Frauen erst in einem Alter zugesprochen, in dem sie ohnehin schon »keine richtigen Frauen« mehr sind: nach der Menopause, wenn sie nicht mehr jugendlich, knackig und sexuell anziehend sind. Fatal genug, daß zahllose Frauen, die traditionell zur Anpassung

---

* Susie Orbach: »Hungerstreik«, Econ Verlag, Düsseldorf, Wien, New York 1987, S. 82.

erzogen sind, das aberwitzige Streben nach dem Ideal verinnerlicht und zu ihrem ureigensten Thema gemacht haben.

Auch wo die Idealmaße nicht für Beruf oder zur Repräsentation unabdingbar sind, ist das Bedürfnis, schlank(er) zu sein, tief im Bewußtsein verankert. Zu negativ sind im europäischen Kulturkreis die Pauschalurteile über die belastenden Pfunde, gilt der Dicke doch gemeinhin als unbeherrscht, willensschwach und langsam. Seine einzige positive Eigenschaft, die Gemütlichkeit, ist in einer Zeit voller Streß, Leistungsdruck und Streben um Wohlstand und Luxus nicht gefragt. Hier muß der Schwergewichtige keuchend auf der Strecke bleiben, weil er sich mit seinen überflüssigen Pfunden nicht lässig durchschlängeln kann. Schlanken hingegen sagt man Spontanität, Fitneß, Energie, Entschlußfähigkeit, Dynamik und Tatkraft nach – alles Eigenschaften, die im Wettlauf um »Geld und Ruhm« Marksteine des Aufstiegs sind. Das gängige Bild, das die Werbestrategen und die Medien verbreiten, zementiert diese Pauschal- und Vorurteile im Bewußtsein der Konsumenten. Es kommt zu (psycho-) logischen Fehlschlüssen: Erfolg, Lebensglück und Karriere werden – insbesondere bei den Frauen – nur denen zuteil, deren Optik stimmt.

Der Duft der großen weiten Welt umgibt die Schönen, Schlanken, Gepflegten. Das heraufbeschworene Traum- und Trugbild wird täglich durch die Werbung kräftig untermauert. Zum Zwecke des Konsums hält man dem Verbraucher den Spiegel seiner Unvollkommenheit vors Gesicht. Der Empfänger nimmt zwar, meist widerwillig, die direkte Botschaft der Werbung auf, der Name des Produktes prägt sich ein. Gleichzeitig aber empfängt er die ziemlich unverschlüsselte Botschaft, daß alles machbar ist: Fortuna lächelt auf der Seite der Schlanken. Im Unterbewußtsein wird die Assoziation fundamentiert: äußere Vollkommenheit garantiert Lebensglück und Daseinsfreude. Natürlich weiß der Konsument als denkender Mensch, daß nicht ein bestimmtes Haarspray, eine Körperlotion, ein Wasch-, Putz- oder Pflegemittel die Schlüssel zum Wohlbefinden sind, und doch geht die Botschaft der Werbebranche nicht spurlos an ihm vorüber. Was hängenbleibt, ist ein mehr oder weniger intensives Bestreben, sich der gängigen Schönheitsvorstellung anzunähern. Eine solche Annäherung ist aber mit Verzicht verbunden. In der Wohlstands- und Überflußgesellschaft ist das angezüchtete Fett sinnigerweise verpönt. Wo Nahrung nicht mehr erarbeitet oder gar erkämpft werden muß, sondern im Überfluß vorhanden ist und tonnenweise vernichtet wird, muß zwangsweise das natürliche Verhältnis zum Essen leiden.

Zum Selbstschutz und aus Überfluß hat der Mensch im Zeitalter der Reizüberflutung auf der Meßskala seiner inneren Empfindungsfähigkeit – seiner Sensitivität – die Feinunterteilung für »sanfte Reize« verloren. Nur noch die stärksten Reize dringen bis ins Bewußtsein vor. Je abgestumpfter die Seele ist, desto stärker muß sich der Mensch stimulieren, um überhaupt noch seine Empfindungen wahrzunehmen. Da Essen nicht mehr den Stellenwert von etwas Besonderem hat, gleichzeitig viele Menschen an der innerlichen Leere zu verhungern drohen, ist es kaum verwunderlich, daß die Tabus früherer Jahrhunderte den Mißbrauch der Nahrung nicht mehr verhindern können.

Wohl entwickeln Eßsüchtige heftige Scham- und Schuldgefühle im pervertierten Umgang mit der Nahrung. Die Stärke der Suchtabhängigkeit und die Leichtigkeit, sich die »Droge« zu verschaffen, die schon als Kind das Gefühlsdefizit ausgeglichen hat, dominieren aber über derartige Skrupel. In den Teufelskreis der Sucht taucht die Bulimarektikerin ein, weil sie sich im Chaos der Konflikte verliert. Sie erliegt dem Zwang, ihren Hunger stillen zu müssen. Gleichzeitig aber fühlt sie sich verpflichtet, eine bestimmte Figur zu wahren, die der Norm entspricht, die ihr eine Zugehörigkeit verschafft und die ihre unbewußte Botschaft als Forderung an die Umwelt weitergibt.

Über ihr Symptom und die Sprache des Körpers, und damit natürlich über ihre Figur, drücken Eßgestörte ihr Anliegen, ihre Wut, ihre Verweigerung, ihre Beziehung zur (Um-)Welt aus. So hat Fettleibigkeit wie Ausgemergeltsein einen Symbolwert. Die Fettschicht der Dicken kann ihr Panzer sein, der sie vor der feindlichen Umwelt schützt. Eine zufriedene Dicke beschreibt Fett als das Polster, auf dem sie sich ausruhen kann und mit dem innere Verletzlichkeit nach außen geschützt wird. Fett kann aber gleichzeitig den Wunsch ausdrücken, sich sichtbar zu machen und wahrgenommen zu werden. Die Dicke nimmt körperlich den Raum ein, der ihr auf einer anderen Ebene nicht zugestanden wird.

Für wie wichtig eine Frau mit Eßstörungen sich selbst hält, ist häufig auf der Waage ablesbar. Dies trifft auf tatsächlich Dicke wie auf Bulimarektikerinnen oder Magersüchtige zu. Das subjektive Empfinden, nicht »wichtig« genug zu sein, zwingt letztere zur Reduzierung des Körpergewichtes. Mit dem Instrument der Gewichtsreduktion können sie gleichzeitig Aufmerksamkeit erkaufen und anklagen. Ein knochiger Körper wirkt schutzlos und weckt Mitleid. Im Fehlglauben an die Macht, mit der Figur die Umwelt manipulieren zu können, regulieren Dicke und Dünne ihre Konflikte mit dem Essen und formulieren ihre Ansprüche an die Außenwelt mit der Figur.

Im sexuellen Bereich signalisiert die Dicke ihre ablehnende Haltung mit dem verhüllenden und abschirmenden Fettpanzer. Die Bulimarektikerin oder Magersüchtige entzieht sich mit der »Form(ulier)ung« ihrer Figur einfach der Geschlechtlichkeit und wirkt durch die Aufhebung der weiblichen Formen neutralisiert. Daß diese Signale an die Umwelt von dieser nicht erhört, mißverstanden oder möglicherweise noch nicht einmal beachtet werden, veranlaßt die Eßsüchtigen keineswegs zum Abweichen von ihrer Strategie. Es läßt sie nicht an der These der überragenden Bedeutsamkeit ihrer Figur für ihre Position als Mensch zweifeln. Auf den Grundlagen des ähnlichen Selbstkonzepts äußern sich die unterschiedlichen neurotischen Eßstörungen in der Anorexia nervosa (Magersucht), Bulimarexie und der Freßsucht. Scharfe Trennlinien lassen sich im psychopathologischen Bereich kaum ziehen, denn hier drücken sich lediglich Selbstzweifel, Ängste und Komplexe auf unterschiedliche Weise und mit verschiedenartigen Auswirkungen durch den Konflikt mit dem Essen aus.

Bulimarexie zwischen Mager- und Freßsucht

Alle drei Syndrome der neurotischen Eßverhaltensstörung, die Mager-, die Freßsucht und der »Stierhunger«, beruhen auf ähnlichen psychischen Ursachen. Allzu leicht täuscht das optisch kontrastierende Erscheinungsbild der Betroffenen über die großen Parallelen innerhalb der drei Krankheitsbilder hinweg. Aus Sicht der Ernährungspsychologen kann man den tatsächlichen Dicken und Dünnen längst nicht an seiner Figur erkennen.

Man unterscheidet »dünne Dicke«, die nur wegen ihrer Selbstbeherrschung nicht äußerlich als solche kenntlich sind, aber auch »Magersüchtige«, die rein äußerlich eine unauffällig normalschlanke Figur aufweisen, eben die Gruppe der Bulimarektikerinnen. Im Vergleich miteinander überlappen sich viele Symptome der drei oralen Süchtigkeiten. Die hervorstechendste Gemeinsamkeit bei den drei Eßsüchten – Magersucht, Bulimarexie und Freßsucht – ist die Tatsache, daß die Betroffenen an einem übermächtigen »Hunger« leiden. Sie sind unfähig, diesen zu stillen, da es sich um keinen Hunger im eigentlichen, nämlich physiologischen Sinne handelt. Die Problematik, mit dem Essen nicht mehr aufhören zu können, beruht darauf, daß die Sättigung auf der nicht adäquaten Ebene gesucht wird und somit keine echte Befriedigung gefunden werden kann.

Entgegen der weitverbreiteten Annahme, nur Freßsüchtige und Bulimarektikerinnen würden unvorstellbare Mengen von Nahrung in triebhafter Gier verschlingen, tritt dieses Phänomen auch bei einer großen Anzahl von Magersüchtigen auf. Während die tatsächlich dicken Freßsüchtigen die im Freßrausch vertilgten Lebensmittel im Körper belassen und nichts gegen die damit heraufbeschworene Gewichtszunahme unternehmen, haben die Bulimarektikerinnen und die Anorektikerinnen mit der panischen Furcht vor dem Dickwerden ihre eigenen Strategien und Schlankheitskonzepte entwickelt. In der »Ideallösung« des selbstinduzierten Erbrechens im Anschluß an jede Freßattacke haben sie die Möglichkeit entdeckt, die ihnen Tür und Tor zum Ausleben ihrer Eßsucht öffnet. Während Bulimarektikerinnen vor dem Erkranken oftmals leicht übergewichtig sind und häufig auf Umwegen über Abmagerungsversuche mit Abführ- und Entwässerungsmittelmißbrauch den Weg des künstlichen Erbrechens finden, macht sich die beginnende Anorexie bei eher normalgewichtigen jungen Mädchen mit einem extrem gezügelten Eßverhalten bemerkbar, das sich bis zum Hungerstreik auswachsen kann. Wie bei den Bulimarektikerinnen wird bei den Anorektikerinnen Mißbrauch von Laxantien (Abführmitteln) und Diuretika (Entwässerungsmitteln) beobachtet.

Weit verbreitet ist auch der Irrtum, daß Magersucht Appetitlosigkeit bedeutet. Viele Außenstehende glauben, daß der ausgezehrte

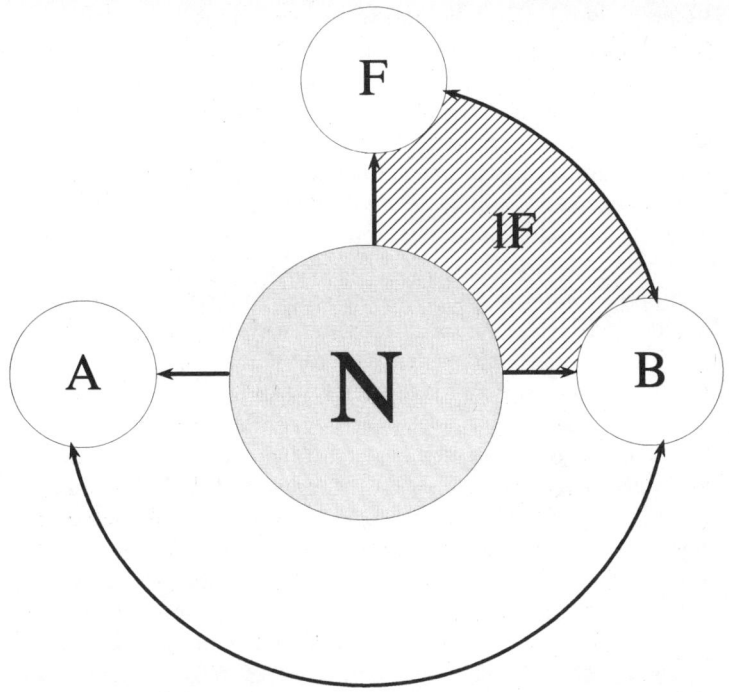

Formen süchtigen Eßverhaltens
In Abweichung vom normalen Eßverhalten (N) können die Eßstörungen Magersucht (A), Bulimarexie (B), Freßsucht (F) entstehen. Eine Weiterentwicklung einer vorhandenen zu einer verwandten Eßverhaltensstörung ist möglich. Aus einer latent vorhandenen Freßsucht (lF) entsteht am ehesten eine tatsächliche Freßsucht oder eine Bulimia nervosa.

Körper der Magersüchtigen allein auf die Verweigerung der Nahrungsaufnahme zurückzuführen ist. Dies trifft aber nur bei einem Teil der Magersüchtigen bzw. für bestimmte Phasen der Erkrankung zu. Es gibt prinzipiell zwei Formen der Magersucht: die Pubertätsmagersucht und eine Magersucht, die erst sehr viel später, etwa Anfang Zwanzig, beobachtet wird, häufig in einer akuten Lebenskrise auftritt und eine einschlägige Vorgeschichte hat. Zu Beginn einer Pubertätsmagersucht ist die reine Askese (also striktes

Hungern ohne Freßanfälle und Erbrechen) typisch. Durch die extreme Selbstbeherrschung bei minimaler Essenszufuhr entwickeln die meisten Magersüchtigen nach einer bestimmten Zeitspanne, etwa nach ein bis zwei Jahren, eine unüberwindliche Gier nach Essen, da sie im Widerspruch zu ihrem asketischen Verhalten im permanenten Gedanken an das Essen leben. Aus diesem Konflikt, den auch die Freßsüchtigen und Bulimia nervosa-Kranken kennen, erwächst auch bei den Anorektikerinnen das unstillbare und schließlich unbeherrschbare Bedürfnis zu essen. Magersucht als Selbstmord auf Raten muß also keineswegs einem Zu-Tode-Hungern gleichkommen. Auch die meisten Anorektikerinnen finden irgendwann in ihrer traurigen Krankheitsgeschichte den Weg ins Erbrechen.

Da die Symptomatik bei Magersüchtigen und Bulimarektikerinnen sehr häufig identisch ist, liegt wegen des krassen figürlichen Unterschiedes der Schluß nahe, daß Magersüchtige in der »Selbstkontrolle« und »Selbst-Beherrschung« noch perfekter sind als Bulimarektikerinnen. Diese wiederum sind den Freßsüchtigen in der Verschleierung ihres Problems haushoch überlegen. So gesehen sind dicke Eßsüchtige zu schwach, um dünn zu sein und bulimarektische Frauen zu »unkontrolliert«, um magersüchtig zu werden. Konkret bedeutet dies, daß sich die Bulimarektikerin in geringerem Maße zu steuern vermag als die Magersüchtige, und daß die Freßsüchtige auf eine Steuerung ihres Verhaltens gänzlich oder größtenteils verzichtet.

Das Körpergewicht ist für die Magersüchtige und die Bulimarektikerin von extrem hoher Bedeutung, wobei beide auf die abnorme Methode des Erbrechens zur Gewichtsregulierung zurückgreifen. Daß bei der gleichen Symptomatik die einen dürr, die anderen nur dünn werden, liegt also, wie erwähnt, hauptsächlich daran, daß die Fähigkeit zur Selbstkontrolle unterschiedlich stark entwickelt und ausgeprägt ist. Die Magersüchtigen streben in ihrer Nahrungsaufnahme gegen den Wert Null. Das heißt, daß sie nach Möglichkeit überhaupt nichts essen oder bereits Gegessenes durch Erbrechen und/oder Abführmitteleinnahme »rückgängig« machen. Bulimarektikerinnen hingegen erbrechen sich normalerweise nur nach Freßattacken und belassen bewußt zugeführte Nahrung in minimalen Mengen zur Selbsterhaltung im Körper. Diese Haltung läßt darauf schließen, daß sie einen größeren Lebenswillen haben als Magersüchtige.

Wesentlich unterscheiden sich auch die Denkkonzepte der beiden Eßsüchtigen-Gruppen in Hinsicht auf die äußerliche Zielsetzung. Während die Magersüchtige immer dünner werden will und sich nach unten keine Grenze setzt, ist es das Bestreben der Bulimarektikerin, »möglichst dünn« zu sein. Ein einmal erreichtes Niedrigstgewicht wird immer wieder angepeilt und nach Möglichkeit bei Annäherung zu unterbieten versucht. Durch diesen Ehrgeiz kann eine Bulimarexie ohne weiteres in eine Anorexie umschlagen, ebenso wie sich aus einer Anorexie im Laufe der Jahre eine Bulimia nervosa entwickeln kann.

Meist sind die Magersüchtigen bei Krankheitsbeginn jünger als die Bulimarektikerinnen. In manchen Fällen gilt eine Magersucht, die mit der Pubertät einsetzte, nach therapeutischer Behandlung als geheilt, ist in Wirklichkeit aber nur in eine nach außen hin weniger auffällige Bulimarexie übergegangen. Die 37jährige Gisela A., Mutter zweier schulpflichtiger Kinder, war im Alter von 15 Jahren »für zwei Jahre an Magersucht erkrankt«. Seit ihrer »Heilung« ist sie bulimarektisch.

»Abends, wenn ich alleine bin, bin ich nicht in der Lage, nach dem normalen Abendbrot aufzuhören zu essen. Ich muß zwanghaft weiteressen, bis ich brechen muß«,

schreibt sie 22 Jahre nach »Ende« ihrer Anorexie. Die zurückliegenden zwei Jahrzehnte hat sie im selbstgeschaffenen Käfig der Suchtabhängigkeiten verbracht: Sie war süchtig nach Essen, nach Drogen und nach Alkohol. Der Drogen entwöhnt und mittlerweile als nüchterne Alkoholikerin lebend, fehlt ihr die Kraft zum Bruch mit der Droge Essen.

Die heute 35 Jahre alte Ingrid K. kann den allmählichen Übergang ihrer Magersucht in die Bulimarexie noch nachvollziehen. Vor 17 Jahren hatte ihre Eßstörung begonnen.

»Nach einem oder zwei Jahren trat langsam ein Wandel ein, indem ich mir sagte, wenn ich schon esse, dann eben etwas mehr, und meine Angst zuzunehmen war so schlimm, daß ich mich dann anschließend erbrach.«

Während sich Magersüchtige und Bulimarektikerinnen auch in ihrem permanenten Kampf gegen den Hunger und somit gegen die Schwäche, der Eßlust zu erliegen, ähneln, scheinen Freßsüchtige im allgemeinen erfolglos aus dem Kampf gegen die Pfunde hervorzugehen. Doch auch unter ihnen gibt es wiederum eine Untergruppe, die der latent Eßsüchtigen, die den Bulimarektikerinnen ähneln. Ihre Freßsucht wird ebenfalls nicht durch Fettpolster augenscheinlich. Diese latent Freßsüchtigen zügeln sich mit großem Kontrollaufwand im Eßverhalten und leiden ebenfalls unter anfallsartig auftretenden Freßattacken. Wie sich aus den Magersüchtigen unauffällige Bulimarektikerinnen entwickeln können, besteht die Möglichkeit, daß sich Bulimarektikerinnen im Versuch des Verzichtes auf die Symptome ihrer Eßsucht zu latent Freßsüchtigen entwickeln.

Die Übergänge zwischen den verschiedenen Krankheitsformen sind fließend, und allein aufgrund des Aussehens lassen sich die drei bzw. vier oralen Süchte nicht zu scharf abgegrenzten Einzelkrankheiten klassifizieren. Im Vergleich zwischen Magersucht und Bulimarexie gibt es, vom äußeren Erscheinungsbild abgesehen, jedoch verschiedene Kriterien, nach denen man eine Einordnung wagen kann:

– körperlich: sekundäre Amenorrhöe (Ausbleiben einer bereits vorhandenen Regelblutung),
– in der Zielsetzung: das Bestreben, »immer dünner« zu werden bzw. nur »möglichst dünn« zu sein,
– psychisch: Existenz eines Leidensdrucks und eines Krankheitsbewußtseins,
– subjektives Erleben der Krankheit.

Zum Krankheitsbild der Bulimarexie gehört das Ausbleiben der Regelblutung nicht generell. Da die Menstruation zu einem der feinsten Indikatoren des weiblichen Körpers gehört, und da durch das Suchtverhalten auch Störungen im Hormonhaushalt verursacht werden können, leiden aber auch Bulimarektikerinnen unter Menstruationsstörungen wie Schmierblutungen, Unregelmäßigkeiten und zeitweiligem Ausbleiben der Regelblutung durch die dauernden Gewichtsschwankungen.

In der persönlichen Zielsetzung werden sehr unterschiedliche Prioritäten bei Mager- und bei Eß-Brechsüchtigen deutlich. Magersüchtige betreiben alles extrem, sind noch perfektionistischer als Eß-Brechsüchtige. Indem sie eben anstreben, ohne Untergrenze immer dünner zu werden, wollen sie etwas ganz Besonderes, Einmaliges, Außergewöhnliches leisten. Sie wollen zur Elite gehören und erhaben sein über all jene, die leibliche/körperliche, also »niedrige« Bedürfnisse haben. Ihr Hungernkönnen verhilft ihnen zu einem euphorischen Hochgefühl, wogegen Eß-Brechsüchtige sich durch ihre Symptomatik als schwach, elend, beschmutzt erleben und versuchen, nicht aufzufallen. Magersucht hat deutlicher mit Protest, Eß-Brechsucht mit (dem Kampf gegen die) Anpassung zu tun.

Häufiger als bei Magersüchtigen treten bei Bulimarektikerinnen Neigungen zu Drogen- und Alkoholmißbrauch und die Gefahr des Selbstmordes als Kurzschlußhandlung auf. Dies kann nur darauf zurückgeführt werden, daß sich die ältere Bulimarektikerin sehr viel eher der Tragweite ihres Handelns und ihrer Krankheit bewußt ist als die Anorektikerin und damit unter einem unvergleichlich größeren Leidensdruck steht. Dieser wird noch durch die übersteigerte Ich-Konzentration und die irrige Annahme, pervers zu sein, verstärkt. Ihnen ist im fortgeschrittenen Erkrankungsstadium nahezu jedes Mittel recht, wenn es nur verspricht, ihre unguten Gefühle zu dämpfen oder zum Ausbruch aus dem Teufelskreis der Sucht zu verhelfen. Von zehn eß-brechsüchtigen Frauen, die in der Folge ihrer Sucht sterben, kommt eine durch eigene Hand um. Selbstmordversuche und Selbstmord bei Bulimarektikerinnen entspringen (ähnlich wie der schleichende Selbstmord der Anorektikerin) nicht dem tatsächlichen Wunsch, tot zu sein, sondern signalisieren: »So will ich nicht weiterleben!«

Magersüchtigen wird nachgesagt, sie würden keinen Leidensdruck empfinden. Tatsächlich gibt ihre Magersucht der Betroffenen Halt, Sicherheit, Macht und Stärke – was ihr im wirklichen Leben fehlt. Wenn sie aber frißt und erbricht und sich dadurch als schwach und unkontrolliert erlebt, verspürt auch sie so etwas wie einen Leidensdruck.

Die Magersüchtige fühlt sich normalerweise subjektiv gesund, trotz ihrer sichtbaren Krankheitszeichen in Form des ausgemergelten Körpers, permanenter Schwächezustände und besorgniserregender Kreislaufstörungen. Gestehen die Magersüchtigen ihr offenkundiges Untergewicht über kurz oder lang auch ein, bedeutet dies noch kein Bekenntnis zur Krankheit der Magersucht. Zu ihrer neurotischen Eßstörung kann die Magersüchtige erst dann stehen, wenn ihr die Krankheit endlich selbst oder durch Angehörige und Ärzte ins Bewußtsein gerückt worden ist. Erfahrungsgemäß sind Magersüchtige lange Zeit der felsenfesten Überzeugung, weder dünn noch wirklich krank zu sein.

Hier zeigen sich wieder Parallelen zum bulimarektischen Syndrom. Auch Bulimarexie wird von den Betroffenen, wie schon ausgeführt, ebenfalls über Jahre hinweg nicht als Krankheit zur Kenntnis genommen, nur die Symptome werden mit peinlicher Genauigkeit verheimlicht. Während aber die Bulimarektikerin versucht, mit ihrer Krankheit zu brechen, sobald ihr diese bewußt geworden ist, hält die Magersüchtige oft und hartnäckig an ihr fest, denn loszulassen käme nach ihrem Empfinden einem Verrat an ihren Idealen und einer Kapitulation gleich.

Gemeinsam ist Mager- und Eß-Brechsüchtigen die Störung der Wahrnehmung des eigenen Körpers und die verzerrte Selbstwahrnehmung. Abgeschwächt gilt für Bulimarexie ähnliches wie für Anorexie: Magersucht ist ein Akt gegen sich selbst, eine Attacke, die sich gegen den eigenen Körper richtet, aber eigentlich die feindliche Umwelt, die zerstörerischen Lebensbedingungen meint. Indem die Betroffene über sich und ihre Bedürfnisse und Gefühle Kontrolle und Macht ausübt, glaubt sie unbewußt, die Welt kontrollieren und die Lebensbedingungen manipulieren zu können.

Da Bulimarektikerinnen nicht die äußerliche Auffälligkeit von Anorektikerinnen mitbringen, erregen sie lange Zeit nicht die Aufmerksamkeit und Besorgnis ihrer Mitmenschen. Somit werden sie – wenn überhaupt – erst sehr viel später erkannt als die Magersüchtigen. Das große Unwissen, das Jahrzehnte über das Phänomen der Bulimia nervosa geherrscht hat, haben sich die Erkrankten teilweise selbst zuzuschreiben, denn die große Scham und die Empfindung, pervers zu sein, zwang sie, ihr Verhalten zu verschleiern.

Eßstörungen sind ein psychosomatisches Problem: Sie haben psychische Ursachen, die sich körperlich niederschlagen und zu somatischen (= den Körper betreffenden) Schäden, in manchen Fällen sogar zum Tod führen können – direkt, mittelbar oder unmittelbar. Bei Freßsüchtigen sind es die organischen Schäden, die ihnen bedrohlich werden können. Magersucht ist unmittelbar durch die extreme Auszehrung lebensgefährlich. Bulimarexie dagegen ist zwar nicht akut lebensgefährdend – erst nach einer langen Suchtkarriere kann die Krankheit lebensbedrohlich werden –, aber sie ist ebenso als Selbstmord auf Raten zu verstehen. Und in diesem Sinne ist das Syndrom des heimlichen großen Essens und Erbrechens fast noch unheimlicher als die Magersucht. Denn Bulimarexie bedeutet: unerkannter, schleichender Selbstmord. Es ist ein Selbstmord auf Raten unter Zeugen, die nichtsahnend daneben leben.

Der Körper liefert prompt die Quittung

»Ungestraft« kann sich die Eß-Brechsüchtige nicht ihrer Sucht hingeben, wenn diese über Jahre dauert. Körperliche Beeinträchtigungen und Schädigungen sind über kurz oder lang immer zu erwarten. Es geht aber an dieser Stelle nicht um Abschreckung: der Verweis auf ein Raucherbein oder Lungenkrebs hat noch keinen (süchtigen) Raucher vom Rauchen abgehalten. Mit diesem Kapitel soll dem Informationsbedürfnis der Betroffenen Rechnung getragen werden. Alle in den nächsten Absätzen genannten Störungen und Schäden können auftreten, müssen aber nicht.

Ohne die körperlichen Folgen verharmlosen zu wollen, soll aber auch nicht verheimlicht werden, daß die meisten dieser Folgeschäden vorübergehend sind. Besonders in jungen Jahren ist die Fähigkeit des menschlichen Organismus, sich zu regenerieren, noch sehr stark ausgeprägt. Je älter aber eine Betroffene wird, je länger ihre Suchtkrankheit andauert, desto stärker werden auch ihre körperlichen Beschwerden, desto langsamer erholt sich der Körper von Schäden, die ihm zugefügt wurden, und desto größer ist das Risiko bleibender Schäden. Kaputte Zähne oder eine geschädigte Niere sind irreparabel.

Durch das häufige Erbrechen werden nicht nur die Zähne angegriffen und zerstört. Es kann auch zu Störungen des Mineralstoffhaushalts kommen. Besonders häufig werden Kaliummangel (»Hypokaliämie«) und Überschuß an Alkali (»metabolische Alkalose«) diagnostiziert. Kalium wird im Organismus für die Aufrechterhaltung der Leitungsverhältnisse zwischen den Körperzellen gebraucht und ist wichtig für das Nervensystem und die Arbeit der Muskeln. Die

Eß-Brechsymptomatik kann durch Störungen im Elektrolythaushalt des Körpers Herzrhythmusstörungen und irreversible Nierenschäden verursachen.

Die Symptomatik kann auch zu Störungen im Säure/Basen-Haushalt führen. Ein Basenüberschuß kann Müdigkeit, Schwäche, Kopfschmerzen, Durchblutungsstörungen, Unruhe- und Angstgefühle zur Folge haben.

Das ständige Erbrechen ist verantwortlich dafür, daß die Speicheldrüsen anschwellen. Unter Umständen dauert es nach dem Symptomverlust ein Jahr oder länger, bis sich die Speicheldrüsen wieder zurückgebildet haben. Geschwollene Speicheldrüsen sind ein eindeutiges Erkennungsmerkmal für das somatische Krankheitsbild der Eß-Brechsucht.

Fast immer werden bei Bulimia nervosa Entzündungen des Speiseröhrentraktes und Störungen in den Funktionen von Magen und Darm beobachtet (z. B. Magenschleimhautentzündung, akute Ausweitung des Magens, Durchfälle, Verstopfung, Blähungen). Das provozierte Erbrechen kann auch – durch den Druck des Würgens – zu kleinen Hautblutungen im Gesicht führen. Direkt durch das Symptom des Erbrechens werden körperliche Beeinträchtigungen wie Kopf-, Herz-, Brust- und Rückenschmerzen und Schwächezustände ausgelöst.

Durch das Erbrechen selbst und Störungen im Wasserhaushalt des Körpers haben eß-brechsüchtige Frauen sehr häufig verschwollene Augen. Wissenschaftler berichten darüber hinaus von Wassereinlagerungen in den Gelenken.

Die Laborwerte können bei Bulimarektikerinnen in verschiedenen wichtigen Bereichen von der Norm abweichen: Eiweiß, Blutzucker, weiße und rote Blutplättchen sowie Blutplättchenzahl sind erniedrigt; Leberenzyme, Cholesterin, Karotin, Kreatinin und Harnsäure erhöht (der erhöhte Harnsäurewert ist Ausdruck einer Nierenstörung). Leicht erhöht sein kann auch der Prolaktinspiegel (Prolaktin = Hormon des Hirnanhanges). Außerdem sind unter Umständen Veränderungen im EKG und im EEG festzustellen.

Mit Eß-Brechsucht gehen meistens niedriger Blutdruck, niedrige Pulsfrequenz und niedrige Körpertemperatur (Untertemperatur, unter 36 Grad Celsius) einher, was dazu führt, daß die Betroffenen unter Kreislaufbeschwerden und Schwindelgefühlen leiden, extrem kälteempfindlich sind und sehr schnell und anhaltend frieren. Die meisten Betroffenen klagen über Menstruationsstörungen wie unregelmäßige, schwache oder extrem schmerzhafte Blutungen.

Durch die Mangelernährung, mit der Eßstörungen in der Regel verbunden sind, können Hypovitaminosen (Vitaminmangelkrankheiten) auftreten. Besonders verbreitet sind Defizite an den Vitaminen K, A und D, außerdem Vitamin-B- und Eisenmangel.

Wie bei Magersüchtigen kann sich auch bei Eß-Brechsüchtigen der Behaarungstyp ändern, es kann durch die Unterversorgung der Körpers zu Haarausfall und zu trockener, zu Ekzemen neigender Haut kommen.

Die bulimarektische Persönlichkeit

Die Bulimarektikerin ist eine Neurotikerin, die schon allein durch ihr Alter – sie ist in den Zwanzigern – eine relativ starke Persönlichkeitsstruktur entwickelt hat. Sie ist in gewissem Sinne festgefahren und verfügt – trotz oder gerade wegen ihrer Erkrankung – bereits über ein großes Erfahrungs- und Reifepotential. Die meisten Betroffenen stehen im beruflichen wie im privaten Bereich »mitten im Leben«.

In der wohl ersten wissenschaftlichen Umfrage, die in Deutschland zum Phänomen Bulimarexie angestellt worden ist* und die durchaus noch als repräsentativ gelten kann, wurden 1983 knapp 500 Betroffene befragt. Ihr Durchschnittsalter lag bei 25 Jahren. Am Stichtag der Befragung litten die Betreffenden im Schnitt schon fünf Jahre an der rätselhaften Suchtkrankheit. Nur jede zehnte Frau war kürzer als zwei Jahre betroffen. Dagegen waren zehn Prozent der Bulimarektikerinnen bereits länger als 14 Jahre eß-brechsüchtig. Während die »Schwesterkrankheit« der Bulimia nervosa, die Anorexia nervosa, gehäuft mit dem Eintritt in die Pubertät beginnt, scheinen bei der Bulimarexie Frauen jeden Alters zwischen der Pubertät und über die Wechseljahre hinaus gefährdet zu sein. Besonders viele

---

* Untersuchung der Psychopathologischen Forschungsstelle der Georg-August-Universität in Göttingen, September 1983.

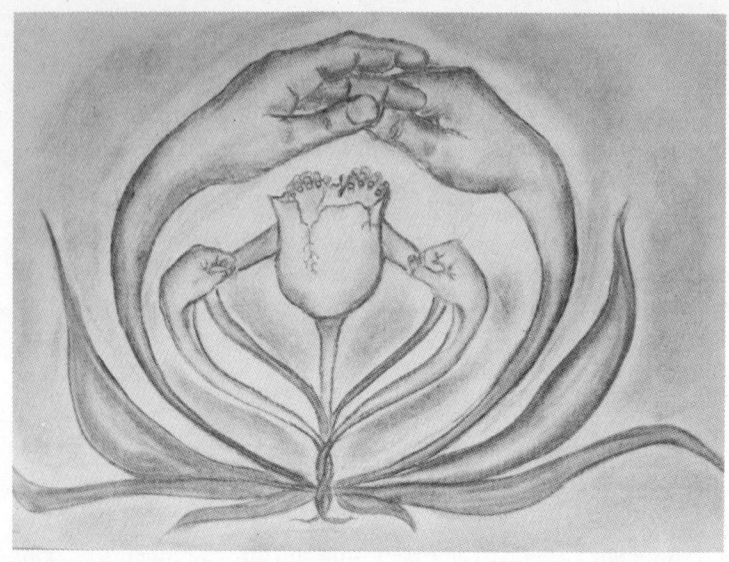

Fälle von Bulimarexie werden bei der Altersgruppe der 22- bis 30jährigen registriert. Daneben gibt es aber noch eine große Anzahl von Frauen im Alter von 15 bis 65 Jahren, die eindeutig zum Kreis der Betroffenen zu zählen sind.

Viele Bulimarektikerinnen datieren ihren Krankheitsbeginn ins 16. bis 18. Lebensjahr zurück, doch schützt Alter offenbar nicht vor Bulimarexie. Dafür stehen die Beispiele von Frauen im Lebensabschnitt des Klimakteriums. Hier scheinen »midlife-crisis« und Wechseljahre den Ausbruch einer akuten Eßstörung zu begünstigen.

Typisch wirkt das Schicksal von Rosemarie K., einer 52 Jahre alten verheirateten Frau. Sie leidet seit dem 49. Lebensjahr an jenen verhängnisvollen Eß-Brechattacken, die ihr vorher völlig unbekannt waren. Der Entstehungszeitpunkt ihres Leidens fällt zudem ziemlich genau mit dem Zeitpunkt zusammen, an dem ihre erwachsene Tochter das Haus verließ. Seitdem »überkommt« es sie zwei- bis dreimal wöchentlich. Rosemarie, die ihrer eigenen Schilderung nach »mitten in den Wechseljahren« ist, erkennt sich selbst nicht wieder und leidet unter den verständnislosen Vorwürfen ihres Mannes. Er quittiert ihr anormales Verhalten mit einem vernichtenden »Was du wieder frißt!«

Ähnliches trifft auf die 46 Jahre alte, kinderlose Geschäftsfrau Edelgard H. zu. Ihre »Neigung« zu Freßattacken entwickelte sie im Alter von 43 Jahren während eines gemeinsamen Urlaubs mit ihrem Mann. Erst zwei Jahre nach den ersten Freßanfällen brachte sie – inzwischen tief in den Eß-Brechzwang abgerutscht – den Mut auf, sich ihrem Ehemann zu offenbaren. Dieser reagierte »begriffsstutzig«, zeigte sich aber »nachsichtig«. Das Suchtphänomen der Bulimarexie trifft man also nicht wie die Anorexie fast ausschließlich bei sehr jungen Frauen an. Bulimarexie scheint auch keinesfalls auf eine einzige spezifische Personengruppe beschränkt zu sein.

Die meisten Betroffenen stammen ihrer Herkunft nach aus der mittleren oder oberen Gesellschaftsschicht und erhielten eine entsprechende Schulbildung. 85 Prozent der Frauen, die sich an der Umfrage (s. o.) beteiligten, besuchten oder besuchen eine höhere Schule. Vom beruflichen Werdegang her zeichnen sich eindeutige Tendenzen zu intellektuellen, künstlerischen, lehrenden und helfenden Berufen – also typisch weiblichen Domänen – ab. Fast alle Frauen haben ihr Abitur gemacht und studiert oder befinden sich noch im Studium. Die überwiegende Zahl der Betroffenen übt einen Beruf aus oder ist noch in der Ausbildung.

Der gravierendste Unterschied, der im Vergleich zwischen Magersucht und Bulimarexie auffällt, ist die scheinbar »normale« Einbindung der Bulimarektikerin in ihr soziales Umfeld. Zwar sind ihre Beziehungen zu anderen Menschen von einer gewissen Unverbindlichkeit geprägt und zeigen Analogien zum Symptom des Verschlingens und Wiederhergebens auf. Aber ungefähr jede zweite Frau lebt trotzdem mit oder ohne Trauschein in fester Partnerschaft mit einem Mann zusammen. Während Magersüchtige fast durchweg allein schon zum Aufbau einer zwischenmenschlichen Beziehung unfähig sind, also sich vor einer Verbindung mit einem Mann scheuen, gibt es unter den Bulimarektikerinnen zahlreiche Frauen, die ein oder mehrere Kinder haben. Offen sprechen manche bulimarektischen Mütter sogar aus, was sie zu ihrer Schwangerschaft motivierte. Monika M.:

»Ich hatte mir erhofft, die Schwangerschaft würde mir über die Freßsucht hinweghelfen. Ich hatte die ständige Befürchtung, ich schade dem Kind, aber selbst das konnte mich vom Fressen und Erbrechen nicht abhalten.«

Die Annahme, sich dem Teufelskreis über den Weg einer Schwangerschaft entziehen zu können, erwies sich bei ihr wie bei vielen anderen als eine Illusion. Monika M. fraß und erbrach sich fast während der gesamten neun Monate, »bis zum Schluß der Schwangerschaft alle drei bis vier Tage«. Sie brachte zur eigenen Überraschung und grenzenlosen Erleichterung bei der komplikationslos verlaufenden Geburt »ein völlig gesundes Baby von 3350 Gramm und 53 cm Größe« zur Welt.

Die Suchtkrankheit der Bulimarexie gedeiht also offenbar auch oder gerade in der äußerlich intakten Welt der Familie. Das ist nicht weiter erstaunlich: Wie ein roter Faden zieht sich das ambivalente Streben nach Anpassung und Bindung (»Normalität«) einerseits und Ausbruch andererseits durch die Biographie der Betroffen.

Besonders charakteristisch ist für Bulimarektikerinnen ihr hoher Anspruch an sich selbst und die abgrundtiefe Angst, sie könnten sich vor anderen eine Blöße geben und damit als »schwach« und »makelbehaftet« dastehen. Die verbreitete Annahme, Süchtige müßten labile Persönlichkeiten und schwache Charaktere sein, trifft auf die Bulimarektikerin nicht zu. Sie erscheint ausgesprochen willensstark, zielstrebig, selbstbeherrscht und ehrgeizig. Als eine hochgradig neurotische Persönlichkeit ist sie oft übersensibel und äußerst intelligent. Aus ihrem psychisch bedingten Minderwertigkeitsgefühl heraus entwickelt sie ihren unglaublichen Perfektionismus.

Durch die extrem überzogenen Ansprüche an die eigene Person lebt die Eß-Brechsüchtige in einer Situation ständiger Selbstüberforderung und ist zur realitätsbezogenen Selbsteinschätzung unfähig. Aus dem Geltungsdruck, mit dem sie sich in der Kompensation ihrer Minderwertigkeitskomplexe übt, erbringt sie Höchstleistungen und staunt ungläubig über die eigenen Fähigkeiten. Immer sind ihre Ziele zu hoch gesteckt. Fast immer werden sie dennoch erreicht.

Typisch für die Betroffen ist eine äußerst geringe Frustrationstoleranz. Sie streben in allen Dingen, auf allen Ebenen nach dem Ideal und können es nicht akzeptieren, dieses Ziel nicht zu erreichen. Schafft die Bulimarektikerin nicht, was sie sich vorgenommen hat, muß sie also einen Mißerfolg einstecken, deutet sie in exhibitionistischer Weise auf sich selbst. Mit einem gewissen Gefühl der Befriedigung stellt sie fest: »Seht her, ich hab's ja gleich gesagt, daß ich das nicht kann.« Einerseits baut sie so möglicher Kritik von außen vor, andererseits verschafft es ihr Genugtuung, ihre mangelhaften Fähigkeiten herauszustreichen, wobei sie aber im gleichen Moment Nachsicht und Trost erwartet. Gelingt es ihr, ihre eigene Leistung oder die anderer zu übertreffen, wird sie niemals echten Stolz zeigen. Ein Erfolg wird meistens mit bescheidener Scheu quittiert. Nicht selten unterstellt die Bulimarektikerin eine eigene Bravourleistung »reinem Zufall«. Diese Haltung wirkt sogar überzeugend, denn hier ist weniger falsche Zier im Spiel als eine wirkliche Fehleinschätzung der eigenen Person.

Die Bulimarektikerin leidet unter der Wahnvorstellung, nichts darzustellen und nicht an die Fähigkeiten anderer heranzureichen. Was sie macht, muß deshalb 150prozentig sein. Gerade Frauen, die in der Kindheit sexuell mißbraucht worden sind, kämpfen häufig mit den Instrumenten des Perfektionismus und der Selbstkontrolle gegen ihre tiefsitzenden Ohnmachts- und Unzulänglichkeitsgefühle an. Die Eß-Brechsüchtige will mit ihrem ausgeprägten Perfektionismus all ihre Unvollkommenheit, ihre Mängel und Schwächen ausgleichen. Dies ist scheinbar der einzige Weg für sie, zu leben.

Sie leidet unter dem Druck eines Zwangs, permanent ihre Existenz rechtfertigen zu müssen. Aus dem Gefühl heraus, nichts wert zu sein, empfindet sie sich als Schmarotzerin. Nur wenn sie etwas leistet, gibt oder kreativ wirkt, hat auch sie ein wenig Recht auf Leben. Sie hat auf fatale Weise für sich den Satz verinnerlicht: »Nur im Geben erwirbst du dir ein Recht auf Nehmen.«

Die Eß-Brechsüchtige ist nicht nur hypersensibel, sondern auch überempfindlich und fühlt sich schon durch die geringste Kritik zutiefst getroffen. Deshalb baut sie zum Selbstschutz solchen Verletzungsmöglichkeiten – in ihrem subjektiven Empfinden: Angriffen – bereits im Vorfeld so gut es geht vor. Die Bulimarektikerin kann in diesem Zusammenhang als klassischer Fall einer Neurotikerin gelten. Ihr Mangel an Selbstvertrauen ist mit dem unstillbaren Nachholbedarf an Schutz, Liebe und Wärme gekoppelt. Bei geistiger Gesundheit handelt sie gestört unter den Auswirkungen des tiefen seelischen Konflikts, den sie auf verschobener Ebene zu bewältigen sucht. Wie sie den emotionalen Hunger mit dem physiologischen verwechselt und nicht stillen kann, verschiebt sich auch ihre objektive Auffassungsgabe: Sie empfindet Kritik als Beleidigung, einen Wunsch als Zumutung und drückt ihre Intoleranz in scharfer oder spitzer Kritik gegen andere aus. Ihre innere Not löst sie nicht selten über Zynismus.

Bulimarexie ist im Kern von selbstzerstörerischem, autoaggressivem Verhalten gekennzeichnet. Die inneren Konflikte werden in erster Linie gegen die eigene Person gerichtet. Doch teilweise findet auch eine Entladung nach außen statt. Ihre Verzweiflung über sich selbst baut die Bulimarektikerin bisweilen durch Aggressionen gegen die Menschen ab, die ihr am nächsten stehen. Das »böse« Ich in ihr überträgt sie auf schwächere Personen und peinigt diese mit ihrem Selbsthaß. Zeitweise erstickt sie im Selbstmitleid oder erpreßt die Zuwendung ihrer Umgebung durch fordernde Depression. Ihre Selbstmorddrohungen müssen als Hilferuf durchaus ernstgenommen werden. Nicht immer treten alle Eigenschaften in der geschilderten extremen Weise auf, doch sind sie den meisten Angehörigen schon zeitweilig und phasenweise aufgefallen.

Ebenso kennzeichnend für die neurotisch verschobenen Verhaltensschemata ist auch der völlige Rückzug auf die eigene Person, der mit Narzißmus (Selbstverliebtheit) kaum etwas zu tun hat. In ihren kritischen Phasen ist die Bulimarektikerin sich selbst genug. Jeglichen Konflikt trägt sie mit sich selber aus, sei es mit dem Mittel der Selbstbelohnung oder durch Masochismus (lustvolles Erdulden selbst auferlegter Qualen). Ihr Leben findet nur im Glashaus ihrer selbst statt. Sie vereinsamt in der Selbstkonzentration. Solche freiwillige Isolation erlegt sie sich zum einen als Züchtigung und Selbstbestrafung für ihr pervertiertes Eßverhalten auf. Zum anderen fürchtet sie die Entlarvung ihrer Symptome und entwickelt Verfolgungswahn. Solange sie noch nicht weiß, daß sie krank ist, und deshalb ihre Neurose verheimlicht, fühlt sie sich permanent beobachtet. Vorsorglich trifft sie Vorkehrungen und Vorsichtsmaßnahmen. In der Konzentration auf sich selbst wächst die eingebildete Gefahr: Die Verkäuferin im Laden betrachtet argwöhnisch, was in ihrem Einkaufskorb ist. Die Kassiererin liest ihr die Freßorgie von den Augen ab. Die von gegenüber wissen Bescheid, wenn sie die vollen Einkaufstüten sehen. Die Nachbarin hat mitbekommen, daß sie auf dem Klo alles herausgewürgt hat. Schließlich mußte sie dreimal Wasser nachtrinken und das Klo zweimal spülen.

Ihre Wahnvorstellungen zwingen die Bulimarektikerin zum Abblocken sämtlicher Gefahrenquellen. Sie achtet darauf, nicht zweimal hintereinander am selben Ort einzukaufen. Sie geht, wenn möglich, nicht immer dieselbe Strecke heim. Sie schleicht sich durchs Treppenhaus, und wenn »es« dann soweit ist, schließt sie alle Türen hinter sich und legt den Telefonhörer neben die Gabel. Klingelt es an der Wohnungstür, bricht ihr der kalte Angstschweiß aus, und sie beseitigt vorsichtshalber in größter Hektik die Spuren der Orgie. Nur wenn es keine andere Alternative gibt, wird sie die Tür öffnen. Sie wird für ihre Freunde unerreichbar, geht nicht mehr weg und verwendet den größten Teil ihrer Freizeit auf Orgien in der Einsamkeit ihrer vier Wände.

Hätte die Bulimarektikerin nicht ihren »guten Ruf« zu verlieren, dann müßte sie auch nicht so peinlich darauf bedacht sein, ihr Benehmen zu verheimlichen. Mit dem Kippen der Fassade steht aber zuviel auf dem Spiel. Sie hat sich unter Aufopferung ihrer selbst eine Wunschvorstellung verwirklicht. Nach außen hin ist sie das, was sie immer erstrebt hat: stark, selbstsicher, erfolgreich. Nicht selten hat sie sich eine gewisse Position geschaffen und will diese um keinen Preis der Welt wieder verlieren.

Im krassen Gegensatz zu dem Bild, das die Bulimarektikerin von sich selbst hat, und dem, das sie ihrer Umwelt zur Schau stellt, steht ihre tatsächliche Persönlichkeit. Ihre mangelnde Selbstsicherheit und ihre Minderwertigkeitsgefühle verbirgt sie unter der Maske großen Selbstbewußtseins und Stolzes. Ihre innere Leere, ihr Gefühl der Sinnlosigkeit, kaschiert sie mit Übereifer, Zielstrebigkeit, Kampfgeist und großem Ehrgeiz. Ihre Übersensibilität drückt sich in scharfsinnigem Denken aus. Die auf sie einströmenden Informationen hinterfragt sie häufiger als weniger empfindsame Menschen. Ihre Selbstzweifel deckt sie mit der Herausforderung ihrer selbst ab. Ohne Erfolgserlebnisse verliert sie die Bestätigung ihres Existenzrechts. Dieses Denken zwingt die »hungrige« Bulimarektikerin in die Heimlichkeit und zur Selbstabschirmung. Monika M. berichtet:

»Ich hatte panische Angst, ertappt zu werden. Ich isolierte mich total, kam mir abartig und einzigartig auf der Welt vor. Ich schämte mich bodenlos für meine Perversion und hatte Angst, von meinen Bekannten abgelehnt zu werden. Wenn die durchblicken, was mit mir los ist, dachte ich, dann hätte ich ja das Bild der Stärke, Sicherheit, der Zuverlässigkeit, des Ehrgeizes und der Beherrschung nicht mehr erfüllt.«

Weil aber eine Bulimarektikerin durch ihren unstillbaren emotionalen Hunger auf das Echo angewiesen ist, das man sich von einer solchen Fassade erhoffen darf, gibt es keine Alternative. Das Konzept heißt unweigerlich: Isolation gegen Entlarvung, vorbeugender Rückzug in die Einsamkeit gegen Entzug der Daseinsberechtigung.

Im krampfhaften Bemühen, nach außen »Charakter« zu zeigen und das Minder-Ich nicht auch noch auf der Bühne des Lebens – in der Umwelt – unter Beweis zu stellen, verheimlicht die Eß-Brechsüchtige ihre vermeintliche Abartigkeit. Im Widerstreit von Schein und Sein baut sich mit dem Notlügengerüst das schlechte Gewissen auf. Zur Konfliktverarbeitung und Lebensbewältigung unfähig geworden, bleibt nur eine paranoide Lösung, die neuen Schuldgefühle zu »verarbeiten«: die Pein verursachenden Gedanken mit dem probaten Mittel der Freßorgie zu »verdauen«. Im Teufelskreis der Wirkungsdämpfung durch die Ursache rotiert das Zwangskarussell im atemberaubenden Tempo. Das Abspringen scheint unmöglich.

Daß die unaufgeklärte Süchtige unter dem Zwang ihres Handelns immer stärkere Schuldgefühle entwickelt, liegt auf der Hand. In ihrem ausgeprägten Harmoniebedürfnis versucht sie schließlich, sich durch Verzicht von der Scham freizukaufen. Sie verzichtet aber nicht auf ihre Symptome Essen und Erbrechen, sondern spricht sich das Recht auf Bedürfnisse ab. Im Grunde genommen egozentrisch veranlagt, übt sie sich in Altruismus (Selbstlosigkeit) und in der passiven Rolle der Duldenden. Sie versucht, anderen Menschen zu helfen und dabei nicht an sich selbst zu denken. Charakteristisch ist die Unfähigkeit der Bulimarektikerin, nein zu sagen, die in diesem Zusammenhang an Verständlichkeit gewinnt. Sie fühlt sich anderen verpflichtet, fürchtet gleichzeitig, ihnen weh zu tun und ihre Liebe entzogen zu bekommen.

Ihr Selbstwert ergibt sich aus der Summe des Interesses und der

Zuneigung anderer. Das Harmoniebedürfnis der Bulimarektikerin ist nahezu grenzenlos, oder, anders ausgedrückt: Ihr fehlt die Fähigkeit, Konflikte auszutragen und die Gelassenheit, (menschliche) Enttäuschungen hinzunehmen. Weil Eßgestörte häufig nicht (mehr) in der Lage sind, echte Gefühle – zu sich selbst und zu anderen – zu entwickeln, knüpfen sie sich ein Netz aus Halbheiten. Selbst Menschen, denen sie mit Gleichgültigkeit oder sogar Haß gegenüberstehen, können sie diese Gefühle nicht offen zeigen, da dies nicht nur ihr Harmoniebewußtsein untergraben würde, sondern auch Bestätigung entzöge. Man kann solche Verschlossenheit aus innerer Not leicht als Falschheit mißverstehen. Im Bewußtsein ihrer Minderwertigkeit ist aber die Bestätigung durch andere Menschen für die Erkrankte lebensnotwendig. Sie gibt ihr das Gefühl, noch zu leben und gebraucht zu werden. Verliert sie diese Gewißheit, lohnt sich ihr Leben nicht mehr.

Ihre Neurosen, ihr Abweichen vom »Pfad der Tugend« und ihre Zwangshandlungen nimmt die Bulimarektikerin im Verlaufe ihrer Krankheit immer bewußter wahr. Dennoch kann sie ihre Desorientierung nicht aufgeben. Wenn sie sich selbst zu durchschauen beginnt, versucht sie – meist erfolglos – rational gegen die neurotischen Verhaltensmuster anzugehen. Typisch ist etwa der Fall von Karoline N., die mit sich selbst und der Steuerung ihres »Wohl-Befindens« nicht klarkommt. Sie klagt:

»Mein Ehrgeiz ist störend. Ich möchte in der Ausbildung gar nicht so viel lernen und Beste sein. Doch weniger zu tun schaffe ich nicht ohne schlechtes Gewissen.«

Ähnliche Konflikte beobachten die meisten Bulimarektikerinnen irgendwann an sich. Was sie nun selbst als Zwangshandlungen identifizieren, lehnen die Betroffenen vom Verstand her ab. Zur Unterdrückung sind sie trotzdem nicht fähig. Verbreitete Beispiele sind der Putzfimmel, Flirtzwang, der Zwang zu Kontrollgängen, Ritenzwänge, strenger Ordnungssinn und das zwanghafte Handeln aus abergläubischen Motiven. Weichen sie von den Schemata ab, fühlen sie sich verunsichert oder gefährdet, obwohl ihnen bewußt ist, daß dies der Logik widerspricht. Sie klammern sich an diese »Gerüste«, wie sie das Netzwerk ihrer Phasen brauchen. Tritt etwas Unvorhergesehenes ein, das ihre ganze Energie fordert oder ihnen starke positive Gefühle vermittelt, gehören die Zwangshandlungen augenblicklich der Vergangenheit an. Ablenkung ist für die Bulimarektikerinnen eine der wirkungsvollsten Methoden zur Befreiung aus dem engen Käfig der Selbstkonzentration und -züchtigung. Es ist ein Weg, der ein Stück weit aus der Sackgasse der Sucht herausführen kann, aber nur zusätzlich beschritten werden darf – als begleitende Maßnahme oder als Überleitung zur Verarbeitung der eigentlichen Konflikte und der Änderung von Lebensführung und Geisteshaltung. Verdrängung oder »Ablenkung als Endlösung« ist der Nährboden für Rückfälle.

Auf der Suche nach den Wurzeln der Eß-Brechsucht

Eine Frage, die sich Betroffenen immer wieder und wieder aufdrängt, ist: »Warum gerade ich?« oder: »Wieso mußte es ausgerechnet mich erwischen?« Diese Frage kann nicht mit einigen griffigen Sätzen und schon gar nicht pauschal beantwortet werden. Die Antwort auf diese Frage ist hochkomplex. Es ist gleichzeitig eine Antwort darauf, warum Menschen überhaupt süchtig werden können, warum immer mehr Menschen Verhaltensstörungen entwickeln.
In der medizinischen und psychologischen Wissenschaft muß für jede Störung eine passende Schublade gefunden werden. Jede Schule oder Fachrichtung hat ihre eigenen Erklärungsansätze entwickelt.
Verhaltenstherapeuten zum Beispiel erklären die Eß-Brechsucht nach einem lerntheoretischen Modell mit einem falsch erlernten Eßverhalten. Die Empfindungen von Hunger- und Sättigungsgefühlen seien nicht angeboren, sondern durch frühe Ernährungserfahrungen erworben. Interne Regulationsmechanismen können danach durch das Imitieren von Verhaltensweisen in der Familie, durch Tischsitten und Zwänge nach und nach außer Kraft gesetzt – verlernt – werden.

130

In der Psychoanalyse wird eine Störung in der frühen Mutter-Kind-Beziehung für die spätere Bulimarexie verantwortlich gemacht. Die Mutter, die Probleme hat, die Signale und Bedürfnisse ihres Säuglings zu erkennen, kümmere sich übertrieben um das Kind. Dieses erlebe sich dabei als Teil der Mutter, lerne nicht, unterschiedliche Gefühle und Empfindungen zu differenzieren, und assoziiere später Nähe mit Nahrung und mit Mutter. In diesem Sinn versuche die Betroffene beim Eßanfall, den emotionalen Hunger mit Nahrung (= Mutter) zu stillen. Die irrationale Angst, von der Mutter von innen her verschlungen zu werden, mache das Erbrechen nötig...

Einen ganz anderen Erklärungsansatz liefert das familiendynamische Modell. Eß-Brechsucht ist nach diesem Modell die Folge krankhafter Familienstrukturen. Die Betroffene wird in ihrer persönlichen Entwicklung massiv behindert, weil die Familie keinen Raum läßt für Autonomie und Individualität.

Fest steht heute so viel: Es gibt nicht *die* einzige Ursache. Eine Vielzahl von Faktoren muß zusammenwirken, um eine Disposition für ausweichendes Verhalten/Sucht anzulegen und um eine so schwerwiegende Störung wie die Eß-Brechsucht auszulösen. Bedingt und aufrechterhalten wird die Bulimia nervosa durch sozial-gesellschaftliche, psychologische und biologische Faktoren. Welche Ursachen im einzelnen für die Entstehung von Eßstörungen verantwortlich sind, ist sicher auch von Fall zu Fall verschieden und hängt u. a. von spezifischen Persönlichkeitsmerkmalen ab. Man hat beispielsweise beobachtet, daß Menschen, die unter ungünstigsten psychosozialen Bedingungen aufwachsen, allen schlechten Prognosen zum Trotz eine stabile Psyche ausbilden – und umgekehrt. Diskutiert werden außerdem genetische Faktoren.

Wenn es auch nicht die eine, alles erklärende Ursache gibt, so fallen doch einige große Gemeinsamkeiten auf in der Persönlichkeitsstruktur, in den Entwicklungsbedingungen, in der Biographie, in der Sozialisation und in den Familien der Betroffenen. Wo liegen nun die Wurzeln, was könnten die möglichen Ursachen sein?

Etliches ist dazu in den vorausgegangenen Kapiteln schon angeklungen und ausgeführt worden, einiges wird noch durch die Fachbeiträge im nächsten Teil deutlicher. Deshalb sollen an dieser Stelle auf der Suche nach den Wurzeln der Krankheit die wichtigsten Punkte nur kurz aufgezählt und kommentiert werden.

Grundsätzlich kann man unterscheiden zwischen Faktoren, die die Entstehung der Sucht begünstigen, die ihre Entwicklung beeinflussen und die die Sucht auslösen.

Einige Hauptfaktoren, die das Entstehen einer manifesten Eßstörung begünstigen, sind:

- typische Geschlechtsrollenleitbilder
- strenges Schlankheitsideal und die Normierung des weiblichen Körpers
- starke Identifizierung von Frauen und Mädchen mit ihrem Körper
- Leistungsorientierung in einer nach männlichen Maßstäben strukturierten Gesellschaft
- anerzogene weibliche Konflikt- und Aggressionsscheu
- Aufwachsen unter Bedingungen, die einen Mangel an Selbständigkeit fördern
- seelische Mangelerfahrungen in der Kindheit
- sexuelle Übergriffe
- schwaches Selbstwertgefühl.

Rollenklischees und -konfusionen, Schlankheitswahn und Leistungsdruck sind ein fruchtbarer Nährboden für die Entwicklung von Eßstörungen. Das hat sich nicht zuletzt nach dem Fall der Mauer im Jahr 1990 gezeigt. Es hatte im realen Sozialismus zwar die staatlich verordnete Emanzipation gegeben, doch dies verhinderte nicht, daß Frauen weiterhin in geschlechtsspezifische Rollen gepreßt wurden. Als die Wende kam und mit ihr ein tiefgreifender politischer, sozialer und gesellschaftlicher Umbruch, stieg die Zahl der Eßverhaltensstörungen in der ehemaligen DDR deutlich an. Westliche Körper- und Modeideale, die ohnehin schon wirksam gewesen waren und vereinzelt zu gestörtem Eßverhalten geführt hatten, setzten die Frauen bei der Suche nach einer neuen Identität zusätzlich unter Druck. Frauen waren die ersten, denen das berufliche und gesellschaftliche Aus drohte – sie waren zur Anpassung gezwungen. Die Ideale aus dem »goldenen Westen« dienten der Orientierung. Sie konnten (und mußten) nun ausgelebt werden mit der Folge, daß auch die Eßverhaltensstörungen bei Frauen zunahmen; denn die starke Identifikation mit ihrem Körper macht gerade Mädchen und Frauen für Eßstörungen so anfällig.

Auffallend viele Menschen mit Eßstörungen kommen aus Familien, die nach außen hin ein Bild perfekter Harmonie abgeben, in ihren inneren Strukturen aber erschüttert sind. Diese Familien klammern sich streng an gesellschaftliche Normen: »Nur nicht auffallen!« Es sind häufig Familien, in denen ambivalente Gefühle allgegenwärtig sind: der Wunsch nach Abgrenzung steht dem Zwang zur Identifikation mit der Familie gegenüber und wird als feindselig, respektlos und unloyal erlebt. Wer ein Eigenleben entwickeln will, entwickelt gleichzeitig Schuldgefühle und Ängste. Die Autonomie des einzelnen wird dadurch extrem eingeschränkt, daß sich die anderen in seine Gefühle, Bedürfnisse, Gespräche einmischen – das führt zu Unsicherheit und Rollenkonfusionen. Konflikte werden nicht in angemessener Weise ausgetragen. Sie werden entweder unter den Tisch gekehrt oder eskalieren. Kinder aus solchen Familien lernen nicht, mit Konflikten umzugehen. Besonders Mädchen wird darüber hinaus Aggressions- und Konfliktscheu regelrecht anerzogen.

Wächst ein Kind unter Bedingungen auf, die einen Mangel an Selbständigkeit fördern, dann kann sich das später in ab- oder ausweichendem Verhalten auswirken und zu Eßstörungen führen. Solche Bedingungen sind zum Beispiel bei gestörten familiären Beziehungen gegeben, aber auch, wenn ein Kind zu wenig Geborgenheit, Zuwendung, Liebe erfahren hat oder überbehütet und mit einem Übermaß an Fürsorge aufgewachsen ist. Unter diesem Aspekt wird auch stets eine Störung in der frühen Mutter-Kind-Beziehung als Ursache für Eßstörungen genannt, allerdings ohne daß gleichzeitig die Rolle des Mannes in der Familie einer kritischen Prüfung unterzogen würde.

Menschen, die in der Kindheit emotionale Mängel erlitten haben, also im übertragenen Sinn »nicht satt« geworden sind, entwickeln einen emotionalen Heißhunger. Die Eßsucht ist der Versuch, diesen inneren Mangel im späteren Leben auszugleichen.

Ein sehr wesentlicher Punkt für eine gute psychische Konstitution ist das Selbstwertgefühl. Bulimarektikerinnen haben ein extrem schwaches Selbstwertgefühl. Schuld daran ist eine Vielzahl von seelischen Verletzungen oder Defiziten, die sich in der Entwicklung ansammeln. Insbesondere führen unerwünschte sexuelle Erfahrungen zu tiefer Verunsicherung und Mißtrauen gegenüber sich, dem eigenen Körper und anderen Menschen. Die Betroffenen erleben solche Übergriffe als Anschlag auf ihre körperliche und seelische Autonomie, spalten ihr seelisch-geistiges Ich ab und distanzieren sich von ihrem geschändeten Körper, um wieder »Herr über sich« zu werden. Dieser Körper wird über das Eßverhalten kontrolliert und manipuliert.

Die Entwicklung der Sucht kann nicht nur beeinflußt werden durch Störungen in der frühen Mutter-Kind-Beziehung und durch Familientraditionen, sondern auch durch eine Reihe anderer Faktoren, zum Beispiel durch:
- den beruflichen Alltag (bestimmte Berufsgruppen sind prädestiniert für süchtiges Verhalten),
- kulturelle Bedingungen (Verfügbarkeit der Droge, gesellschaftliche Toleranz gegenüber der Droge) und ferner
- konstitutionelle und genetische Faktoren.

Manche Menschen entwickeln mittelbar oder unmittelbar durch ihren Beruf ein gestörtes Eßverhalten. Je stärker der äußere Druck ist, schlank sein zu müssen, desto wahrscheinlicher treten schwerwiegende Eßstörungen auf. Eßstörungen sind besonders deshalb so verbreitet, weil Essen eine akzeptierte, absolut unauffällige Droge ist. Nahrungsmittel sind leicht verfügbar, und es gibt kaum einen rascheren und effektiveren Weg, Konflikt- und Spannungsgefühle abzubauen, als mit dem Essen. Frauen haben durch ihre gesellschaftliche Rolle als Mutter und Nährende traditionell eine besondere Beziehung zum Essen. Deshalb liegt für sie der Griff zu diesem Ersatzmittel so nahe.

Wesentliche Faktoren oder Situationen, die das Suchtverhalten auslösen können, sind:
- Idealisierung der Schlankheit (Streben nach dem Ideal),
- der Versuch, aus überkommenen und traditionellen Rollen auszubrechen,
- der Versuch, in männlichen Bereichen etwas zu leisten (Verleugnung der Weiblichkeit über das Mittel der Eßstörung),
- Lebens- und Berufskrisen (Verlassenwerden vom Freund, Probleme im Studium),
- Gefühle von innerer Leere, Einsamkeit, Alleinsein,
- schwaches Selbstwertgefühl und mangelnde Selbstsicherheit,
- sexueller Mißbrauch.

Einzelne Faktoren tauchen mehrfach auf, sowohl als begünstigend für die Suchtentstehung wie als Auslöser des Suchtverhaltens. Welche Faktoren nun im Einzelfall eine Rolle gespielt haben oder noch spielen, kann die Betroffene am ehesten über eine Analyse oder Therapie erfahren. Es gibt viele, auch widersprüchliche Theorien darüber, was Frauen in die Eß-Brechsucht treibt, und manches bleibt im dunkeln. Gemeinsam mit Fachleuten aber kann es der einzelnen gelingen, etwas mehr Licht ins Dunkel ihrer Eßstörung zu bringen – und damit auch wieder mehr Licht in ihr Leben.

2. Teil

Möglichkeiten der Therapie in Theorie und Praxis

Therapie contra Heißhunger

Über eines sollten sich die Betroffene und alle, die ihr helfen wollen, im klaren sein: Die Angst, dick zu sein oder zu werden, läßt sich nicht ohne weiteres und vollständig beseitigen. Sie ist tief in der Seele der Bulimarektikerin als ein Teil ihres Weltbildes verwurzelt. Teilweise speist sich diese Angst aus einer verzerrten Selbstwahrnehmung und hängt damit zusammen, daß sie das Vertrauen in den eigenen Körper und seine Selbstregulationsmechanismen verloren hat. Teilweise ist sie aber in einer auf absurde Weise schlankheitsfixierten Gesellschaft auch begründet.

Diese Angst ist so lange ihre ständige Begleiterin, wie die Eßgestörte sich noch nicht von ihrer Symptomatik lösen kann. Sie dauert mindestens so lange an, bis sie gelernt hat, ihre eigentlichen Probleme und Konflikte zu erkennen und angemessen zu beantworten – die essentiellen Schwierigkeiten nämlich, die hinter dem Eß- und Figurproblem verborgen sind. Diese Angst kann erst weichen, wenn die Betroffene ein neues, ganz persönliches Wertebewußtsein und neue Prioritäten für ihr Leben entwickelt hat und sich bei ihr dadurch manches relativiert (auch das Fixiertsein auf Essen, Hungern und Figur). Das heißt: Die Frau mit Eßstörungen muß in ihrer Persönlichkeit stark und selbstbewußt genug werden, sich nicht mehr über die Meinung Dritter zu definieren und definieren zu lassen.

Das ist nicht einfach. Eine solche Entwicklung ist ein langer Prozeß, der voraussetzt, vieles über Bord zu werfen, was bisher Maßstab und Lebensgerüst war. Tatsache ist: Die pflegeleichte Idealfigur ist für 99 von 100 Frauen ein unerfüllbarer Wunschtraum. Einem Überangebot von Nahrungs- und Genußmitteln steht das Diktat der schlanken Linie gegenüber. Solange die Frau jedoch in einem sozio-kulturellen Umfeld bestehen will, das die körperlich-seelische Anziehungskraft der Frau (Sex-Appeal) an ihrer Figur abzulesen gedenkt, werden ihrer körperlichen Selbstverwirklichung und ihrer Körperlichkeit recht enge Grenzen gesetzt. Es gibt Spielregeln, Richtlinien, ungeschriebene Gesetze. Twiggy macht zwar nicht mehr Mode, aber nach wie vor spiegeln die Medien Frauen oft einseitig wider: in der Rolle des formschönen, formbaren Objektes. Andere Kulturen und andere Epochen hatten konträre Schönheitsvorstellungen.

Jede Zeit hat ihre Schönheitsideale, und es liegt eine gewisse Logik darin, wenn nicht das Naheliegende, sondern das schwer Erreichbare zum Ideal erhoben wird. Diätwahn und Schlankheitskult sind Auswüchse, die sich nur Wohlstandsgesellschaften leisten können. Wer keine anderen Sorgen hat, macht sich welche und assoziiert Schlankheit mit Erfolgsgarantie, Lebensglück, Sorglosigkeit, Gesundheit, Freiheit. Im ausgehenden 20. Jahrhundert ist in den hochentwickelten Industriestaaten die Schlankheits- und Fitneßwelle übergeschwappt.

Fett ist nicht mehr weich und verlockend wie bei Rubens, sondern obszön und zeugt von Unmäßigkeit und Willensschwäche. Ein Bauch ist unästhetisch, und runde Schenkel gelten als unerotisch. In einer Gesellschaft, in der zunächst einmal Äußerlichkeiten, Jugend und Geld zählen, ist es schwer, sich von oktroyierten Erwartungshaltungen frei zu machen – viele Menschen haben für sie unerreichbare Ideale gar so verinnerlicht, daß sie im ständigen Kampf gegen ihre Natur liegen, ohne sich dessen überhaupt bewußt zu werden. Wer unter diesen Vorzeichen den Ehrgeiz entwickelt, schlank(er) zu sein, muß nicht im mindesten neurotisch sein. Wenn das Streben nach der besseren Figur eine Neurose ist, dann eine kollektive: Bis zu drei Viertel aller Frauen haben Diäterfahrungen; fast jede fünfte lebt ständig Diät; die Hälfte aller Jugendlichen haben schon für eine schlankere Linie gehungert... Diäten sind die Einstiegsdroge für Eßstörungen.

Bei einer Therapie oder beim Versuch, aus eigener Kraft dem Teufelskreis zu entrinnen, muß der nahezu unauslöschlichen Angst, dick zu werden, ein besonderes Augenmerk geschenkt und der Wunsch, schlank zu sein oder zu bleiben, zunächst einmal akzeptiert, dann aber auch hinterfragt werden. Für die Bulimarektikerin ist es eine Feuerprobe, wenn sie am Anfang einer Therapie zunimmt – und genau dies passiert in sehr vielen Fällen vorübergehend.

Da die Eß-Brechsucht eine sehr ernste seelische Erkrankung mit Suchtcharakter ist, gestaltet sich die Rückkehr zum »normalen« Leben entsprechend schwer. Der Weg in die Sucht findet schleichend statt und dauert oft Jahre – der Weg hinaus entspricht ihm. Anders, als noch Anfang der achtziger Jahre angenommen, gibt es diesen Weg, aber er ist für viele steinig und ermüdend. Gehen müssen ihn die Betroffenen ganz alleine – Therapeuten, Ärzte, Angehörige,

Freunde können lediglich Begleiter sein. Was sie können: die Richtung aufzeigen, von Irrpfaden weglenken, aus Sackgassen herausführen. Und: für jede/n sieht dieser Weg anders aus. Ein Genesungsprozeß bedingt, daß die Betroffene aus der Rolle der passiv Empfangenden und Erduldenden in die der aktiv Arbeitenden schlüpft.

Bulimarexie ist eine weitverbreitete psychosomatische Krankheit. Keiner weiß, wie viele Menschen unter dieser Sucht leiden, die Dunkelziffer dürfte erheblich sein. Man kann die Zahl der Betroffenen nur grob schätzen: Allein in Deutschland sollen zwischen einigen Hunderttausend und bis zu drei Millionen Menschen eßbrechsüchtig sein, zu 90 bis 95 Prozent Frauen und junge Mädchen. Seit diese Suchterkrankung in der Allgemeinheit bekannter geworden ist, lastet auf den Betroffenen nicht mehr generell der Druck der Geheimhaltung, und sie wissen, daß sie nicht einzigartig pervers sind. Die Medien sind auf ein »Thema« aufmerksam geworden, und in Forschung und Lehre hat sich viel auf diesem Sektor bewegt.

Heute gibt es für Betroffene relativ gute Prognosen zur Heilung ihrer Krankheit. Doch ob und wie schnell sie von der Sucht wegkommen, das hängt auch von den individuellen Umständen, Gegebenheiten und – last but not least – von der Art der Therapie ab. Ob ambulant oder stationär, Einzel- oder Gruppentherapie, Analyse oder Verhaltenstraining – es ist in jedem Fall wichtig, nach einem erfolglosen Therapieversuch nicht gleich die Flinte ins Korn zu werfen: *das* Patentrezept gibt es nicht. Denn jede/r bringt andere Vorbedingungen, Problemfelder, Prägungen, Erfahrungen, Temperamente in die Therapie mit.

Da es sich bei der Bulimia nervosa um eine seelische Erkrankung handelt, die dem Körper der Betroffenen ihren Stempel aufdrückt, muß die Behandlung mehrgleisig erfolgen. Eß- und Magersüchtige gehen unter innerem Zwang rücksichtslos mit ihrem Körper um. Deshalb ist es in jedem Fall ratsam, durch einen sachkundigen Internisten eine organische Untersuchung durchführen zu lassen. Meist wird auch der Gang zu einem Frauenarzt notwendig sein, denn viele Eßgestörte haben massive Zyklusstörungen (was auch Frauen kennen, die häufig Diät machen). Im Verlauf der Suchterkrankung treten, je nach Dauer der drastischen Freß-Brech-Orgien, zum Teil erhebliche organische Schäden auf, und fast immer führt die Eßstörung in der Folge zu Mangelerscheinungen.

Am wichtigsten jedoch ist die Behandlung der Seele. Nach dem heutigen Stand der Wissenschaft gibt es kein einziges Konzept mit Erfolgsgarantie. Seit Mitte der achtziger Jahre ist eine Vielzahl von Therapiemodellen entwickelt worden, die sich in der Praxis mehr oder weniger gut bewährten, und von denen einige recht beachtliche Erfolge erzielt haben. Die Kenntnisse über wirksame Therapieansätze sind allerdings noch außerordentlich gering. Seit 1994 läuft deshalb eine auf fünf Jahre ausgelegte Studie*, die der Frage nach der Relation zwischen Therapieaufwand und Therapieergebnissen bei der psychotherapeutischen Behandlung von Eßstörungen nachgeht. An ihr nehmen etwa 50 deutsche Kliniken teil.

Das Interesse an den Betroffenen scheint groß. Trotzdem herrscht akuter Mangel an Therapieplätzen, und oft ist es notwendig, Wartezeiten von ein bis anderthalb Jahren für eine stationäre Therapie in Kauf zu nehmen, was für die Betroffenen eine große Belastung darstellt. Dazu kommt ein weiteres Problem: Nicht immer steht in der Arbeit mit Eßgestörten das Wohl der Betroffenen im Vordergrund, manchmal sind es eher Profitdenken, Profilierungsbestrebungen und Karrieregedanken. Doch es existiert inzwischen ein dichtes Netz von psychosozialen und anderen Beratungsstellen. Dort können Betroffene und Angehörige sich auch über die Seriosität unterschiedlicher Angebote informieren.

Grundsätzlich »lohnt« sich eine Therapie nur dann, wenn die Kranke die Bereitschaft dazu signalisiert. Noch besser aber ist es, wenn sie aktiv und fordernd um ärztlichen Beistand bittet. Eine bulimarektische Frau, die in der Un(ter)bewußtseins- und Verdrängungsphase lebt, ist noch nicht reif für Hilfe von außen. Ihr ist die Krankheit nicht bewußt, und somit erscheint ihr Hilfe überflüssig... Eine solche Haltung schließt einen Therapieerfolg von vornherein nahezu gänzlich aus. Denn die Mitarbeit der Betroffenen und ihr Wille, ihr Leben zu ändern, sind das Fundament einer erfolgversprechenden Therapie. So liegt die traurige Vermutung nahe, daß die Heilungschancen mit dem Maß der Verzweiflung (Leidens-

* Studie der Universität Ulm und der Forschungsstelle für Psychotherapie Stuttgart unter der Leitung von Prof. Horst Kächele.

druck) steigen. Hilfe kann man einer Bulimarektikerin nicht aufdrängen, nur anbieten. In der Freiwilligkeit liegt wahrscheinlich die einzige Chance, den Zustand zu bessern, eine bedingte Heilung oder eine Genesung zu erreichen.

Die größten Probleme ergeben sich aus der starken Persönlichkeit der Eßsüchtigen (sie können aber auch eine Chance darstellen) und ihrer ungeheuren Energie, die sie völlig in die falsche Richtung lenkt und auf das Ziel, schlank zu sein, konzentriert.

Um einer Bulimarektikerin den Ausbruch aus dem Teufelskreis zu ermöglichen, ist es notwendig, ihr unglaubliches, aber fehlgesteuertes Energiepotential umzulenken. Dabei steht die Kranke sich aber selbst im Weg. Ihr Perfektionsdenken erlaubt ihr keine Schwäche, und eine solche würde ja die Aufgabe ihrer Ideale darstellen. Die genaue Kenntnis ihrer selbst, ihre angeborene Skepsis, ihre Willensstärke und ihre Intelligenz bilden die größte Barriere, die auf dem Weg zu einer anderen Lebensweise zu überwinden ist.

Anders als labile Charaktere läßt sich die Bulimarektikerin nicht leicht beeinflussen, wenn es um ihr eigenes, einbetoniertes Weltbild geht. Sie ist im rationalen Denken aufnahmebereit und einsichtig. Da ihr Selbstwertgefühl aber vom emotionalen, also nahezu unsteuerbaren Befinden abhängig ist, ergibt sich hier eine große Unvereinbarkeit. Sie kann objektive und subjektive Wahrheit unterscheiden, doch ihr Gefühl macht es ihr oft unmöglich, ihr rationales Wissen in die Praxis umzusetzen. Konkret bedeutet dies, daß sie sich, mit vollem Bewußtsein dem Diktat ihrer Emotionen ausgeliefert, zugrunde richtet und sich selbst dabei hilflos beobachtet.

Es geht also in der Therapie nicht einfach darum, der Kranken ihre pervertierte Verhaltensweise bewußtzumachen und an dieser zu basteln. Die Bulimarektikerin hat ein lückenloses Bild von sich selbst, von ihren Reaktionen und ihren Abweichungen von der Norm. Sie muß wieder in Einklang mit sich selbst gebracht und aus dem Zwiespalt von Gefühlswelt und Realität in eine Daseinsform geführt werden, die es ihr ermöglicht, ein ausgefülltes, befriedigendes und suchtfreies Leben zu führen. Da beim Essen keine Abstinenz möglich ist, heißt dies: Die Betroffene muß lernen, mit ihrer Droge zu leben. Dies ist aber nur der erste Schritt. In einem zweiten Schritt muß sie lernen, wieder lustvoll und angstfrei mit dem Essen umzugehen. Diese beiden Ziele sind nicht durch Herumkurieren am

Symptom zu erreichen. Sie können sich erst dann einstellen, wenn die Wurzeln des Übels erkannt und auf welche Weise auch immer ausgeräumt worden sind.

Psychotherapeutische Behandlungen können Prozesse in Gang setzen, aber keine raschen Wunder bewirken; die Erwartungen sollten also erst einmal nicht zu hoch angesiedelt sein. Es gibt ein buntes Sammelsurium von psychologischen und verhaltenstherapeutischen Therapiestrategien, aber längst nicht alle Ansätze sind erfolgversprechend; die Prognose einer Heilung hängt immer auch von der Krankheitsdauer ab. Das Heraus ist fast immer ein zäher, mühseliger Prozeß mit vielen Rückschlägen. Es ist hilfreich, jedes Ausbleiben eines Rückschlages als Erfolg zu betrachten und nicht den eigentlichen Erfolg am aktiven Fortschritt zu messen. Oft bessert sich anfangs das Krankheitsbild zwar, aber auch etliche Zeit nach einer Therapie klagen viele Frauen wieder – oder weiterhin – über nachhaltige Probleme.

Um gesund zu werden, muß die Eß-Brechsüchtige sich als erstes etlicher Illusionen entledigen: Bulimarexie ist keine Erkrankung, die man ohne eigenes Zutun heilen lassen kann. Bulimarexie ist auch keine vorübergehende Störung, die sich von allein wieder gibt. Und schließlich gibt es bei der Bulimarexie nicht jenes Schlüsselerlebnis in der Kindheit, mit dessen Wiederentdecken die Krankheit über Nacht schlagartig verschwindet.

Bulimia nervosa-Therapie bedeutet harte Arbeit – für alle Beteiligten. Es gibt heute verschiedene Modelle, in denen auf konventionelle Weise und nach feministischen Erkenntnissen der Bulimarexie der Kampf angesagt wird. Grundsätzlich gibt es die Möglichkeit der Einzel- und Gruppentherapie. Die Annahme, daß ein Therapieversuch »unter vier Augen« weniger erfolgversprechend ist als die Arbeit in der Gruppe, hat sich in der Praxis bestätigt. Dafür gibt es verschiedene Gründe. Die Betreffende hat zum einen jahrelang in der Isolation gelebt und gerät in einer Einzeltherapie zwangsläufig wieder in eine Isolationsform. In der Gruppe bricht sie aus diesem Gefängnis der Einzelhaft in die Erleichterung schaffende Schicksalsgemeinschaft aus. Ein weiterer Grund ergibt sich aus der Ursachenforschung. Die Suchterkrankung hat viele Ursachen, fast immer gehört auch eine gestörte Mutter-Kind-Beziehung dazu. Deshalb erscheint es nicht eben ratsam, gegen die Zwangsneurose mit einer

parallelen Konstellation, einem ähnlichen Beziehungsmuster, anzugehen. Es besteht die Gefahr einer Wiederholung. War es früher die
Mutter, von der das Kind Teil und abhängig war, besteht die Möglichkeit, daß sich die Patientin analog dazu in der Einzeltherapie an
die Therapeutin oder den Therapeuten klammert und sich auf sie
oder ihn fixiert. Eine solche Zweierbeziehung zwischen Therapeuten
und Patientin kann die produktive Arbeit in der Therapie behindern.
Wieder könnte eine Identifikation stattfinden, die zu Aggression,
erneuten Identitätsschwierigkeiten und Übertragungsproblematik
führen kann. Eine folgerichtige Alternative zur Einzelbehandlung
ist also die Therapie in der Gruppe unter therapeutischer Betreuung
oder im Selbsthilfeverfahren mit Leidensgefährtinnen.
Der große Pluspunkt der Gruppe ist darin zu sehen, daß sich hier die
Betroffene in einer Situation bewähren muß, die der Realität näher
kommt als die enge Welt der Zweierbeziehung. Hier ist sie nicht die
Hälfte von etwas. Die Gruppe ist ein Mikrokosmos, ein verkleinertes
Abbild der Wirklichkeit. Die Bulimarektikerin krankt an ihrem
Egozentrismus und ihrem Mittelpunktbedürfnis, das ihrem gestörten Selbstwertgefühl entspringt. In der Gruppe muß sie lernen, sich
durchzusetzen und einzubringen – wie in der feindlichen Welt draußen. Bei der Therapie »unter vier Augen« jedoch ist sie der Mittelpunkt (der Welt). Das kommt ihrer Neigung, sich durch Aufmerksamkeit zum Selbstbewußtsein zu verhelfen, in nicht gerade glück-
licher Weise entgegen. In der Gruppe von mehreren Betroffenen
hingegen kann sie erfahren, daß auch sie in einem »System« ihren
Platz hat, wenn sie nur lernt, sich in dieses einzubringen und sich
nicht auf sich selbst zurückzuziehen.
Im Gegensatz zu den schlechten Prognosen für medikamentöse Behandlungen, Diät- und Ernährungsprogramme und psychiatrische
Behandlungsmodelle (Erfolgsaussicht: keine!) geben verhaltens-
theoretische Modelle mehr Hoffnung auf Heilung. Die »Waffen«,
mit denen man hierbei gegen das bulimische Suchtphänomen zu
Felde zieht, heißen z. B. Expositions- und Selbstsicherheitstraining.
Es ist eine Art »Positivierung«, wobei ein eindeutiger Schwerpunkt
der Arbeit wie bei der Einzeltherapie auf der Ausrichtung aufs Symptom liegt. Die verhaltenstheoretischen Modelle zielen so beispielsweise auf die Verstärkung der Selbstkontrolle beim Eßverhalten und
die Reaktionsverhinderung ab. Hier wird versucht, auf die schon

erwachsene Kranke erzieherisch einzuwirken und sie wieder in konventionelle Bahnen zu lenken. Die Eßstörung wird dabei nicht als Sucht, sondern als Verhaltensstörung behandelt, mit ernährungspsychologischen und allgemein psychotherapeutisch orientierten Konzepten.

Die Arbeit am Verhalten greift aus frauenspezifischer und gesellschaftskritischer Sicht zu kurz, denn die Eßgestörten sind ohnehin schon überangepaßt und ersetzen Gefühle durch Kontrolle und Verzicht. Angesagt wäre eigentlich, die Überangepaßtheit und die starke Leistungsorientierung zu überwinden. Wenn die Frau wieder »funktioniert«, ist das für alle Beteiligten sehr bequem – aber sind dann ihre Probleme wirklich gelöst? Die Prognosen für das Fruchten der langwierigen Bemühungen sprechen statistisch nicht unbedingt gegen eine solche Anpassungstherapie, die aber – quasi als Nebenwirkung – die Unterdrückung der Frau stabilisiert oder zumindest billigend in Kauf nimmt.

Ins Gespräch kommt auch immer wieder das systemorientierte Modell der Familientherapie. Sie leitet ihre Berechtigung aus der Tatsache ab, daß die neurotische Eßstörung ursächlich aus einer gestörten familiären Atmosphäre resultiert. Bulimia nervosa als Familienkrankheit zu behandeln ist zwar folgerichtig, doch in der Praxis kaum zu realisieren. Meistens ist – anders als in der Situation einer »Magersüchtigen-Familie« – bei den Bulimarektikerinnen schon längst eine räumliche Trennung von der Familie erfolgt, was natürlich nicht heißt, daß tatsächlich eine Loslösung erfolgt ist. Familientherapien kommen somit schon allein aus technischen Gründen selten in Betracht. Außerdem gilt es bei der Bulimarektikerin ja nicht, eine unglückliche Vergangenheit zu bewältigen, sondern einen Lernprozeß zur Bewältigung des gegenwärtigen Daseins anzuregen. Sie hat nicht gelernt, die Konflikte und die alltäglichen Probleme ihres Lebens adäquat zu lösen. Das kann sie auch nicht lernen, wenn man sie auf künstliche Weise wieder in die vergangene – die familiäre – Situation zurückführt. Im Gegenteil: Sie neigt dazu, symbiotische Bindungen einzugehen, und da kann es nur von Vorteil sein, wenn sie es geschafft hat, sich aus einer engen, ambivalent empfundenen Verbindung (in der Regel zur Mutter) räumlich, vielleicht sogar emotional herauszulösen. Sowenig, wie es möglich ist, versäumten Schlaf nachzuholen oder sogar »vorzuschlafen«, so wenig fundiert erscheint die Annahme, unbewältigte Probleme der Gegenwart mit der Aufarbeitung der Vergangenheit zu bewältigen. Es kann lediglich sinnvoll sein, Ursachen der Unfähigkeit aufzudecken und in der Suche nach Lösungsmöglichkeiten für gegenwärtige Schwierigkeiten heranzuziehen. All dies gilt übrigens auch für die Psychoanalyse. Nicht selten fühlen sich Patientinnen nach psychoanalytischen Behandlungen mit einem Koffer voller Probleme allein gelassen: Sie wissen nun, was schiefgelaufen ist, können aber nichts damit anfangen. Denn die Eßstörung löst sich nicht in Luft auf, wenn die Probleme, die ihr zugrunde liegen, aufgearbeitet sind.

Je nach Gesundheits- und Seelenzustand der Suchtkranken kann anstelle einer ambulanten Behandlung auch ein Aufenthalt in einer psychosomatischen Klinik ratsam oder sogar erforderlich sein. Eine Kranke gegen ihren Willen in eine klinische Behandlung zu geben, ist nur dann zu rechtfertigen, wenn akute Lebens- oder Suizidgefahr (Selbstmordgefahr) oder ein ähnlich schwerwiegender Grund besteht. Ohne den eigenen Wunsch nach Hilfe kann ein solches Vorgehen nur als Maßnahme zur Lebenserhaltung fungieren. Erfahrungsgemäß sträubt sich die Kranke gegen oktroyierte Hilfe. Deshalb ist das Verfahren, zur Ermittlung der Eigenmotivation Bewerbungsschreiben Betroffener zum Aufnahmekriterium in der Klinik zu machen, sehr zu begrüßen.

Ein scheinbar augenblicklicher Erfolg in der stationären Therapie muß aber nicht in jedem Fall für das Greifen des therapeutischen Programms sprechen. Jede der Betroffenen hat schon festgestellt, daß eine räumliche, familiäre oder berufliche Veränderung heilsam auf ihr Suchtverhalten wirkt. Eine neue Umgebung – wie etwa die der Klinik – kann somit eine Euphorie auslösen. Diese wird zwar von der Therapie noch verstärkt, hätte sich aber möglicherweise ebenso bei einem Umzug, einem Urlaub oder bei einer normalen Kur ohne therapeutische Maßnahmen eingestellt. Es gilt darum, der Erkrankten in der Zeit des Aufenthaltes so viel »Handfestes« wie möglich für das Leben ohne die schützenden Mauern des Sanatoriums mit auf den Weg zu geben.

Problematisch kann ein Klinikaufenthalt wegen seiner Länge werden; er dauert in der Regel bis zu einem halben Jahr. Die Betroffene ist in dieser Zeit aus ihrem normalen Umfeld und ihren mitmenschlichen Bezügen herausgerissen, wird ihr Studium unterbrechen oder ein Schuljahr wiederholen müssen. Das macht die Rückkehr in den Alltag, trotz neuen Rüstzeugs, nicht leichter und erhöht das Risiko von Rückfällen, denn die Betroffene wird nun wieder mit ihren alten Konflikten konfrontiert. Der Vorteil einer ambulanten Therapie ist dagegen, daß die Probleme dann aufgegriffen und angegangen werden können, wenn sie auftauchen: Es ist eine Therapie, die die Kranke in ihrem unbefriedigenden, problembehafteten Alltag begleitet. Eine Zäsur findet nicht statt – es gibt keinen dauerhaften Schutzraum.

In der heilen Welt der Klinik dagegen empfinden die Betroffenen nicht selten ein ungekanntes Gefühl der Geborgenheit. Es vermittelt Stärke und Sicherheit. Mit der Rückkehr in ihr natürliches soziales Umfeld können sie die Härte der Realität schwer verkraften und sind damit wieder ihrer Zwangsneurose ausgeliefert. Der Effekt der kalten Dusche kann verhängnisvoll sein, wenn zum Konzept nicht ein Auffangprogramm gehört, das den Entlassenen am Heimatort einen Rettungsanker bietet: eine Gruppe, die hilft, Selbstzweifel abzubauen, sich wieder zurechtzufinden, Erfahrungen einzubringen und Konflikte ohne den Rückgriff aufs Symptom Essen/Erbrechen aufzuarbeiten. Eine solche Gruppe zur Nachbetreuung kann eine therapeutische, eine Selbsterfahrungs- oder eine Selbsthilfegruppe sein.

Es bestehen inzwischen in allen größeren Städten meist feministische Beratungszentren, denen Selbsterfahrungs- oder Selbsthilfegruppen angeschlossen sind. Daneben gibt es seit vielen Jahren die Overeaters Anonymous (OA), die aus der erfolgreichen Bewegung der Anonymen Alkoholiker (AA) hervorgegangen sind. Die Erfolge dieser Selbsthilfegruppen, die nach einem Zwölf-Schritte-Programm arbeiten und in der Gruppe keinerlei Diskussion zulassen, scheinen für sich zu sprechen, zumindest in bezug auf die Resultate bei Alkoholkranken.

Leider gibt es einen »wunden Punkt«, der diese eigentlich segensreiche Idee der AA-Selbsthilfe nicht uneingeschränkt und generell als Zielgruppe für alle Bulimarektikerinnen empfehlen läßt. Das stärkende Programm der Overeaters Anonymous ist spirituell. So hilfreich auch die Formulierung der Grundsätze und Schritte sein mag, kann doch nicht jeder Mensch die Orientierung an einer höheren

Macht – die nicht unbedingt Gott sein muß – in sein Weltbild einpassen. Zudem wirft diese Fixierung auf ein über dem Menschen stehendes Wesen als therapeutische Maßnahme die Frage auf, ob hier nicht eine Abhängigkeit durch eine andere ersetzt wird. Außerdem ist fraglich, ob das obligatorische Bekenntnis der Gruppenmitglieder, machtlos ihrer Sucht gegenüber zu sein, nicht nur entlastend wirkt, sondern auch noch die Rechtfertigung liefert, nichts tun zu müssen. Das gute Gewissen ist die Gruppe – zahlreiche OA-Mitglieder leben jahrelang mit dem Alibi, regelmäßig die Sessions zu besuchen, doch ihr Suchtverhalten verändert sich nicht.

Kritiker der AA-Idee sprechen in diesem Zusammenhang von einer Entmündigung der Schwachen und bezeichnen AA als »pseudoreligiöse Sekte, die, dem Gebot der Stunde folgend, die Lenkbarkeit, die Verzweiflung der Süchtigen ausnützt, um religiösen Fanatismus agieren zu können«.*

Sich in die Gefahr zu begeben, eine Sucht eventuell durch eine andere Sucht zu ersetzen, scheint dann gerechtfertigt, wenn dadurch (noch) größere Gefahr abgewendet wird. Da keine erkennbaren Anzeichen dafür vorliegen, daß sich die diversen A-Gruppen auf irgendeine Weise auf Kosten der Gruppenmitglieder bereichern oder aus der lobenswerten Idee materiellen Profit schlagen, sind diese Selbsthilfegruppen wegen ihrer überzeugenden Erfolge eine Alternative, die als Interimslösung diskutabel ist, aber sicher nicht jede/n überzeugen und ansprechen wird. Als Dauerlösung oder alleinige Therapie sind sie denkbar ungeeignet (siehe auch »Selbsthilfe mit ›OA‹«?).

Extreme, aber erfolgversprechende und frauengerechte Alternativen zu den konventionellen Therapie-Strickmustern bieten die Therapiemethoden der humanistischen Psychologie und vor allem die feministischen Ansätze. Die Erfolge sprechen für das radikale Bekenntnis zu einem anderen Weg. Nicht die Anpassung ist einer der zentralen Ansatzpunkte, sondern die Erkenntnis, daß Frauen erst einmal lernen müssen, ihre eigenen Gefühle, Bedürfnisse und Wünsche ernstzunehmen und zu lernen, nicht ja zu sagen, wenn sie nein meinen. Seelische und körperliche Leiden hängen nach den femini-

---

* Hans-Jürgen Appelt in: »Die Anonymen Alkoholiker – die Sucht nach der Sucht«, Sozialmagazin, 8. Jahrgang, Heft 11, November 1983, S. 8–9.

stischen Theorien mit ihren konkreten Lebensbedingungen zusammen: »Eine Symptombildung [...] ist gleichzeitig auch Ausdruck eines – wenn auch fehlgeleiteten, so doch aktiv angegangenen – Bewältigungsversuchs, der, weil die Situation so ist, wie sie ist, auf die Frau zurückschlägt und sich gegen sie wendet.«*

In »Bewußtseinsgruppen«, beim »Psychodrama« oder mit »Anti-Diät-Gruppen« wird das Selbstverständnis der Frau unter die Lupe genommen und die Beschäftigung mit dem Symptom weitgehend in den Hintergrund gedrängt. In der feministisch orientierten Behandlungsmethode soll der Erkrankten im Rahmen der Therapie das »gesellschaftliche Weiblichkeitsstereotyp« bewußtgemacht werden. Sie soll dadurch zu Kritikvermögen, größerer Selbstsicherheit und Durchsetzungsfähigkeit geleitet werden und lernen, die eigene Körperlichkeit und Sexualität zu akzeptieren.

Durch das wachsende Bewußtsein und Selbstbewußtsein der Frauen, nicht zuletzt durch die Frauenbewegung, nehmen die feministisch-orientierten Therapiemethoden einen immer breiteren Raum ein. Unter dem Motto »Frauen helfen sich selber« schlagen die Frauen konventionelle Expertenprogramme in den Wind und suchen nach eigenen Wegen, die auf ihre konkrete Lebens- und Problemsituation als Frau in einer männerorientierten Gesellschaft zugeschnitten sind. Frauen-Selbsterfahrungsgruppen, die durch Susie Orbachs Anti-Diät-Gedanken inspiriert sind, arbeiten inzwischen an zahlreichen Frauenzentren, Volkshochschulen und ähnlichen Einrichtungen.

Im Psychodrama etwa (siehe »Therapiekonzepte«), aber auch in anderen therapeutisch angeleiteten Gruppen spielen weniger die Symptome als ihre Symbolik die entscheidende Rolle. Aus dieser Auffassung resultieren Therapien, die aus der Kombination unterschiedlicher gruppentherapeutischer Verfahren entwickelt wurden. Diese alternativen Konzepte schließen gesprächs- und gestaltungstherapeutische Methoden ebenso ein wie Elemente der kognitiven Verhaltenstherapien, der Transaktionsanalyse und körperorientierter Verfahren.

Besonders häufig sind es Psychologinnen und Pädagoginnen, und

---

* Sabine Scheffler in: »Welche Therapie?«, Psychologie heute Taschenbuch, Beltz Verlag, Weinheim 1987, S. 151.

unter ihnen wiederum die jüngere Generation, die an der Erarbeitung derartiger Konzepte zur Therapie eß-verhaltensgestörter Patientinnen in der Gruppengemeinschaft arbeiten. Meist zielen ihre Modelle weniger auf die Gruppe der Eß-Brechsüchtigen ab als auf die Gesamtgruppe der oral Süchtigen, der Freßsüchtigen, der latent Freßsüchtigen und der Magersüchtigen. Im Gegensatz zu der weitverbreiteten und auch in diesem Buch vertretenen Ansicht wird von den feministisch orientierten Therapeutinnen Eßsucht nicht generell als Ausdruck von Krankheit interpretiert. Im Gegenteil, sie drehen den Spieß gewissermaßen um und sehen in dem zwanghaften Verhalten nicht selten etwas Positives, nämlich den Wunsch, sich einem vorgefertigten Klischee zu entziehen. Eßsucht bedeutet somit sehr einfach ausgedrückt den Kampf gegen einen Anpassungsdruck, der auf den Normen der Familie und der Gesellschaft basiert, und ist eine Aktivität, nicht etwa ein passives Sich-gehen-Lassen oder gar ein besitzergreifender Zwang.

Natürlich mag das Bedürfnis, sich den genormten Erwartungen zu widersetzen – eher unterbewußt als bewußt –, bei vielen Frauen am Anfang der Entwicklung eine gewisse Rolle gespielt haben. Doch im Endeffekt hat sich schließlich der Wunsch auf gefährliche und unkontrollierbare Weise zu einer regelrechten Sucht verselbständigt. Es sind gerade die Eß-Brechsüchtigen, die durch überstarkes Harmoniestreben und Anpassung »auffallen«.

Mögen auch über die Hintergründe und Auslöserfaktoren der Bulimarexie sehr unterschiedliche Ansichten vertreten werden, scheint doch der feministische Ansatz den Betroffenen in besonderem Maße gerecht zu werden. Viele der feministisch orientierten Therapiemodelle haben in der Praxis gute Erfolge gezeitigt. Der frappante Unterschied zu den konventionellen Therapieansätzen ist die Abweichung vom Schwerpunktziel der verbesserten (Selbst-)Kontrolle.

Dem liegt der Gedanke zugrunde, daß auch die Körper Eßsüchtiger die Fähigkeit zur Selbstregulation des Gewichtes haben, sobald die Kranken mit sich und ihrem Körper im Einklang sind. Um diesen Zustand zu erreichen, wird ein Bewußtmachungsprozeß auf verschiedenen Ebenen eingeleitet. In ihrer Gruppenarbeit versuchen die Psychologinnen, die Symbolik von Essen und Figur zu hinterfragen. Analysiert wird beispielsweise die Bedeutung der spezifischen Figur, also das Dick-, Dünn- oder Normalgewichtig-Sein und die damit verbundene Signalwirkung. Die Fragen lauten etwa: »Was will ich mit meiner Figur ausdrücken, was erreichen, was bedeutet sie für mich?« Außerdem wird das subjektive Empfinden – das Körpergefühl – in diesem Zusammenhang untersucht.

Trainiert wird in der Gruppe nicht nur die Fähigkeit, unterschiedliche Gefühle differenziert wahrzunehmen und zu beantworten, sondern auch die Genußfähigkeit. Tabu sind nur noch Schuldgefühle, Gefühle des Verzichts und Verbote im Zusammenhang mit dem Essen. Durch die Steigerung der Genußfähigkeit und das Erreichen eines größeren Sättigungsgrades auf allen Ebenen soll die alleinige Strategie zur Lebensbewältigung – das süchtige Essen wie auch das süchtige Hungern – gewissermaßen ins Abseits gedrängt werden. Alternative Verhaltensmaßnahmen werden gesucht, folgerichtiges Reagieren auf bewußt empfundene Körpersignale, Emotionen und Anforderungen von außen erlernt.

Wegen der übergreifenden Bedeutsamkeit von Essen und Figur wird während des Therapieprozesses auch an Depressionen, Sexualität und Begleitproblematiken gearbeitet. Als Idealziel erreicht die Klientin durch ein sensibleres Verhältnis zu ihrem Körper und bewußte Reaktionen auf die Signale ein größeres Maß an Selbstzufriedenheit und Selbstkompetenz. Damit erlernt sie, von äußeren Kontrollen unabhängig zu werden. Diese Haltung führt starre Verhaltensvorschriften und festgelegte Speisepläne ad absurdum.

Wie erwähnt, gibt es sehr unterschiedliche Therapieansätze, deren Inhalte sich teilweise in extremer Weise widersprechen. Einig sind sich die Wissenschaftler bisher nur darüber, daß es sich bei der Bulimarexie um eine ernsthafte psychische Erkrankung handelt. Die Ansicht, daß Essen eine Droge ist und zur Sucht werden kann, wird längst nicht von allen »Experten« gestützt. Nach der gängigen Definition mögen Eßstörungen keine Sucht im klassischen Sinne sein; Essen als Sucht hat aber mit den klassischen stoffgebundenen Süchten eine lange Reihe von Symptomen und Verhaltensweisen gemeinsam, Stichworte seien dafür nur

- Kontrollverlust (Eßsüchtige verlieren nach und nach jegliche Kontrolle über ihr Eßverhalten)
- Fixierung (das Leben dreht sich um die Droge)
- Dosissteigerung (die Befriedigung ist nur vorübergehend – der Mißbrauch der Droge wird verstärkt)

- Wiederholungszwang (die Sucht nach Befriedigung äußert sich in einem immer wiederkehrenden, zwanghaften, unwiderstehlichen Verlangen)
- zum Teil auch Beschaffungskriminalität (bei mehreren Freßanfällen am Tag können die Kosten für Lebensmittel die Mittel der Betroffenen übersteigen).

Aus diesen und vielen weiteren Gründen gelingt es den wenigsten Betroffenen, aus eigener Kraft mit der Sucht zu brechen. Welche Therapie für sie die richtige ist, muß jede Süchtige selbst herausfinden. Auf den folgenden Seiten schildern Psychologen die Konzepte, mit denen sie versuchen, Eßgestörten zu helfen. Sie berichten aus der Praxis, über ihre Erfahrungen und Erfolge ebenso wie über die Probleme mit den unterschiedlichen therapeutischen Verfahren.

Therapiekonzepte – Psychologen nehmen Stellung

DR. MED. HELMUT TRÖSTL
Facharzt für Neurologie und Psychiatrie, Psychotherapie,
München

*Voruntersuchungen, Planung und verhaltenstherapeutische Behandlung
bei Eßstörungen*

Die Ursachen und Hintergründe von Eßstörungen sind sehr unterschiedlich und werden von den unterschiedlichen psychotherapeutischen Schulrichtungen teilweise sehr kontrovers diskutiert. Wichtig erscheint es jedoch, medizinisch-psychiatrische Ursachen nicht zu übersehen. Stoffwechselstörungen und hormonelle Störungen sind zwar in der Regel Folgen der Eßstörung, können jedoch auch in seltenen Fällen Ursachen der Eßstörungen sein. Daher ist die medizinische Abklärung von Stoffwechselerkrankungen und hormonellen Erkrankungen vor Beginn einer psychotherapeutischen Behandlung wichtig. Neben internistischen Krankheitsbildern können auch psychiatrische Krankheitsbilder die Ursache einer Eßstörung sein. Die Abklärung ist deshalb wichtig, weil unter Umständen die Behandlung des zugrunde liegenden Krankheitsbildes die Eßstörung verschwinden läßt, wogegen eine primäre Behandlung der Eßstörung nicht zum Erfolg führen würde.

Sogenannte Konversionsstörungen (Konversion: Umwandlung unbewältigter starker Erlebnisse in körperliche Symptome) können sich in Form von Eßstörungen äußern. So kann zum Beispiel Erbrechen Ablehnung oder Ekel gegenüber sexuellen oder anderen Bereichen bedeuten. Das Erbrechen dient hier nicht der Gewichtsreduktion, vielmehr ist es Ausdruck eines anderen, behandlungsbedürftigen Konflikts.

Patienten mit schizophrenen Erkrankungen zeigen gelegentlich einen starken Gewichtsverlust, der durch das Verweigern der Nahrungsaufnahme verursacht wird. Dahinter kann die wahnhafte Vorstellung stehen, Nahrungsmittel seien vergiftet, und damit die Angst, vergiftet zu werden. Weiter zeigen sich bei schizophrenen

Patienten Körperwahrnehmungsstörungen, wie sie auch bei Patientinnen mit Eßstörungen zu finden sind.

Bei eßgestörten Patientinnen fallen häufig Depressionen auf. Es kann schwierig sein zu unterscheiden, was die zugrunde liegende Störung ist. So können bei Eßstörungen durch körperliche Veränderungen und psychische Belastungen Depressionen entstehen; ebenso können Eßstörungen Ausdruck einer Depression sein, so daß primär die Depression behandelt werden müßte. Die vorangegangenen Ausführungen zeigen, wie wichtig die medizinische und psychiatrische Untersuchung ist, bevor eine psychotherapeutische Behandlung bei eßgestörten Patientinnen eingeleitet wird. Diese Voruntersuchungen kann jeder erfahrene niedergelassene Nervenarzt durchführen.

Über die Ursachen, Hintergründe und die aufrechterhaltenden Bedingungen von Eßstörungen gibt es mittlerweile eine unübersehbare Zahl von Untersuchungen und Veröffentlichungen. Die unterschiedlichen Untersuchungen sind Ausdruck dafür, daß es weder eine ganz bestimmte Ursache für die Entwicklung von Eßstörungen gibt, noch ganz spezifische aufrechterhaltende Bedingungen, noch *eine* Therapiemethode, die zum Behandlungserfolg führt. Vielmehr sehen wir das Krankheitsgeschehen heute als Ausdruck individueller Lebens- und Lernerfahrungen, die sich in der Symptomatik ausdrücken; die aufrechterhaltenden Bedingungen müssen ebenfalls patientenspezifisch untersucht werden. Daraus folgt, daß auch die Therapieplanung individuell für jede Patientin erstellt werden muß.

Eine der erfahrensten Therapeutinnen eßgestörter Patientinnen, die 1984 verstorbene Psychoanalytikerin Hilde Bruch, formulierte in ihrem Buch »Eating disorders« drei Kardinalbereiche für diese Störungen:

1. Körperschemastörungen
2. Störungen der Eigen- und Fremdwahrnehmung
3. ein alles durchdringendes Gefühl der eigenen Unzulänglichkeit.

Der Psychiater Manfred Fichter betont, daß sich die bulimischen Symptome aus unterschiedlichen Blickwinkeln betrachten lassen (beispielsweise als Ausdruck eines ausgeprägten Familienkonflikts, einer Borderline-Persönlichkeitsstörung, einer Angsterkrankung, als Versuch, das eigene Gewicht dem Körperideal der Gesellschaft nahe zu bringen u. a. m.) und sich daraus unterschiedliche Gewichtungen ergeben können (siehe Manfred Fichter: »Integrative verhaltensmedizinische Behandlung in der Klinik Roseneck«, ab Seite 158). Die Gewichtung der einzelnen Faktoren ist bei jeder Patientin unterschiedlich, muß jedoch individuell analysiert werden. Nur so gelingt es, einen individuellen Behandlungsplan zu erstellen.

Das Krankheitsbild ist durch ganz bestimmte Störungsmuster bestimmt, etwa Wahrnehmungs-, Körperschema- und Kommunikationsstörungen, die therapeutischen Maßnahmen zugänglich sind. Die gestörten Funktionen und speziellen Maßnahmen hat Fichter zusammengefaßt (siehe Grafik »Problembereiche und Therapie«); sie haben Eingang gefunden in fast alle stationären, halbstationären und ambulanten Behandlungsmaßnahmen. Im Verlauf einer verhaltenstherapeutisch orientierten Psychotherapie stehen diese Grundstörungen im Mittelpunkt des Behandlungsprozesses.

Die Therapie wird heute im Rahmen von ambulanter Einzelbehandlung, stationärer Behandlung und teilstationärer Behandlung durchgeführt. In früheren Jahren wurden Eßverhaltensstörungen fast ausschließlich unter stationären Bedingungen behandelt. Die Behandlung bestand in einzeltherapeutischen Gesprächen und teilweise sehr restriktiven Behandlungsmethoden wie Sondenernährung und Isolierung der Patientinnen. Da diese Behandlungsmethoden nur begrenzten Erfolg zeigten und die Rückfallquote entsprechend hoch war, setzte sich später die Gruppentherapie in den Kliniken durch. Eßgestörte Patientinnen wurden in Gruppen zusammengefaßt und die Behandlung teils in Form von Selbsthilfegruppen und therapeutisch geleiteten Gruppen durchgeführt. Die Kontrolle und Bewertung der Nahrungsaufnahme, des Gewichts und der persönlichen Entwicklung wurde auf die einzelnen Gruppenmitglieder übertragen. Als die Möglichkeiten geschaffen wurden, Psychotherapie als Kassenleistung in Anspruch zu nehmen, verlagerte sich die Behandlung eßgestörter Patientinnen mehr in den ambulanten Bereich.

Bei der Fülle der Problemstellungen und Defizite bei diesen Krankheitsbildern läßt sich ableiten, daß der psychotherapeutischen Einzelbehandlung enge Grenzen gesetzt sind. Die Durchführung gruppentherapeutischer Behandlungsmethoden ist aus kassenrechtlichen Gründen sehr schwierig und kompliziert, so daß diese Behandlungsmethode leider heute noch viel zu wenig in Anspruch genommen wird. Einen gewissen Ersatz bietet die Kombination von Einzeltherapie und der Besuch von Selbsthilfegruppen wie ANAD oder Cinderella (Adressen siehe Anhang). Ein sehr überzeugendes Therapiekonzept, das eine Motivationsphase, eine tagklinische Behandlungsphase und eine anschließende Psychotherapie umfaßt, wurde entscheidend vom Max-Planck-Institut für Psychiatrie in München mitentwickelt (siehe Monika Gerlinghoff: »Das Vier-Phasen-Therapiemodell für die Behandlung von Eßstörungen«, ab Seite 165).

Um es noch einmal zusammenzufassen: Eßstörungen sind Störungen, denen komplexe Ursachen zugrunde liegen. Die aufrechterhaltenden Bedingungen sind sehr unterschiedlich. Therapiekonzepte müssen individuell und auf die Patientin zugeschnitten erstellt werden. Gruppentherapie unter Einbeziehung tagklinischer Behandlungsmaßnahmen scheint mir am ehesten geeignet, diesen Anforderungen gerecht zu werden. Erste Untersuchungen dieser neuen Therapiekonzepte bestätigen die Wirksamkeit und Effizienz. Es besteht die Hoffnung, daß Eßgestörten künftig besser und kompetenter geholfen werden kann.

Literaturangabe und Quellenhinweis:

PE Garfinkel et al. (1983a): »The differentiation of vomiting/weight loss as a conversion disorder from anorexia nervosa«, Am 1. Psychiatry 140: 1019–1022.

Hilde Bruch: »Eating disorders; obesity, anorexia nervosa and the person within«, Basic Books, New York, 1973.

Manfred Fichter: »Den Circulus Vitiosus durchbrechen«, Psycho 18. Jahrgang (2/1992).

PROF. DR. MANFRED FICHTER
Facharzt für Nervenheilkunde und Facharzt für
Psychotherapeutische Medizin, Leiter der Medizinisch-
Psychosomatischen Klinik Roseneck in Prien am Chiemsee

Integrative verhaltensmedizinische Behandlung in der Klinik Roseneck

Eßstörungen können aus verschiedenen Perspektiven gesehen werden. Dementsprechend sind in der Therapie unterschiedliche Akzente zu setzen. Für die Therapieplanung ist zu berücksichtigen, daß jede Betroffene (meist sind es ja Frauen, nur selten Männer) einzigartig ist. Deshalb muß auch die Behandlung individuell auf die Bedürfnisse jeder einzelnen Patientin ausgerichtet sein. Der Begriff »Eßstörung« bezeichnet nur das oberflächlich Sichtbare, das Symptom, mit dem die innere Problematik zum Ausdruck kommt. Bei so gut wie allen Magersüchtigen und Eß-Brechsüchtigen sind die Wahrnehmung von Körpersignalen (z. B. Sättigung, Spannung) und die Wahrnehmung eigener Gefühle (z. B. Ärger) gestört.

Für die Planung einer sinnvollen Therapie ist es wichtig, diese Wahrnehmungsstörungen zu erkennen und durch ein Training der Wahrnehmung in verschiedenen Bereichen zu beheben. Darauf aufbauend kann man den Betroffenen durch die Verbesserung des emotionalen Ausdrucks zu sozialer Kompetenz verhelfen und ihnen Möglichkeiten eröffnen, ihre eigenen Gefühle angemessen auszudrücken. Die Tabelle »Problembereiche und Therapie« gibt eine Übersicht über Störungen, die bei den Betroffenen häufig vorliegen, und zeigt therapeutische Ansätze dazu auf. Während es im einen Fall sinnvoll erscheint, den Schwerpunkt der Therapie auf den Aufbau eines stabileren Selbstwertgefühls auszurichten, mag es bei einer anderen Patientin eher sinnvoll sein, die Eßstörung schwerpunktmäßig in ihrem sozialen Kontext zu behandeln (Familientherapie, Einbeziehung des sozialen Umfelds).

In der Medizinisch-Psychosomatischen Klinik Roseneck stehen für die Behandlung von Eßstörungen auf mehreren Spezialstationen insgesamt 90 von 232 Behandlungsplätzen zur Verfügung. Die Behandlungskonzeption ist integrativ-verhaltensmedizinisch, integriert also lerntheorethische, sozialpsychologische und psychodynamische Er-

Problembereiche und Therapie

Problembereich	Therapie
Informationsdefizite	**Informationsvermittlung über:** • Ursachen, Erscheinungsbild und Folgen von Eßstörungen, Möglichkeiten und Grenzen von Therapie • Selbsthilfe • Rückfallprophylaxe • Streßreaktionen
Störungen der Wahrnehmung von Körpersignalen und Gefühlen	**Wahrnehmungstraining** • körperorientierte Übungen • Schulung der Körperwahrnehmung • Schulung der Gefühlewahrnehmung
Störungen des Ausdrucks von Gefühlen	**Training des Ausdrucks von Gefühlen** • Erlernen des angemessenen Ausdrucks von Gefühlen • Training sozialer Kompetenz im Rollenspiel
Pathologisches Eßverhalten	**Ernährungsberatung / Anti-Diät-Kurs** • Vermitteln des Anti-Diät-Konzepts • Kurs in Lehrküche • geordneter Plan für Mahlzeiten • Erfassen des Zusammenhangs zwischen Streßbelastung und pathologischem Eßverhalten
Dysfunktionale, irrationale Gedanken, Überzeugungen und Werthaltungen	**kognitive Verhaltenstherapie** • Aufdecken und Infragestellen bisheriger Denkschablonen im Dialog nach Sokrates
Chronische Belastung im sozialen Umfeld und Störungen in Beziehungs- und Interaktionsverhalten	**Einbeziehung des sozialen Umfelds** • Gespräche mit Angehörigen und Patient • Partnertherapie • Familientherapie

klärungsmodelle ganzheitlich für die Behandlung. Auch medizinische, ernährungswissenschaftliche, kognitiv-verhaltenstherapeutische, familientherapeutische und körperorientierte Therapieansätze werden dabei berücksichtigt.

Behandlungskonzeption
– Die therapeutische Gemeinschaft: Patienten mit Eßstörungen geraten im Verlauf ihrer Erkrankung immer mehr in Isolation. Nicht ausgesprochene Wünsche und Bedürfnisse, »heruntergeschluckter Ärger«, Angst vor Ablehnung, perfektionistische Ansprüche, Minderwertigkeitsgefühle und anderes spiegeln sich im Rückzug auf ein gestörtes Eßverhalten wider. Dieses wiederum ruft Scham- und Schuldgefühle hervor, die Gemeinschaft anderer wird immer mehr gemieden. Hier schließt sich ein Teufelskreis: Der fehlende Spiegel der anderen und die mangelnde Auseinandersetzung mit ihnen führen zu immer einseitigerer Sichtweise des eigenen Selbst und der eigenen Möglichkeiten. Die soziale Kompetenz kann sich nicht entwickeln. Sich in einer Gruppe von Menschen mit ähnlichen Problemen in der Klinik angenommen zu fühlen, ermutigt die Betroffenen, ihre persönliche Situation anderen einzugestehen und sie durch den Spiegel der anderen in ihrer Vielfalt und Differenziertheit zu erkennen und zu akzeptieren. Erst auf der Basis von vermehrter Offenheit, Ehrlichkeit und Selbstakzeptanz können neue Lösungen für eingeschliffene Verhaltens- und Denkmuster in der Gruppe erarbeitet werden.
In der therapeutischen Gemeinschaft haben die Mitglieder verschiedene Aufgaben und Pflichten. Die Auseinandersetzung mit diesen bedeutet einen wesentlichen Schritt, Eigenverantwortung und Verantwortung in einer Gemeinschaft so zu übernehmen, daß sie weder die Betroffenen selbst überfordert, noch anderen schadet. Konstruktivität und Abgrenzung, helfen und Hilfe beanspruchen sind wesentliche Faktoren, die in der therapeutischen Gemeinschaft wieder in ein harmonisches Gleichgewicht gebracht werden können.
– Die Behandlung von Problemen im Hier und Jetzt: Essen oder auch Nicht-Essen sind Tätigkeiten im Hier und Jetzt. Hunger und Sättigung sind aktuelle Körpersignale, die die meisten Patientinnen mit Eßstörungen nicht mehr richtig wahrnehmen. Situationen und

Gefühle, die Eßanfälle oder Nahrungsverweigerung auslösen, werden häufig nicht wahrgenommen oder nicht mit dem Eßverhalten in Verbindung gebracht.

Ziel der integrativ- und verhaltensmedizinischen Arbeit in der Klinik Roseneck ist es deshalb, die Sensibilität für die Wahrnehmung von Körpersignalen, Gefühlen und Bedürfnissen zu steigern und daraus neue Verhaltensmöglichkeiten abzuleiten. Veränderungen im Eßverhalten, im Sozialverhalten und im Umgang mit sich selbst sind erreichbar, wenn sie nicht »auf morgen verschoben«, sondern im »Hier und Jetzt« in kleinen Schritten immer wieder neu durchgeführt werden. Ein wesentliches Ziel der Therapie ist die Förderung der Selbstentfaltung.

– Das Anti-Diät-Modell: Diätvorschriften unterscheiden bei Nahrungsmitteln zwischen »Erlaubtem« und »Verbotenem«. Das kann zu immer einseitigerer Ernährungsweise führen. Kalorienzählen wird wichtiger als die Befriedigung der eigenen Bedürfnisse, die allmählich immer weniger wahrgenommen wurden. Hunger und Sättigung werden über Diäten fremdbestimmt und der Selbstwahrnehmung immer unzugänglicher. Wir arbeiten deshalb ohne Diätvorschriften und verfolgen das Ziel, die Zahl der erlaubten Nahrungsmittel auszuweiten und durch Essen wieder eine direkte Bedürfnisbefriedigung zu erreichen.

Die unrealistische Befürchtung vieler Patientinnen, bei »normalem« Essen dick zu werden, muß in Frage gestellt werden: Nicht Essen bei Hunger macht dick, sondern zu essen, wenn andere Bedürfnisse damit in unangemessener Weise befriedigt werden (z. B. Essen aus Langeweile, Streß, Müdigkeit) oder so lange zu essen, bis nachfolgende Tätigkeiten nicht mehr ausgeführt werden (z. B. so viel zu Abend zu essen, daß man dadurch nicht mehr mit anderen ausgeht). Realistisch ist, daß die Angst vor Gewichtszunahme nur dann abgebaut werden kann, wenn eine Bereitschaft besteht, das persönliche Normalgewicht zu akzeptieren, das keineswegs identisch sein muß mit dem Gewicht, das normierten Idealgewichtstabellen entnommen werden kann.

Bestandteile des therapeutischen Programms:
1. Neben der therapeutischen Arbeit in offenen Gruppen gibt es spezielle teilstrukturierte Gruppen: In der »offenen Gruppe« geht

es vor allem um konfliktaufdeckende und stabilisierende Arbeit. In den »teilstrukturierten Gruppen« stehen Analyse und Veränderung des Eßverhaltens durch Eßprotokolle, Zeitstrukturierung und soziale Kompetenz im Vordergrund.

2. Körperarbeit: Der Einsatz verschiedener Formen der Körper-, Bewegungs- und Sporttherapie wird individuell festgelegt. Dabei liegt bei Magersüchtigen der Schwerpunkt häufig mehr im Bereich von Entspannungstechniken und spielerischer Bewegung, während bei Eß-Brechsüchtigen häufiger aktivierende Verfahren angewendet werden.

3. Gestaltungstherapie: Sie umfaßt wesentliche Teilziele für Patientinnen mit Eßstörungen, wie Erhöhung der Wahrnehmungs- und Ausdrucksfähigkeit, Förderung von Ausdauer, Konzentration und Kooperation und Anregung für spätere sinnvolle kreative Lebens- und Freizeitgestaltung.

4. Einzel- und Familientherapie: Einzelgespräche werden individuell festgelegt. Angehörige werden, soweit möglich und erforderlich, in die Therapie mit einbezogen. Die Häufigkeit von Angehörigen- oder Familiengesprächen richtet sich nach den Erfordernissen im Einzelfall.

5. Sozialdienst: Hier können zusammen mit Sozialpädagogen offene Fragen zur sozialen und beruflichen Rehabilitation bearbeitet und geklärt werden.

6. Physikalische Therapie: Verordnungen erfolgen individuell je nach Indikation nach ärztlicher Vorschrift.

7. Lehrküche und »Anti-Diät-Kurs«: Um zu lernen, wie man vollwertige Gerichte zubereitet und um Kenntnisse und Erfahrungen über angemessene, gesunde Ernährung zu vermitteln, nehmen die Patientinnen am »Anti-Diät-Kurs« und einem Kurs in der Lehrküche der Klinik teil.

8. Selbsthilfe, Förderung der Eigeninitiative und Übernahme von Verantwortung: Viele Betroffene sind durch ihre Ängste und Unsicherheiten zu passiv geworden. In der Therapie werden die Eigeninitiative und die Verantwortungsübernahme gefördert. Dies schließt eine Förderung von Aktivitäten im Rahmen der Selbsthilfe für Eßgestörte mit ein.

– Informationsdefizite: In verschiedenen Gruppen und durch Veranstaltungen werden Informationen vermittelt über Möglichkeiten und Grenzen der Therapie und der Selbsthilfe, Entstehung, Erscheinungsbild und Folgen von Eßstörungen, Zusammenhang zwischen Streß und Essen und Fragen zu Rückfallvorbauübungen.

– Bearbeitung dysfunktionaler, irrationaler Gedanken, Überzeugungen und Werthaltungen: Viele Betroffene haben sich angewöhnt, in totalen (dichotomen) Kategorien zu denken (»Wenn ich die Prüfung schaffe, bin ich super, wenn ich durchfalle, bin ich ein totaler Versager«). Im Rahmen kognitiv verhaltenstherapeutischer Ansätze in Einzel- und Gruppentherapie wird dieses irrational-negative Denken und Handeln in Frage gestellt, und es werden konstruktive, positive Alternativen erarbeitet.

Behandlungsperspektiven und Erfolgsaussichten
Wie das Ergebnis einer stationären Behandlung in der Klinik Roseneck im Einzelfall konkret aussehen wird, läßt sich nicht vorhersagen. Aus den Krankheitsverläufen von Patientinnen, die in der Klinik Roseneck behandelt wurden, können allerdings wichtige Rückschlüsse über die Wahrscheinlichkeit einer kurz- und langfristigen Besserung für künftige Patientinnen gezogen werden. Die Klinik Roseneck arbeitet im Verbund mit der Medizinischen Fakultät der Ludwig-Maximilians-Universität München kontinuierlich an einer Bewertung der laufenden Behandlung. Ergebnisse dieser wissenschaftlich begründeten Therapieforschung gehen in die künftige Therapieplanung mit ein. Im Rahmen von zwei größeren vom Bundesministerium für Forschung und Technologie (BMFT) und der Wilhelm-Sander-Stiftung geförderten Therapie- und Verlaufsuntersuchungen konnten Erkenntnisse über die Behandlung in der Klinik Roseneck und im weiteren Verlauf gewonnen werden. In diesen Untersuchungen wurden alle Eßgestörten, die in einem bestimmten Zeitraum in der Klinik Roseneck behandelt wurden, bei Aufnahme, Entlassung sowie zwei und sechs Jahre nach der Klinikentlassung ausführlich befragt. Dabei wurden 103 Magersüchtige, 205 Eß-Brechsüchtige und 68 Patientinnen und Patienten mit Binge Eating Disorder und Übergewicht (Heißhungerstörung) untersucht.

Im Durchschnitt zeigte sich sowohl für Magersüchtige als auch für Patientinnen mit Eß-Brechsucht und für Übergewichtige mit Heißhungerattacken und seelischen Problemen eine äußerst bedeutsame (in allen Fällen statistisch signifikante) Besserung, sowohl in bezug

auf die Einstellungen zur Krankheit (Schlankheitsideal, Figurbewußtsein), als auch im Verhalten und bei der störenden Symptomatik.

Jene Patientinnen, die zwar eine ausgeprägte Eßstörung, aber keine
weitere psychische Erkrankung (z. B. Depression) hatten, wiesen
einen günstigen Krankheitsverlauf nach Abschluß der Behandlung
auf. Patientinnen, die neben der Eßstörung noch eine andere psychische Erkrankung hatten, bedürfen somit einer besonders intensiven
Behandlung. Für die meisten Betroffenen ist die Zeit der Behandlung in der Klinik Roseneck ein nachhaltig prägendes Ereignis in
ihrem Leben. In dieser Zeit können Weichen für die Zukunft gestellt, der Weg aus der Eßstörung heraus gefunden und ein Leben
mit höherer Lebensqualität erreicht werden. Da sich die Therapeuten und Co-Therapeuten in der Klinik Roseneck nicht als »Polizi-
sten«, sondern eher als »Bergführer« verstehen, die die Patientinnen
begleiten und schützen, setzt eine Behandlung in dieser Klinik ein
entsprechendes Maß an Eigenverantwortlichkeit voraus. Ängste be-
züglich der Behandlung, die Betroffene vor der Aufnahme haben,
lassen in der Regel schnell nach. Jedem wird bei der Aufnahme eine
Bezugstherapeutin oder ein Bezugstherapeut zugeteilt, und eine mit
dem Klinikablauf bereits vertraute Mitpatientin oder ein Mitpatient
führt als »Pate« die Neue in die Klinik ein.

Wie sind nun die langfristigen Perspektiven für Betroffene, die eine
stationäre Behandlung in der Klinik Roseneck machen? Unsere wissenschaftlichen Untersuchungen zeigen, daß in der Zeit vor der Entlassung aus der Klinik die Erwartungsspannung und Angst vor
Rückfällen wächst, daß sich Rückfälle – wenn sie vorkommen – in
den ersten sechs bis neun Monaten ereignen und danach seltener.
Die Ergebnisse zeigen auch, daß ein Rückfall keineswegs das Ende
aller Bemühungen sein muß. Vielmehr kann aus jedem Rückfall
Neues gelernt werden. Es ist das Wesentliche, »bei der Stange zu
bleiben« und die eigenen Ziele langfristig nicht aus den Augen zu
verlieren. Es ist wichtig, neue Perspektiven zu erarbeiten, die die
Eßstörung überflüssig machen. Der vorübergehend erhöhten Rückfallgefahr nach Abschluß der intensiven stationären Behandlung
können Betroffene auch selbst gegensteuern: Es ist sehr nützlich,
bevorstehende Probleme zu antizipieren, heiße Eisen noch während
der Klinikbehandlung anzugehen und relevante Belastungserpro-

bungen vor Entlassung im gewohnten heimatlichen Umfeld zu machen. Falls nötig, sollte ein sinnvoller Umgang mit Medikamenten (z. B. Antidepressiva, keine »Beruhigungsmittel« [Tranquilizer]) erlernt und rechtzeitig für die Zeit unmittelbar nach der Entlassung Unterstützung durch eine ambulante Therapie und/oder Selbsthilfegruppe gesucht werden.

Weiterführende Literatur:

M. M. Fichter: »Magersucht und Bulimia«, Springer Verlag 1985.
M. M. Fichter (Hrsg.): »Bulimia nervosa: Grundlagen und Behandlung«, Enke Verlag 1989.

In der Klinik Roseneck (Adresse siehe Anhang) bestehen sowohl die Voraussetzungen für eine Behandlung, die über Krankenkassen bezahlt wird (z. B. Akutbehandlung gemäß § 39 SGB V) als auch für Rehabilitationsbehandlungen über die Rentenversicherung (§ 40 SGB V).

DR. MED. MONIKA GERLINGHOFF
Ärztin für Neurologie und Psychiatrie, Psychotherapeutin,
Oberärztin im TCE-Therapiecentrum für Eßstörungen,
Max-Planck-Institut für Psychiatrie, München

Das Vier-Phasen-Therapiemodell für die Behandlung von Eßstörungen

Magersucht und Bulimia nervosa sind unter jungen Mädchen und Frauen zwischen 12 und 25 Jahren verbreitete Eßstörungen mit Krankheitswert. Ihre Gefährlichkeit liegt in der Tendenz zur Chronifizierung und einer fortschreitenden Verschlechterung bis hin zur Lebensbedrohung. Nicht selten gehen sie in psychische Krankheiten wie Drogen-, Alkohol- und Medikamentenmißbrauch, Angst- und Zwangsstörungen oder Geisteskrankheiten über. Es besteht also kein Zweifel, daß es sich bei Magersucht und Bulimia nervosa um behandlungsbedürftige Krankheiten handelt. Seit mehr als hundert Jahren sind vielfältige Behandlungsversuche gemacht worden. Psychotherapeutische Methoden überwiegen derzeit. Bis heute gibt es keine Behandlungsart, die Erfolg garantiert, denn nach wie vor ist das Rückfallrisiko groß. In die Behandlung teilen sich psychiatrische und psychosomatische Kliniken im stationären, Psychotherapeuten, Beratungsstellen und Selbsthilfegruppen im ambulanten Bereich.

Bei nahezu allen Therapieformen ist die Gefahr des Rückfalles, der Chronifizierung und des Übergangs in eine andere psychische Störung groß. Anhand von Nachuntersuchungen lassen sich einige wesentliche Ursachen für eine derartige Entwicklung aufzeigen. Dazu gehören: zu später Therapiebeginn wegen mangelnder Motivation der Betroffenen und/oder fehlende Therapieplätze vor Ort, zu kurze Therapiedauer, keine Weiterführung der Behandlung nach mehrmonatigem stationären Aufenthalt.

Wir entwickeln am Max-Planck-Institut für Psychiatrie in München seit 1982 Behandlungsprogramme für Magersucht und Bulimia nervosa. 1989 haben wir europaweit die erste Tagklinik für Eßstörungen eröffnet. Im Frühjahr 1994 sind wir in neue Räume außerhalb der Klinik gezogen. In der »Tagklinik« finden auch Gruppengespräche mit unseren ambulanten Patientinnen statt. Auf dem gleichen Gelände stehen uns drei Wohnungen mit insgesamt sechzehn Wohnplätzen für unsere Patientinnen zur Verfügung. So ist aus der »Tagklinik« ein Therapiecentrum für Eßstörungen geworden. Wir nennen es TCE.

Unser Therapiemodell gliedert sich in vier Phasen:
1. Motivationsphase (6 Wochen)
2. Tagklinische Phase (3 Monate)
3. Ambulante Phase (1 bis 2 Jahre)
4. Selbsthilfephase (½ Jahr).

Das Wohnprojekt bezeichnen wir nicht als 5. Phase, da nicht alle unsere Patientinnen daran teilnehmen.

Es erscheint uns nicht günstig, Patientinnen mit Magersucht von denen mit Bulimia nervosa zu trennen. Vielmehr hat es sich als günstig erwiesen, Patientinnen mit Eßstörungen gemeinsam in einer Institution zu behandeln. Wir bevorzugen die Arbeit in Gruppen, was vielen Patientinnen zunächst nicht gefällt, weil sie Angst davor haben. Die meisten gelangen im Verlauf der Therapie zu der Überzeugung, daß die gemeinsame Arbeit in der Gruppe einen hohen Wert für die Krankheitsbewältigung darstellt.

Die Behandlungsart, die ein Team anwendet, hängt von dem jeweiligen Krankheitsverständnis ab. Ein anorektisches oder bulimisches

Leben führen zu können, bedarf nach unserer Überzeugung viel Kraft, Ehrgeiz und Cleverneß. Diese fehlinvestierte Power umzulenken in Selbstwertgefühl, in eine von Eßstörung befreite Eigenwahrnehmung und in das Wagnis eines eigenständigen Lebens ist Grundtenor unserer Behandlungsstrategie.

Motivationsphase:
Wir halten es für notwendig, eine tragfähige Behandlungsbereitschaft aufzubauen, aus der Überzeugung, daß der ungünstige Verlauf von Magersucht und Bulimia nervosa auch mit der lange Zeit fehlenden oder schlechten Motivation der Betroffenen für eine Krankheitsbewältigung zusammenhängt. Üblicherweise assoziieren wir Krankheit mit Schmerz und Leid, mit etwas Negativem, von dem ein Kranker möglichst schnell wieder befreit werden möchte. Anders ist das Krankheitserleben der Eßgestörten. Sie fühlen sich nicht krank, sondern empfinden ihre Eßstörung, ob Magersucht oder Bulimia nervosa, gefährlich lange als Macht und Stärke, als etwas Besonderes, als Zauberformel, deren Besitz sie von der Masse unterscheidet. Magersucht und Bulimia nervosa ersetzen ihnen scheinbar den fehlenden Lebenssinn und -inhalt. Sie versprechen ein elitäres Dasein und schützen vor dem Erwachsenwerden. Nur wenn Therapeuten die Gewinnseite, die eine Eßstörung für einen jungen Menschen haben kann, berücksichtigen und sie glaubhaft vermitteln, daß sie die Botschaft verstehen, die sich dahinter verbirgt, haben sie eine Chance, einen Zugang zu den Erkrankten zu finden.
Von der ersten Begegnung an bemühen wir uns um eine möglichst umfassende Transparenz und Offenheit. Dazu gehört die Darlegung unseres Behandlungskonzeptes ebenso wie die Vermeidung von Gesprächen und Abmachungen mit Angehörigen oder Bezugspersonen ohne Wissen der Betroffenen. Wir machen unsere Patientinnen mit dem Therapiekonzept und den Grundsätzen unserer Behandlung vertraut, vor allem aber auch mit unserer Erwartung an ihre Mitarbeit. Die Chancen eines Therapieerfolges stehen und fallen mit der Motivation eines Menschen, seine Krankheit zu bewältigen oder der Bereitschaft, sich entsprechend dafür zu engagieren.
An den Sitzungen in der Motivationsphase nehmen auch in der Therapie bereits fortgeschrittene Patientinnen teil. Es hat sich bewährt,

Gruppen mit Patientinnen aus verschiedenen Therapiephasen zu mischen, um das Expertentum derjenigen zu nutzen, die gleichartige Symptome und ähnliche Probleme durchlebt haben. Am Ende der Motivationsphase unterschreiben unsere Patientinnen einen Vertrag, in dem sie zum Ausdruck bringen, daß sie sich für eine Behandlung bei uns entschieden haben und unsere Behandlungsbedingungen akzeptieren.

Ausschlußkriterien für die Aufnahme in die Tagklinik sind Alkohol-, Medikamenten- oder Drogenabhängigkeit. Gravierende magersüchtige oder bulimische Symptome sind keine Ausschlußkriterien. Patientinnen, die wir im Erstgespräch oder im Verlauf der Motivationsphase anhand medizinischer Kriterien als lebensbedroht einstufen, nehmen wir akut zur Krisenintervention in die Tagklinik auf. Patientinnen mit der Notwendigkeit der permanenten Überwachung der Herz- und Kreislauffunktionen verlegen wir auf eine internistische Intensivstation. Wir halten es für unerläßlich, unsere Patientinnen über die teilweise gravierenden Folgeerscheinungen der Eßstörungen aufzuklären.

Wichtigster Grundsatz unseres Behandlungskonzeptes ist es, die Eigenverantwortung eines Menschen für die Bewältigung seiner Krankheit zu fördern. Teilziele sind die Analyse und die Bewältigung der Eßproblematik und Hintergrundproblematik sowie der Aufbau von Alternativen für Magersucht und Bulimia nervosa.

Tagklinische Phase

Nach Beendigung der Motivationsphase nehmen wir 24 Patientinnen mit Magersucht und Bulimia nervosa an einem bestimmten Tag gemeinsam in die Klinik auf. Sie kommen jeden Tag, auch am Wochenende, morgens um 8.30 Uhr in die Klinik, verbringen den Tag nach einem festgelegten Stundenplan mit Einzel- und Gruppenpsychotherapie, Eßprogramm, Körperwahrnehmungs- und Gestaltungstherapie, Entspannungsübungen, Tanz und spielerischen sportlichen Aktivitäten. Um 17 Uhr gehen sie nach Hause und bleiben so in ihr soziales Umfeld integriert. Sie gestalten den Rest des Tages, auch in bezug auf ihre weitere Nahrungszufuhr, in eigener Verantwortung.

Die Patientinnen sind aktiv an der Organisation des Tagklinikalltags beteiligt mit Küchen- und Einkaufsdienst, Hilfestellung und Rückmeldung untereinander bei der Beeinflussung der Symptome der Eßstörung, Mitbetreuung von Patientinnen in der Krisenintervention, Themenvorschlägen für Gruppengespräche, Einladen von Familienangehörigen und Freunden zum Nachmittagskaffee und Mitarbeit bei Informationsveranstaltungen über Eßstörungen.

Einbeziehung der Angehörigen:

Wir sind von Anfang an bemüht, die Angehörigen unserer Patientinnen mit in unsere Behandlung einzubeziehen. In der tagklinischen Phase finden in dreiwöchigem Abstand Informationsabende statt, die von Patientinnen in Anwesenheit des therapeutischen Teams moderiert werden. Sie informieren, klären auf, geben vor allem den Eltern die Gelegenheit, ihre Vorbehalte gegen die Therapie zu formulieren, Ängste zu äußern und immer wiederkehrende Fragen nach den Ursachen und der Schuld zu stellen. Wir bemühen uns von Beginn an, unsere Therapie transparent zu machen, Ressentiments abzubauen und eine Basis für eine gute Zusammenarbeit zu schaffen. Am Ende der tagklinischen Phase sollen sich die Familienangehörigen entscheiden, ob sie an der Familiengruppentherapie in der ambulanten Phase teilnehmen möchten oder nicht.

Wohnprojekt:

Nach unserer Beobachtung ist für einen Teil der Patientinnen eine ambulante Behandlung im Anschluß an die tagklinische Phase allein nicht ausreichend. Dafür gibt es mehrere Gründe, die ein erhöhtes Rückfallrisiko mit sich bringen, wie z. B. ungewöhnliche Schwere der Erkrankung, erhebliche Defizite in der Entwicklung der Persönlichkeit, Unfähigkeit, ein altersentsprechend eigenständiges Leben zu führen oder ein besonders ungünstiges häusliches Milieu. Wir streben für unsere Patientinnen ein Wohnen in Gemeinschaft an, in dem die in der tagklinischen Phase begonnene eigenverantwortliche Bewältigung der Eßstörungen und der Hintergrundprobleme fortgesetzt und gefestigt wird.

Folgende Ziele sind uns wichtig:

- Stabilisierung des bisherigen Therapieerfolges in bezug auf Eßverhalten und Hintergrundproblematik
- Erleichterung der Ablösung von zu Hause
- Übernahme von Eigenverantwortung und Mitverantwortung für andere Gruppenmitglieder
- Aufbau von Beziehungen und Partnerschaft

- Klärung bzw. Umorientierung in Ausbildung und Beruf
- praktische Anleitung zu eigenständigem Leben
- Umgang mit Alltagsproblemen.

Ambulante Phase

Der Wechsel von der tagklinischen in die ambulante Phase erfolgt üblicherweise nach drei Monaten. Eine Verlängerung der tagklinischen Phase ist möglich. Die ambulante Phase basiert vornehmlich auf der einmal wöchentlichen Gruppenpsychotherapie. Ziel ist die Stabilisierung der in der tagklinischen Phase erreichten Veränderungen und eine konsequente Weiterführung der begonnenen Psychotherapie. Ohne die Weiterbehandlung ist das Risiko eines Rückfalls groß. Die Gefahr und Versuchung, sich in kritischen Situationen wieder in das vertraute, krankhafte Eßverhalten zu flüchten, ist nach der tagklinischen Phase keineswegs gebannt.

Selbsthilfephase

Die Selbsthilfephase soll zur Lösung von der schützenden Institution des Therapiecentrums durch weitreichende Übernahme von Eigenverantwortung genutzt werden. Therapeutische Aktivitäten ähneln in ihrem Vorgehen denen der ambulanten Phase. Der wesentliche Unterschied besteht darin, daß die Therapeutinnen nur noch beratende Funktionen übernehmen, während die Gruppe für alle therapeutischen Elemente verantwortlich ist. Die Gruppe bestimmt selbst Inhalte, individuelle Ziele und das Vorgehen im Rahmen der vereinbarten Grundregeln. Die Selbsthilfephase bildet den letzten therapeutischen Schritt auf dem Weg in ein Leben ohne Krankheit.

Magersucht und Bulimia nervosa gehören nicht zu den Krankheiten, deren Heilung unter einer Behandlung stetig und geradlinig fortschreitet. Magersüchtige und bulimische Denk- und Verhaltensweisen sind noch lange unterschwellig existent, bis wesentliche Lebenserfahrungen und -interessen zu verläßlichen Alternativen geworden sind, die die Krankheit überflüssig machen. Von Ausnahmen abgesehen ist dies ein Prozeß von Jahren.

Die Kosten für die Behandlung im TCE übernehmen die Krankenkassen.

DR. MED. GEORG ERNST JACOBY
Arzt für Psychiatrie – Psychotherapie/Psychoanalyse, Klinik am
Korso, Fachzentrum für gestörtes Eßverhalten, Bad Oeynhausen

Psychodynamisches Konzept für die Therapie Eßgestörter

»Eine Klinik nur für Eßgestörte – kann das denn funktionieren?« –
so hören wir oft von Betroffenen und Experten, die erstmals von der
Klinik erfahren. Betroffene schrecken oft vor dem jeweiligen Gegen-
bild des magersüchtigen beziehungsweise adipösen Körpers zurück.
Experten rechnen die Schwierigkeiten, die sie mit ihren eßgestörten
Patienten in Allgemeinkrankenhäusern oder psychosomatischen
Kliniken hatten, einfach hoch.
Unsere Erfahrung mit unseren 92 Patienten – zu 95 Prozent Patien-
tinnen, von denen etwa 40 Prozent an einer psychosomatischen Adi-
positas leiden, sind folgende:
Die Patientinnen fühlen sich unter ihresgleichen gut verstanden:
Die Bulimikerinnen profitieren in unseren gemischten Patienten-
gruppen von der Ich-Stärke und Konsequenz der Magersüchtigen,
diese von der Impulsivität und Spontaneität der Bulimikerinnen und
beide von der Weiblichkeit und Sinnesfreude der Adipösen.
Zudem geht es ja bei allen drei Patientinnengruppen um den inneren
Hunger, den die Magersüchtigen asketisch abwehren und verleugnen, der von den Bulimikerinnen immer wieder vergeblich bekämpft wird, bis sie ihm doch nachgeben – während die Adipösen
den Kampf zumeist schon längst aufgegeben haben. Auch Ge-
schlechtszugehörigkeit, Alter und soziale Schicht ergeben ein insgesamt einheitliches Bild. Schließlich verliert auch die Symptomatik
unter anderen Eßgestörten viel von ihrer Dramatik, wird hinterfragt
und banalisiert.
Die Nachteile der Spezialisierung dürften ehcr die Mitarbeiter erfahren, denn die Arbeit mit Eßgestörten ist wegen des schwer stillbaren
körperlichen, psychischen und spirituellen Hungers der Patientinnen anspruchsvoll und fordernd.
Mit unserem psychodynamischen Konzept wollen wir den Kampf
der Eßgestörten um Selbstfindung und Selbstbestimmung verstehen. Dabei nehmen wir Bezug auf das Unbewußte, das sich sprach-

lich, körperlich und in Handlungen äußert. Wir achten auf Wiederholungen, Widerstände, spezifische Reaktionsmuster und die spezielle Art der Beziehungsaufnahme. Dies geschieht in tiefenpsychologisch fundierten Gruppentherapien und Einzelgesprächen.

Um die Entstehungsgeschichte der Eßstörung in Familie und Partnerschaft zu verstehen, laden wir die Angehörigen aller Patientinnen zu Angehörigenseminaren ein. Wenn die Patientinnen und ihre Angehörigen dabei Sinn und Bedeutung des Symptoms im Familienkontext verstehen, können sie oft auf das Symptom verzichten und ihr Familiensystem – mit weitreichenden Veränderungen auch für die Angehörigen – verändern.

Leider ist es oft mit Erkenntnissen alleine nicht getan. Bei vielen Patientinnen hat die Symptomatik eine suchtartige Eigendynamik gewonnen, so daß wir ihnen helfen müssen, direkt die Symptomatik zu unterbrechen. Es gibt klare Regeln über den Umgang mit Nahrungsmitteln, zudem ermutigen wir zu einer Verhaltensanalyse in Form von Tagesberichten. In den ernährungstherapeutischen Gruppen thematisieren die Patientinnen ihr Eßverhalten und bringen es mit ihrer psychischen Situation in Zusammenhang. In der Lehrküche erlernen sie wieder den angstfreien Umgang mit Lebensmitteln.

Eßgestörte haben aber nicht nur Schwierigkeiten mit dem Eßverhalten, sondern auch mit ihrem Körper. Ihr Körperbild ist oft durch Selbsthaß und Verachtung geprägt und ihr Körper oft verunstaltet. In der Körpertherapie helfen wir ihnen, sich wahrzunehmen, sich auszudrücken und sich anzunehmen, so daß es zu einer Wiederannäherung an den eigenen »Fremd-Körper« kommt.

In der Gestaltungstherapie können die Patientinnen ihre Körperbilder malen, vergessene und verdrängte Bilder wiederfinden und sich ein neues Bild von sich machen.

Dieses neue Bild von sich können die Patientinnen in neuen Formen des Zusammenlebens in einer therapeutischen Gemeinschaft erproben. Sie lernen dabei, ein beträchtliches Maß an Verantwortung zu übernehmen und zur Gestaltung des Klinikalltags beizutragen. Besonders wichtig ist es, die im Schutze der Klinik geübten Veränderungen im sozialen Verhalten in die äußere Realität zu übertragen, damit die Entlassung aus der stationären Behandlung nicht zur Soll-Bruchstelle wird. Wir vereinbaren deshalb mit den Patientinnen vor der Entlassung ein Realitätstraining am Heimatort.

Die durchschnittliche Behandlungsdauer liegt bei zwölf Wochen. Die Kosten werden nach vorheriger Beantragung von den Kassen oder Rentenversicherungsträgern übernommen. Ein ambulantes Erstgespräch ist obligatorisch. Nach der Entlassung erfolgen noch Einladungen zu Ehemaligentreffen und katamnestische Untersuchungen.

DR. PHIL. BARBARA KREBS
Leiterin des Frankfurter Zentrums für Eßstörungen e. V.

Behandlungskonzept für die ambulante tiefenpsychologische Arbeit an Eßstörungen

1. *Das ambulante Therapiekonzept*
Im »Frankfurter Zentrum für Eßstörungen« werden durchschnittlich in einer zwei- bis vierjährigen tiefenpsychologischen Arbeit mit Klientinnen die psychischen und sozialen Konflikte aufgearbeitet, die sich hinter den Symptomen Essen, Erbrechen oder Hungern verbergen. Die individuellen Konflikte und Probleme werden in einem sozio-kulturellen Kontext interpretiert, da Eßstörungen als Antwort von Frauen auf Konflikte in unserer Gesellschaft betrachtet werden – eben als spezifisch weibliche Umgangsform und Äußerungsmöglichkeit. Es geht darum, zwischen physischem und psychischem Hunger unterscheiden zu lernen und neue Durchsetzungsstrategien für eine subjektiv veränderte Lebensqualität im Alltag zu entwikkeln.
In Gruppen- und/oder Einzel-, Paar- oder auch Familientherapien werden die vielfältigsten Lebenskonflikte des einzelnen aufgegriffen. Eßgestörte erleben häufig die Gruppentherapie als große Erleichterung, weil sie die Isolation aufbricht, in der sie zum Teil jahrzehntelang gelebt haben. In der Gruppe verbinden sie sich im »Kampf« um das Essen, in der Enttäuschung über Diäten und Hungerkuren. Das Geheimste und Stummste von eßgestörten Menschen – der Teufelskreis von Essen und Diäten oder Essen und Erbrechen – wird öffentlich und erhält Sprache.

Im »Frankfurter Zentrum für Eßstörungen« wird in »Intervalltherapien« gearbeitet. In »Intervalltherapien« kann der Therapieprozeß unterbrochen und wieder aufgenommen werden. Auf diese Weise wird den psychischen, sozialen und physischen Entwicklungen der Klientinnen Rechnung getragen. Die relativ häufigen Therapieunterbrechungen bei Eßstörungen erklären sich so: Da das Essen etwas so Alltägliches und Normales ist, möchten die Klientinnen immer wieder versuchen, damit allein zurechtzukommen. So können bestimmte Ziele und Therapieabschnitte, die sie sich selbst und/oder im Einvernehmen mit der Gruppe und der Therapeutin gesetzt haben, dazu führen, die Therapie zu unterbrechen und zu einem späteren Zeitpunkt wieder aufzunehmen. So ist das »Frankfurter Zentrum für Eßstörungen« für viele zu einem »Elternhaus« geworden, das einen großzügigen Freiraum für die Ambivalenzen im Ablösungs- und Individuationsprozeß bietet. »Intervalltherapien« ermöglichen es den Klientinnen, ihren eigenen Therapierhythmus, entsprechend der Bewältigung der anstehenden Lebenskonflikte, zu wählen.

2. Therapieziele
– Veränderter Lebensentwurf
Die Aufarbeitung eines Teils der individualpsychologischen und sozialen Konflikte führt dazu, daß die Betroffenen mit ihren Lebensproblemen produktiver umgehen lernen. So kann z. B. das Bedürfnis nach Abhängigkeit und Bindung auf der einen Seite und das Bedürfnis nach Separation und Individuation auf der anderen Seite ein ausgewogeneres Mischungsverhältnis finden. Das leitende Therapieziel ist, eine Antwort auf die Fragen zu finden: Wie stehe ich als Frau/Mann in der Welt da, wie stehe ich zu mir als Person, in meiner Bezugsgruppe, in meinem privaten, beruflichen und politischen Leben? Wie stehe ich zu meiner Biographie, zu meiner Gegenwart und meiner Zukunft? Im Lichte dieses Globalziels werden Eßstörungen als frauenspezifische Antwort auf Lebensprobleme begriffen. Daher werden im therapeutischen Prozeß die Konflikte nicht nur individualisiert und psychologisiert, sondern bleiben eingebettet in diesem sozialhistorischen Kontext.
– Verstehen und Anfreunden mit dem Symptom
Die symbolische Bedeutung des Fettes, des Abmagerns oder des Essens und Erbrechens werden herausgearbeitet in den vielfältigsten

Variationen und Lebenssituationen, in denen sie auftreten. Sie fügen sich allmählich zusammen zu einem individuellen facettenreichen Mosaikbild für jede einzelne. Das wachsende Verständnis für das eigene Eßverhalten in Verknüpfung mit biographischen Konflikten bringt eine Entlastung, da die Eßstörungen nicht mehr isoliert bekämpft und als ich-fremd erlebt werden müssen, sondern zunehmend in einen psychogenetischen und psychodynamischen Kontext gestellt werden können. Das Anfreunden mit den Symptomen ist ein notwendiger Schritt auf dem Wege zur Überwindung von Eßstörungen. Deswegen gibt es auch keine »Rückfälle«, ein Terminus aus den stoffgebundenen suchttherapeutischen Konzepten. Das Eßsymptom wird für das Verständnis von ungelösten Alltagskonflikten genutzt und nicht in die Verbannung geschickt. So können auch nach Abschluß einer erfolgreichen Therapie Essenskrisen als Indikator für momentane, tiefliegende, verborgene Lebenskonflikte akzeptiert werden.

– Gewichtsstabilität

Im Vordergrund des therapeutischen Prozesses steht die Loslösung aus dem Abhängigkeitsverhältnis zum Essen bzw. zum Hungern und nicht die Gewichtsab- bzw. -zunahme. Deswegen kann eine Gewichtsänderung nicht am Beginn einer Therapie stehen, sondern ist nur möglich nach eingehender Bearbeitung von psycho-sozialen Problemen.

– Wiedereintreten der Periode

Insbesondere bei Magersüchtigen, aber auch bei Eß-Brechsüchtigen, latent adipösen und adipösen Frauen kann durch die ungesunde Ernährung und das permanente Diäten der Hormonhaushalt erheblich gestört sein, so daß die Menstruation unregelmäßig oder gar nicht mehr eintritt. Deswegen wird das Wiedereintreten der Periode als ein wichtiger Meilenstein auf dem Weg der Gesundung gewertet.

– Entwicklung eines positiven Körperbilds

Mit reifender psychischer, sozialer und emotionaler Kompetenz entwickelt sich zunehmend ein positives Körperbild. Die häufig völlig verzerrte Wahrnehmung von eßgestörten Menschen korrigiert sich, und sie wagen es, sich »anzugucken« und »hinzugucken«. Der Körper wird nicht mehr in Autoaggression kasteit, es entwickelt sich vielmehr eine zögerliche und vorsichtige Liebe zum eigenen Körper. Das findet seinen äußeren Niederschlag z. B. in mehr Körperpflege, bunterer Kleidung und veränderten Haarschnitten. Aber auch innerlich wagt etwa eine Magersüchtige, indem sie ein paar Kilogramm zugenommen hat, einen umfassenderen Raum im Alltag für sich zu beanspruchen, oder eine adipöse Frau muß nicht mehr ihre Körperfülle nutzen, um auf sich aufmerksam zu machen.

– Symptomreduktion/Symptomverlust
Es bedarf meistens eines langwierigen therapeutischen Prozesses, bis sich am Symptom grundlegend etwas ändert. Eine Besserung zeigt sich darin, daß die Intervalle größer werden, in denen das Symptom auftritt bzw. das Symptom sich allmählich ganz verliert. In Lebenskrisen und ausgesprochenen Streßsituationen aber kann das Eßsymptom wieder auftreten. Es wird dann aber nicht mehr als bedrohlich erlebt, sondern eher als notwendige individuelle Ausdrucksform begriffen, eingegrenzt eben auf die momentane Lebensbelastung. Der Symptomverlust tritt oft erst lange nach Therapieschluß ein.

Wichtig ist, in den Therapien eine veränderte Haltung dem Essen gegenüber zu bekommen, die Freude am Lebens-Mittel Essen wiederzugewinnen. Folgende Zitate von Klientinnen bei Ende der Therapie sollen verdeutlichen, was als Therapieerfolg gewertet werden kann:

– »Die härteste Diät meines Lebens war diese Therapie. Mein Fett, ich brauche dich, obwohl du mir lästig bist.«
– »Mein Leben ist anstrengender mit den vielen Problemen. Schade, daß es mit den vielen Tafeln Schokolade nicht mehr klappt.«
– »Ich habe momentan abgenommen und bin dabei, meinen eigenen Rhythmus zu finden. Jetzt möchte ich aufhören abzunehmen, denn ich habe Angst, noch dünner zu werden.«
– »Ich weiß jetzt, warum ich esse und erbreche. Aber es ist so selten geworden, und ich verurteile mich nicht mehr dafür, weil ich mich absolut im Umbruch befinde. Die tiefgreifenden Veränderungen in meinem Leben haben erst nach Abschluß der Therapie eingesetzt.«
– »Ich fühle mich immer noch wohl, trotz der zugenommenen Kilos. Die Magersucht hat mein Leben begrenzt, die neun Kilo mehr machen es lebendig.«

Vom Therapieerfolg kann man sprechen, wenn die Frauen in Kontakt zu ihren Gefühlen und Bedürfnissen gekommen sind. Sie spüren und wissen, daß sie nur eigenverantwortlich ihre Eßstörung bewältigen können. Als Expertinnen ihrer selbst haben sie den Anfang gemacht, sich selbst an die Hand zu nehmen und sich nicht mehr von anderen führen zu lassen: Denn sie wissen, aus welchen Konflikten heraus sie sich polstern, abmagern oder essen und erbrechen.

3. Therapiezeitraum und Therapiefrequenz

Es ist charakteristisch für dieses ambulante Therapiekonzept, daß für den psychotherapeutischen Prozeß ein Zeitraum von zwei bis vier Jahren angesetzt wird, in dem mit einer niedrigen Frequenz in Gruppen- bzw. Einzelsitzungen gearbeitet wird (rund 30 bis 35 Sitzungen pro Jahr). Eingebettet in den Alltag lassen sich Eßstörungen nur langsam und allmählich heilen, da Essen eine Notwendigkeit für jeden Menschen darstellt.

4. Therapieverläufe – Daten, Ergebnisse, Erfolge

Das Durchschnittsalter der Frauen, die in Gruppen- und Einzeltherapie ins »Frankfurter Zentrum für Eßstörungen« kommen, liegt zwischen 25 und 37 Jahren. Jugendliche Klientinnen gehen in die Mädchengruppen oder werden in Einzel- bzw. Familientherapie behandelt. Das Durchschnittsalter der Männer liegt zwischen 27 und 35 Jahren.

Die Beurteilung des Therapieerfolgs ist weder quantifizierbar noch exakt meßbar. Es ist eher eine subjektive Annäherung der Erfolgseinschätzung. Der Schwerpunkt des Therapieerfolgs liegt eindeutig auf der positiven Veränderung der emotionalen und sozialen Kompetenz, die mit einer eindeutigen Symptomreduktion bis hin zum Symptomverlust einhergeht. Dennoch wird nicht die Symptomfreiheit als Therapieerfolg gewertet, denn häufig findet bei einem zu raschen Symptomverlust eine Suchtverlagerung statt oder es kann zu gravierenden psychosomatischen Erkrankungen kommen.

Als guter Therapieerfolg wird gewertet, wenn alle genannten Therapieziele erreicht worden sind. Als guter Therapieerfolg wird aber auch gewertet, wenn sich der Lebensentwurf nach Einschätzung der Klientin und der Therapeutin positiv verändert und ein Anfreunden mit dem Symptom stattgefunden hat, ohne daß aber eine entscheidende Veränderung im Eßverhalten eingetreten ist.

Als mäßiger Therapieerfolg wird gewertet, wenn im emotionalen und sozialen Bereich wenig Veränderungen eingetreten sind. Im Eßverhalten wird wenig variiert, und das Eßsymptom wird weiterhin isoliert bekämpft und nur unzureichend im Zusammenhang mit emotionalen Ursachen gesehen.

Als gar nicht erfolgreich wird der therapeutische Prozeß eingeschätzt, wenn sich so gut wie gar nichts, weder auf der emotionalen und sozialen Ebene, noch am Eßsymptom verändert.

Eß-Brechsüchtige sind die zweitgrößte Gruppe von Eßgestörten, die wir behandeln. Unter 175 Klientinnen und Klienten waren 70 eßbrechsüchtig, von denen 41,4 Prozent die Therapie mit gutem Erfolg beendeten und 50 Prozent mit mäßigem Erfolg. Keinen Erfolg hatte die Therapie bei den Eß-Brechsüchtigen lediglich in 8,6 Prozent aller Fälle.

Das »Frankfurter Zentrum für Eßstörungen« bietet Beratung, Therapie und Fortbildung an und gibt einmal im Jahr eine Übersicht über sein Jahresprogramm heraus. Das Programmheft kann gegen einen mit drei Mark frankierten und adressierten DIN-A5-Rückumschlag angefordert werden (Adresse siehe Anhang).

ELKE RAATZ
Diplom-Sozialpädagogin und Sozialarbeiterin, Berlin

Aspekte zur feministisch orientierten Betrachtungsweise und Therapie von Bulimia nervosa

Neben anderen Modellen bietet der feministisch orientierte Ansatz eine Möglichkeit des Umgangs mit der Bulimia nervosa. Hier gelten, neben eigenen psychischen Voraussetzungen, die frauenspezifischen Forderungen unseres gesellschaftlichen Systems als Rahmenbedingungen für die Entwicklung dieser Abhängigkeitserkrankung.

»Wie darf/muß ich als Frau sein, wenn ich in dieser Gesellschaft akzeptiert und anerkannt werden will?« – Für eine Frau mit Eß-Brechsucht scheint die Antwort eindeutig. Sie umfaßt all das, was eine ideale Frau auszumachen scheint: schlank und gepflegt zu sein, attraktiv und anspruchslos, erfolgreich im Berufs- und Privatleben, ohne daß die Anstrengung spürbar würde, die es kostet, diesen Anforderungen gerecht zu werden.

Bulimia nervosa ist, wie jede Form der Eßsucht, auch Ausdruck einer Lebenshaltung. Eine Eß-Brechsüchtige ist scheinbar perfekt an das idealisierte Frauenbild angepaßt. Sie präsentiert sich der Welt so, wie es offensichtlich gewünscht ist; sie ist das gute Mädchen, das es jedem recht macht, das für andere da ist, sich selbst zurückstellt, niemals »nein« sagt und auch körperlich attraktiv ist.

Im Gegensatz zu mager- und eßsüchtigen Frauen, die durch ihr äußeres Erscheinungsbild für andere sichtbar »aus dem Rahmen fallen«, zeigt die Eß-Brechsüchtige sich und anderen: »Es gibt kein Problem.« Sie verbirgt hinter einer ansprechenden Fassade die Aspekte ihres Selbst, von denen sie glaubt, daß sie nicht erwünscht sind und die ihr deshalb Angst machen. Hinter der geschlossenen Badezimmertür findet unter Ausschluß der Öffentlichkeit das Ausdruck, was nicht gezeigt werden darf: das Erleben eigener Minderwertigkeit und Selbstbestrafung durch Überessen bis zur Schmerzgrenze, verleugnete Aggression und Auskotzen dessen, was im Kontakt mit anderen geschluckt wurde und nicht verdaut werden konnte, Lust und Maßlosigkeit, »unweibliches Benehmen« und Rückzug aus den sozialen Kontakten mit ihren Konflikten und ständigen Anforderungen.

Statt gut, sauber, rein und kontrolliert, wie sie glaubt, sein zu müssen, erlebt sich die Betroffene im Eßanfall als pervers, triebhaft und machtlos ihrem Körper ausgeliefert. Die heftig empfundene Scham über den Kontrollverlust verstärkt die Überzeugung: »Niemand darf wissen, wie ich in Wirklichkeit bin.« Der Teufelskreis schließt sich: Sie benötigt ihr »Bösesein«, um »gut« sein zu können, und »gut« muß sie sein, um akzeptiert und anerkannt zu werden.

Essen und Brechen dient als Mittel, um weiter in der bisher erfahrenen Frauenrolle funktionieren zu können, und hilft die Angst zu betäuben, den erwarteten Anforderungen nicht gerecht zu werden.

Für die therapeutische Arbeit mit Frauen, die an Eß-Brechsucht leiden, ist die Beziehung zwischen Patientin und Therapeutin von entscheidender Bedeutung. Die Betroffenen sind ausgehungert nach einem echten emotionalen Kontakt. Für sie ist das Erlebnis, ohne die Fassade der Perfektion gesehen und akzeptiert zu werden, aber auch eine angstbesetzte Erfahrung. Oft wird die Eß-Brechsüchtige deshalb, ähnlich wie beim Essen, fordernd sein und dennoch nicht behalten können, was ihr an Beziehung angeboten werden kann. Sie wird diese in Frage stellen, anzweifeln und abwerten. Für Patientin und Therapeutin ist die Veränderung dieser Beziehung ein Prozeß. Mit der Änderung der therapeutischen Beziehung wird sich auch die Beziehung der Patientin zu sich selbst verändern können.

Unter Berücksichtigung des gesellschaftlichen und familiären Rahmens wird es darum gehen, Verständnis für das Symptom Essen und Erbrechen zu entwickeln und zu erkennen, daß dieses im Leben der betroffenen Frau eine wichtige Funktion innehatte, nämlich den Aspekten ihres Selbst Raum zu geben, die sie als unerwünscht erlebt und erfahren hat. Es sind die Aspekte, die aufgrund der Familien- bzw. Gesellschaftsideologie verleugnet wurden und an deren Stelle statt des spontanen ein angepaßtes Verhalten trat, ein Verhalten, das den Erwartungen der Umwelt mehr entsprach als die eigene Persönlichkeit. Das Wiederauffinden und Benennen dieser verleugneten Gefühle und Bedürfnisse ist ein Teil des Weges im therapeutischen Prozeß. Dieser Prozeß ist oft schmerzhaft und erfordert Mut. Er verlangt, sich mit Gefühlen von Bedürftigkeit, Schmerz, Wut, Kränkung, Panik, Hilflosigkeit auseinandersetzen zu müssen, ohne diesen ausweichen zu können.

In der Therapie wird es auch darum gehen zu verdeutlichen, welche Freiräume durch das süchtige Verhalten geschaffen wurden, beispielsweise

- durch scheinbare Anpassung eine Nische zu besitzen, zu der andere keinen Zutritt haben, wo nicht kritisiert und nicht verletzt werden kann,
- sich Zeit für sich selbst zu nehmen,
- sich nicht um andere kümmern zu können und
- über die Symptomatik eine legitime Möglichkeit gefunden zu haben, Hilfe in Anspruch zu nehmen.

Wer mit betroffenen Frauen arbeitet oder selbst betroffen ist, wird wissen, wieviel Kraft, Energie und Geschick notwendig sind, um das süchtige Eßverhalten vor anderen geheimzuhalten. In der Therapie sollte darum versucht werden, einen konstruktiven Umgang mit diesen Kräften und Fähigkeiten zu entwickeln und reale Alternativen zu den geheimgehaltenen Freiräumen zu schaffen.

Es ist ein wichtiges Ziel der Therapie, die als »böse« erlebten, verleugneten Anteile des Selbst zurückzugewinnen, nicht »besser« im Sinne sozialer Erwünschtheit zu werden, sondern mehr in Kontakt mit sich selbst zu kommen und das Risiko zu wagen, sich als eine Person mit eigenen Gefühlen, Wünschen und Bedürfnissen zu zeigen.

Eß-brechsüchtige Frauen kommen in dem Erleben von Minderwertigkeit und Defiziten in die Beratungsstellen, ohne sich ihrer Stärken und Fähigkeiten bewußt zu sein. Sie wissen nicht, daß ihr gestörtes Eßverhalten, neben den selbstzerstörerischen Anteilen, der »kreative Versuch« gewesen ist, trotz starker Belastungen Kontrolle über sich und damit über ihr Leben zu behalten.

In meiner Arbeit mit eßgestörten Frauen richte ich den Focus auf das, was diese Frauen an unterstützendem Potential mit sich bringen, nämlich Kreativität, Energie, Sensibilität und ein Empfinden dafür, was in unserer Gesellschaft krank macht, kränkend ist: einschränkende Rollenklischees, Fixierung auf Leistung und Erfolg, Ausgrenzung dessen, was unbequem ist, weil es Bereitschaft zu Auseinandersetzung mit sich, mit anderen fordert.

Während meiner langjährigen Arbeit mit eßgestörten Frauen gab es manche, die ihr einziges Problem in ihrer Figur sahen, so daß das, was ich anbieten konnte, nicht mit dem übereinstimmte, was sie haben wollten. Andere Frauen haben mit Unterstützung der Therapie wesentliches in bezug auf ihr Eßverhalten, ihre Familien, ihre sozialen Kontakte, ihre Berufe verändert. Was sie im Laufe der Therapie gewannen, waren Alternativen zu der bisherigen Lebensweise und Lebenshaltung und so einen Zuwachs an Autonomie.

Nach vielen Jahren therapeutischer Arbeit mit eßgestörten Frauen arbeitet Elke Raatz zur Zeit als Suchttherapeutin auf einer Entwöhnungsstation für Alkohol- und Medikamentenabhängige in Berlin.

ANTJE THARANG-ROTHMUND
Diplom-Psychologin, Leinfelden-Echterdingen bei Stuttgart

Rahmenkonzept für die ambulante Psychotherapie bei Frauen
mit Eßstörungen (speziell bei Bulimia nervosa)

Im Gegensatz zu anderen Suchtabhängigkeiten besteht die Schwierigkeit bei Eßsüchten darin, daß es nicht möglich ist, mit dem Essen aufzuhören. Essen kann nicht durch einen anderen Stoff ersetzt werden, um die Sucht damit unter Kontrolle zu bringen. Die Lösung des Problems durch Abstinenz, wie es bei anderen Süchten meist praktiziert wird, fällt für Eßsüchtige weg. Der Versuch der Magersüchtigen, das Essen aus ihrem Leben zu streichen, oder der Eß-Brechsüchtigen, sich von dem Gegessenen wieder zu »befreien«, bedeutet nichts anderes als Selbstmord – Selbstmord in Raten. Im Gegensatz zu Alkohol, Nikotin und Drogen ist Essen auch kein »Gift«. Essen ist eine absolut notwendige Lebens- und Überlebensgrundlage. Darüber hinaus ist und bleibt das Essen eines der schönsten und natürlichsten Genußmittel im Leben, ähnlich wie Sexualität, entspannen, Spaß haben. Therapie von Eßsucht beinhaltet:
– sich wieder die Erlaubnis geben, zu genießen
– leben zu wollen statt überleben
– sich selbst und seinem Körper zu vertrauen.
Ein dauerhafter Erfolg ist nur dann möglich, wenn Essen wieder zum Spaß wird, ohne Angst- und Schuldgefühle, wenn es wieder eine wichtige Form darstellt, für sich selbst zu sorgen, gut mit sich umzugehen. Es kann nicht darum gehen, das Eßverhalten möglichst wirksam zu kontrollieren. Der Gedanke, der hinter solchen Bemühungen steht, ist nämlich, daß Essen und Hunger-haben etwas Schlechtes ist. Dieser Gedanke ist falsch, denn unsere Körper haben die Fähigkeit, sich selbst zu regulieren.
Nahrungs- und Flüssigkeitsaufnahme gehören wie Schlaf zu den Bedürfnissen des Menschen, die vom Körper mit Hilfe eines komplizierten Regelkreises in einem Gleichgewicht gehalten werden können. Auch die Körper der Eßsüchtigen haben die Fähigkeit behalten, sich selbst zu regulieren.
Die Betreffenden müssen aber erneut lernen, Körpersignale zuzu-

lassen, wahrzunehmen und auf sie zu reagieren statt sie zu ignorieren oder als schlecht zu interpretieren. Es ist eine traurige Tatsache, daß bei einer Vielzahl von Menschen in unserer Gesellschaft dieses natürliche Verhältnis zum Körper nicht mehr vorhanden ist. Dies steht im Zusammenhang mit einem Schönheits- und Schlankheitswahn, der besonders Frauen betrifft. Das Empfinden und Akzeptieren von Hungergefühlen hat ebenso wie die Wahrnehmung von Angst, Trauer, Müdigkeit und Schmerz in diesem System der schönen Fassade keinen Platz. Und es ist auch nicht erlaubt, sich einfach in seiner Haut wohl zu fühlen, sie muß zumindest faltenlos und antiseptisch pickelfrei sein.

Bulimia nervosa ist auch Ausdruck einer gesellschaftlich produzierten sozialen Neurose. »Moderne« Frauen stehen unter kulturellem und sozialem Druck vielfältigster Art. Der »Wert« einer Frau wird immer noch maßgeblich nach ihrer äußeren schönen, gepflegten Erscheinung bemessen, sie sollte überdies die perfekte, fürsorgliche, aufopfernde Hausfrau und Mutter sein und dann möglichst noch ihren »Mann« im Berufsleben stehen – erfolgreich und intelligent. Im Bestreben, diesen so widersprüchlichen Erwartungen zu entsprechen, verhungern diese Frauen innerlich immer mehr und vereinsamen, da ihre eigenen Bedürfnisse zugunsten anderer aufgegeben werden oder verkümmern. Freßanfälle sind ein Ausdruck ihres Hungers bzw. der Sehnsucht nach Anerkennung, Liebe und Wertschätzung ihrer Person und nicht nur der »Fassade«. Bulimia nervosa ist in ihrem Kern eine Selbstwertproblematik: Was bin ich als Person überhaupt noch wert, was macht den Sinn meines Lebens aus? Eß-Brechsüchtige versuchen oft perfekt die Erwartungen der anderen zu erfüllen und achten dabei nicht auf ihre eigenen Wünsche oder Bedürfnisse, sie vertrauen mehr den anderen statt sich selbst oder ihrem Körper. Im Gegensatz und in Ambivalenz dazu kristallisiert sich im »Kotzen« oft die ganze Wut und der Wunsch, sich diesem Anpassungsdruck zu widersetzen. Therapieziel ist es, Autonomie und die Fähigkeit zur Abgrenzung zu entwickeln.

Ich stehe Therapieformen sehr kritisch gegenüber, die versuchen, mit noch besserer äußerer Kontrolle, Diätvorschriften und Zwangsmaßnahmen Eßsüchtige zu therapieren. Der von mir praktizierte Ansatz ist stark geprägt durch das Anti-Diät-Buch von Susie Orbach. Ich habe ferner Übungen aus der »Psycho-Diät« von Pearson

(1983) übernommen, die ich besonders für den Aufbau eines neuen, eigenverantwortlichen Eßverhaltens anwende. Bei meiner konkreten Arbeit verwende ich gesprächs- und gestalttherapeutische Methoden, Elemente der kognitiven Verhaltenstherapie, der Transaktionsanalyse und körperorientierte Verfahren. Inhaltlich arbeite ich vor allem an fünf Schwerpunkten:

1. *Unterbrechung des Teufelskreises zwischen Heißhunger-Freßanfällen und Erbrechen durch Aufbau einer neuen Eßkultur*
   Der Veränderungsprozeß des direkten Eßverhaltens läßt sich in zwei Phasen unterteilen:
   - In der ersten Phase ist das Ziel, daß die Frauen wieder lernen, das Essen, das sie zu sich nehmen, bei sich zu behalten, sich überhaupt wieder daran gewöhnen müssen, Nahrung aufzunehmen. Um mit dem Erbrechen aufhören zu können, erarbeitet jede Frau für sich, welche Lebensmittel für sie gut sind, was sie wirklich essen möchte, d. h. sie übernimmt wieder die Verantwortung für das, was sie ißt. Ziel ist es, langsam die Angst vor dem Essen zu reduzieren.
   - In der zweiten Phase erst ist es dann möglich, wieder zu einem zwanglosen, genußvollen, bewußten Umgang mit dem Essen zu gelangen. Dabei entwickelt jede Frau ihren spezifischen Stil in bezug auf Haushaltung, Kochgewohnheiten, Essenszeiten, Lieblingsgerichte etc.

2. *Verbesserung und Differenzierung der Wahrnehmung von Körpersignalen*
   Dies bedeutet, daß Eßsüchtige lernen, wieder ihre Hunger- und Sättigungsgefühle zu spüren und zuzulassen. Ebenso, daß sie sicher darin werden, diese Gefühle von anderen Bedürfnissen und Gefühlen zu unterscheiden, d. h. Hunger zu trennen von Angst, dem Wunsch nach Zuwendung, von Langeweile etc.
   Ziel ist es, seinen Körper kennenzulernen, seine Signale zu spüren und ihm zu vertrauen. Es gibt keine Speisepläne oder feste Essenszeiten. Die Frauen experimentieren und üben selbständig in dem Tempo und den Schritten, die ihnen keine Angst machen. Sie sollen zunächst darauf achten, an welcher Stelle ihres Körpers sie bisher Hunger spürten und ob dies wechselt und wann. Wenn sie Hunger spüren, sollen sie das essen, worauf sie Lust haben. Es ist wichtig, das zu essen, wonach man hungert, und sich auch

darum zu bemühen, genau das zu bekommen, sich also nicht mit anderem zufriedenzugeben. Ebenso sollten sie essen, wann immer sie Hunger haben, und nicht essen, wenn sie keinen Hunger haben. – Das gleiche gilt für die Gefühle des Satt- bzw. Befriedigtseins. Wo spüre ich Sättigung, welche Empfindungen signalisieren mir, ob ich satt bin, pappvoll, »bis zum Anschlag« satt oder noch unbefriedigt hungrig bin? Dies führt dann zu einer langsamen Selbstregulation des Körpergewichts. Das Endziel ist die Erreichung des spezifischen Körpergewichts, bei dem sie mit sich und ihrem Körper in Einklang ist und das dann auch beibehalten wird.

3. *Steigerung der Genußfähigkeit*
Statt durch Schuldgefühle, strenge Verbote und Verzicht soll Essen wieder von Genuß und Lust geprägt sein. Darüber hinaus werden andere Möglichkeiten außer Essen erarbeitet, sich selbst zu verwöhnen, sich was Gutes zu tun, gut für sich zu sorgen.

4. *Erkennen der Funktionen und der Bedeutung, die Essen und die spezifische Körperform für den einzelnen hat*
Geklärt werden sollen die Fragen: Was ist gut daran, daß ich mager/dick/idealgewichtig bin? Wobei hilft mir das? Welche positiven Eigenschaften von mir drücke ich mit meiner Figur aus? Was bedeutet Essen für mich? Ist es z. B. die einzige Möglichkeit, mich zu entspannen oder mir selbst etwas Gutes zu tun? etc.

5. *Therapeutische Arbeit an den Problemen, die im direkten, ursächlichen Zusammenhang zur Bulimia nervosa stehen*
Im Laufe meiner langjährigen therapeutischen Arbeit mit eßsüchtigen Frauen wurde ich zunehmend mehr mit sexuellem Mißbrauch als einer Hauptursache für die Entstehung von Eßstörungen konfrontiert. 60 bis 80 Prozent meiner Klientinnen berichteten über sexuelle Gewalterfahrungen in ihrer Kindheit oder Pubertät. Der Zusammenhang zwischen sexuellem Mißbrauch und Eßstörungen hat meine therapeutische Arbeit stark verändert. Ich arbeite seitdem überwiegend in Einzeltherapie, da in diesem Rahmen Schamgefühle und Intimität der Patientinnen besser geschützt werden und die meisten erst im einzeltherapeutischen Setting über den sexuellen Mißbrauch berichten und ihn bearbeiten können. Die meisten Patientinnen sind sozial sehr isoliert, deshalb halte ich Gruppentherapien oder Selbsthilfegrup-

pen für ideale Ergänzungen zur Einzeltherapie. Die Bearbeitung der oben skizzierten Eßsymptomatik ist sehr gut im Gruppensetting durchführbar, die spezifische detaillierte Aufarbeitung des biographischen Hintergrunds und aktueller Problembereiche ist meines Erachtens in der Einzeltherapie günstiger.

Neben der Arbeit an der Eßsymptomatik sind die häufigsten Hauptarbeitsschwerpunkte:

- Bewältigung traumatischer Erlebnisse
- Ablösungsproblematik von den Eltern
- Entwicklung von Autonomie
- Arbeit an Sexualität, Partnerschaftskonflikte
- Aufbau sozialer Kompetenz, Selbstsicherheitstraining etc.
- Wahrnehmung und Ausdruck eigener Bedürfnisse und Interessen
- Arbeit an Gefühlen, Wut und Trauer
- Aufgeben der Kind-Rolle und Übernahme der Lebensposition einer erwachsenen Frau
- Probleme in bezug einer positiven Identität als Frau etc.

Kontakte zu der Autorin sind möglich: Antje Tharang-Rothmund, Rohrer Straße 143, 70771 Leinfelden-Echterdingen (bei Stuttgart), Tel. 0711/7543482.

DR. VERENA VOGELBACH-WOERNER
freie Psychodrama-Therapeutin, Gelnhausen

Das Psychodrama in der Behandlung von Eßstörungen

Das Psychodrama ist deshalb zur Behandlung von Eßstörungen geeignet, da mit den Techniken der Darstellung die Bedeutung der Symbolik des Essens, Hungerns und Kotzens offengelegt werden kann und eine Spur zu den Ursprüngen oder der Genese der Störung gefunden werden kann. In der szenischen Wiederholung früher Erlebnisse (Reinszenierung) kann die Eßgestörte die Bühne des Körpers, in dem sich bisher ihr unlösbarer Konflikt manifestiert hat, mit der Bühne des Psychodramas austauschen. Neue Wege zur Lösung der Probleme, die weniger selbstschädigend sind, können ausprobiert und/oder gefunden werden.

Das Psychodrama ist eine Gruppentherapiemethode. Jacob Levy Moreno, der diese Methode zunächst als Antithese zu Freuds Psychoanalyse in Wien in den Jahren nach dem Ersten Weltkrieg entwickelte, ist ihr Begründer.

Morenos Innovation in der Betrachtung und Behandlung menschlichen Verhaltens liegt darin, daß er aus der Zweierbeziehung (Arzt–Patient) heraustrat und die Gruppe zum Gegenstand seiner Betrachtung machte. Nicht das Individuum steht im Zentrum der Arbeit von Moreno, sondern der Mensch in Interaktion mit anderen. Für Moreno ist der Mensch ein soziales Wesen, das immer, wegen seiner anfänglichen Hilflosigkeit, auf andere angewiesen ist. Die Beziehungen, die das Individuum mit anderen verbindet, nicht das Individuum, stehen daher im Psychodrama im Mittelpunkt des Interesses.

Bei der psychodramatischen Arbeit mit Eßgestörten gehe ich davon aus, daß es sich bei den meisten Eßstörungen um eine »frühe Störung« handelt. Diese Störungen in der frühen Mutter-Kind-Beziehung können über die Nahrungsaufnahme und das Körpererleben zum Ausdruck kommen. Da über die Nahrungsaufnahme im Säuglings- und Kindesalter immer eine Beziehung zur versorgenden Person vermittelt wird, ist Essen später so stark emotional besetzt. Weil Essen ein so normaler und alltäglicher Vorgang ist, wird selten über die emotionale Qualität gesprochen, schon gar nicht, wenn diese gestört ist.

Die schnelle und oft verblüffende Wirkung des Psychodramas in der Suchttherapie und bei frühen Störungen liegt meines Erachtens darin, daß die Methode auf Fähigkeiten zurückgreift, die in jedem Menschen vorhanden sind, auch wenn er noch so gestört ist. Dies sind: Die Fähigkeiten zu spielen, zu phantasieren, spontan zu sein, Rollen zu übernehmen, bedingt auch die Fähigkeiten, sich einzufühlen und Beziehungen einzugehen.

Ein weiterer Vorteil des Psychodramas gegenüber anderen psychotherapeutischen Methoden ist die Möglichkeit, Wunscherfüllungen zu spielen. Frühere traumatische Erfahrungen oder Defizite können noch einmal anders, positiver und vor allen Dingen angstfreier gespielt werden. Moreno sagt: Jedes wahre zweite Mal ist die Befreiung vom ersten.

Das Psychodrama bietet in der Behandlung der Eßstörungen die Möglichkeit, die symbolische Bedeutung des Essens herauszufinden. Ich kenne keine andere psychotherapeutische Methode, mit der so schnell und so intensiv und unverlogen die »wahren« Gefühle, die mit dem Essen als Ersatzhandlung verbunden sind, wahrnehmbar gemacht werden können.

Ob Essen warm, weich, salzig, bitter, hart oder knackig gewünscht wird, läßt auf ganz unterschiedliche Bedürfnisse, die mit dem jeweiligen Essen verbunden sind, schließen. Ein Beispiel: Die Therapeutin fordert die Klientin auf, die Beziehung zu einer nahestehenden Person mit Hilfe eines Essenssymbols zu charakterisieren. Ob die Klientin nun dazu ein Sahnetörtchen phantasiert oder aber einen Bohneneintopf, läßt auf ganz unterschiedliche Gefühlsqualitäten dieser Beziehung schließen.

Ziel der Therapie ist es, der Klientin über die symbolische Darstellung des Essens einen Zugang zu ihren »wahren« Bedürfnissen zu ermöglichen. Der Körper der Eßgestörten ist neben den Inhalten, die erzählt werden, immer im Focus des Geschehens. Körperempfindungen werden in den Prozeß miteinbezogen. Die Protagonistin ist handelnde und nicht nur erzählende Person.

Moreno sagt, Handeln ist besser als Reden.

Aspekte von Gruppenprozessen

Die Reinszenierung früher traumatischer Erlebnisse oder Beziehungsstörungen zeigt sich in einer Psychodramagruppe im Umgang der Frauen untereinander. Hier gilt es, die Symbolik der Körpersprache oder die Symbolik der Eßstörung verstehen zu lernen. Konkret heißt das, daß im therapeutischen Gruppenprozeß beispielsweise mit dem unterschwelligen Neid der dicken Frauen auf die dünnen, wenn auch oft eß-brechsüchtigen Frauen gearbeitet wird. Oder aber mit der Ambivalenz der eß-brechsüchtigen Frauen, mit der sie den dicken begegnen. Einerseits wollen sie niemals so dick werden wie diese, andererseits sehnen sie sich nach dem warmen, weichen »Mutterschoß«, der gleichzeitig angstbesetzt sein kann usw.

Durch die Darstellung der Eßstörungssymptomatik in einer Szene können unbewußte Wiederholungen bewußtgemacht werden. Durch Rollenübernahme, Doppeln und andere Techniken gelingt es im Psychodrama, die ursprüngliche Genese der Störung konkret und spürbar zu machen. Ist es einmal gelungen, den Ursprung der Störung, z. B. in der frühen Mutter-Kind-Beziehung, noch einmal erlebbar zu machen, kann die eßgestörte Frau die symbolische Bedeutung ihrer Eßstörung verstehen und damit das Symptom möglicherweise aufgeben. Die Bedeutung des Hungerns, der Verweigerung von Nahrung, des Dickseins oder der Freß-Kotzanfälle können als Ausdruck von Beziehungen gesehen, verstanden und verändert werden. Durch die szenische Darstellung der Eßstörung kann die jeweilige Qualität der Beziehung in der Ursprungssituation herausgearbeitet und damit verändert werden.

Die »Bühne« des Körpers als Ausdruck der Störung wird durch die Bühne im Psychodrama ausgetauscht. Dadurch können Zusammenhänge erkannt und reflektiert werden.

Die Arbeit mit eßgestörten Frauen zeigt, daß die Betroffenen das Leiden am Symptom, zu dick oder zu dünn zu sein oder zu fressen und zu kotzen, zwar als Ausdruck einer tieferliegenden Ursache sehen, dies jedoch nicht aus eigenen Stücken ablegen können. Der Wunsch nach Veränderung wird oft als Wunsch der Umgebung erfahren (z. B. »Iß doch« oder »Nimm ab«). Oder er entspringt halbherzig aus dem Bedürfnis, dem weiblichen Schönheitsideal nachzueifern. Das Symptom dient aber als Waffe, zur Verteidigung gegenüber Stärkeren, oder als Ausdruck von Autonomiewünschen und ist somit (lebens)notwendig.

Zur Bedeutung der Symptome

Das Fett einer Frau kann Schutz, Panzer, Abgrenzung, Wut, sich den Männern verweigern und vieles mehr bedeuten. Die bulimische Symptomatik einer Frau kann der Ausdruck eines unlösbaren Konfliktes zwischen Wünschen nach Selbständigkeit und Regression, Liebe und Haß auf dasselbe Objekt und vieles mehr ausdrücken.

Das Symptom kann auch als Ich-Schutz verstanden werden. Die Aufgabe des Symptoms Eßstörung würde bedeuten, die Ursachen anzugehen und sich all den Ängsten und Erniedrigungen von früher zu stellen. Es ist immer wieder zu beobachten, daß am Symptom festgehalten wird, weil die Angst vor den Gefühlen, die dahinter verborgen sind, so groß ist und eßgestörte Frauen meinen, diesen Gefühlen nicht gewachsen zu sein. Zu beachten ist, daß es nach Aufgabe des Symptoms zu einer Symptomverschiebung kommen kann. Viele Klientinnen werden am Anfang einer Gruppentherapie ihr Symptom los, tauschen dies aber durch andere »Krankheiten« aus.

Wenn wir statt Symptom von einer Reinszenierung früherer traumatischer Erlebnisse im Körperbild oder Körpererleben sprechen, können wir uns das Dicksein, die Eß-Brechsucht oder Magersucht als Manifestation von Erlebnissen vorstellen, die bedeuten: sich dünn zu machen, sich zu verweigern, sich eine dicke Haut zuzulegen, den Erwartungen an ein Mädchen nicht zu entsprechen oder sich nicht entscheiden zu können. Dem Symptom jeder Frau kommt demnach eine lebensgeschichtlich ganz unterschiedliche Bedeutung zu. Diese gilt es, im Psychodrama herauszuarbeiten und zu verstehen.

Um den Druck dieser ambivalenten Gefühle zu reduzieren, wird das gewohnte Verhalten, die Eßstörung beibehalten. Es ist augenfällig, daß die Betroffene Gefangene ihrer Reinszenierung ist. Ein Ausweg aus diesem Dilemma ist für sie aus eigener Kraft selten möglich. Denn sie kann, als Bestandteil des Systems, des Spieles, der Reinszenierung, nicht die involvierte Beobachterin, die Mitspielerin sein und sachlich Anteil nehmen.

Im Psychodrama kommt die Aufgabe der nicht eingebundenen Beobachterin der Psychotherapeutin zu. Es ist die Aufgabe der Gruppenmitglieder, andere Personen darzustellen und mitzuspielen und in der Feedback-Runde der gesamten Gruppe an der szenischen Darstellung der Protagonistin sachlich teilzunehmen. Sachlich heißt, daß die Mitspieler/innen zwischen eigenem Erleben und dem Einfühlen in das Spiel der Protagonistin unterscheiden können.

Durch die Reinszenierung der inneren, einsamen, meist heimlichen und schambesetzten Eßstörungstragödie in der Gruppe erfahren Eßgestörte sehr viel Anteilnahme von anderen Betroffenen. Das Darstellen der inneren, körperlichen Leiden am Essen und dem weiblichen Körper ist ein wichtiger Schritt, um sich vom Symptom freimachen zu können. Andere weitere Schritte folgen durch die fortgesetzte Arbeit in der Gruppe, die meist lang andauert (zwei bis vier Jahre).

3. Teil

Aspekte der Selbsthilfe bei Bulimarexie

Therapie in der Praxis

Die im vorangegangenen Kapitel dargestellten möglichen Therapieansätze und praktizierten Therapien unterscheiden sich vor allem in Methodik und Ansatz. Mal wird die Eßstörung als Re-aktion auf eine frauenfeindliche Gesellschaft gesehen, mal als Sucht, mal als Verhaltensstörung. Das Behandlungsangebot ist recht groß und scheint für jede/n einzelnen nur die Frage nach der »richtigen« Methode aufzuwerfen. Doch ein offener Markt der Möglichkeiten ist leider mehr als graue Theorie.

Es existieren zwar inzwischen Konzepte, die ganz gezielt die Behandlung von Eß-Brechsucht verfolgen, und es gibt Einrichtungen und Kliniken, die sich auf die Arbeit mit der Betroffenengruppe spezialisiert haben. Die Vielfalt der Ansätze aber, die zum Teil auch auf die Gesamtgruppe der Eßsüchtigen (mit Mager- und Freßsüchtigen) abzielt oder Eß-Brechsucht nur ernst nimmt, wenn eine weitere Sucht vorliegt (meist nach Drogen oder Alkohol), spiegelt auch den Erfahrungsmangel im Umgang mit der Eß-Brechsucht wider. Die Zahl der brauchbaren Therapien läßt sich an den Fingern einer Hand abzählen. Manches ist nicht mehr als ein Stochern im Nebel, aber immerhin ist das Interesse der Wissenschaft geweckt, und Studien untersuchen die unterschiedlichen Konzepte und ihre Erfolge.

Im Gegensatz zu psychiatrischer und medikamentöser Behandlung führen einzelne therapeutische Maßnahmen, besonders tiefenpsychologische, psychoanalytische und familientherapeutische Konzepte, zu ermutigenden Ergebnissen, wenn auch hohe Erfolgsraten in weiter Ferne liegen. Meist bessert sich das Krankheitsbild rasch, nachdem eine Therapie aufgenommen wird. Das bedeutet allerdings noch lange nicht, daß damit eine wirkliche Stabilität gewonnen ist oder die Besserung langfristig andauern wird. Nach einzelnen Untersuchungen waren zwei Jahre nach der Therapie vier von zehn Frauen wieder rückfällig geworden, andere Untersuchungen zeigen für fünf von zehn Frauen nur mäßige Therapieergebnisse und legen offen, daß jede zehnte Frau gar nicht auf die Therapie anspricht. Deutlich wird bei solchen Untersuchungen der hohe Rang der Nachsorge oder Nachbetreuung – sie ist ein wesentlicher Faktor in einem therapeutischen Prozeß, der sich über eine ebenso lange Zeit erstrekken kann wie die Sucht selbst.

Eine Abwägung der Wirksamkeit unterschiedlicher Konzepte ist jedoch nicht das eigentliche Problem, sondern die realen Möglichkeiten für den einzelnen sind es. Leider sieht es damit – wie vor zehn Jahren – in der Praxis sehr ernüchternd aus: Noch immer überfüllte Praxen, nach wie vor lange Wartezeiten bei therapeutischen Einrichtungen und Psychologen, Orientierungslosigkeit im Angebotsdschungel der Therapien und Angst vor den Kosten sind einige Faktoren, an denen sich die Betroffenen stoßen.

Das Gros von ihnen ist aber der festen Überzeugung, in ärztliche Behandlung zu gehören. Es dauert dennoch oft sehr lange, bis die Frauen diesen Schritt bewältigen. Erleichtert wird ihnen das »Coming-out« durch das (in den alten Bundesländern) dichtgeknüpfte Netz von feministischen und psychosozialen Beratungszentren, in denen ihnen mit Verständnis, Einfühlsamkeit, Kompetenz und Sachkenntnis begegnet wird. Nicht selten arbeiten in solchen Institutionen sogar Frauen, die Erfahrungen mit Eßstörungen in mehr oder weniger drastischer Form am eigenen Leib gesammelt haben. Das ist kein Zufall: Zum einen hat angeblich die Hälfte aller Frauen ein gestörtes Verhältnis zum Essen, wobei die Spannbreite vom kontrollierten Essen für die schlanke Linie bis zur ausgeprägten Sucht reicht. Zum anderen geben Menschen, die ein Leiden wie eine Suchtkrankheit überwunden haben, gern ihre Erfahrung an Leidensgenossinnen und -genossen weiter.

Die Kontakt- und Anlaufstellen machen es den Betroffenen leichter, sich zu öffnen, Hilfe zu finden und anzunehmen. Doch bis sie aktiv diese Hilfe suchen, ist es ein weiter Weg. Wenn eine Eß-Brechsüchtige den entscheidenden Schritt tut, mit der Heimlichkeit zu brechen, sich zur Sucht zu bekennen und sich zu offenbaren, dann ist dies in aller Regel eine Verzweiflungstat. Nicht selten am Rande psychischer und physischer Erschöpfung wagt sie erstmals ein Geständnis – und zwar erst, wenn sie glaubt und fühlt, ohnehin nichts mehr zu verlieren zu haben: tiefer kann sie nicht mehr sinken.

Das Echo auf das erste Eingeständnis war noch vor wenigen Jahren häufig nicht mehr als Un- oder Mißverständnis, bestenfalls Verständnis, gepaart mit Hilflosigkeit. Dadurch, daß Eß-Brechsucht zum öffentlichen Thema geworden ist, ist man heute aufgeklärter.

Fast jede/r hat schon einmal davon gehört, daß es »so was« gibt. Die Hilflosigkeit aber ist geblieben, zumindest bei den Angehörigen, den Freunden, Bekannten, auch bei manchen Ärzten und Beratungsstellen. Wer nie selbst unter inneren Zwängen gelitten hat, tut sich schwer, sie zu begreifen. Selbst heute wird beim Arztbesuch nicht generell die Tragweite der Erkrankung erkannt. Besonders schwer hatten es die Frauen, die Anfang der achtziger Jahre zu den ersten gehörten, die sich ihrem Hausarzt oder Internisten anvertraut hatten – einen Spezialisten zu finden, kam damals der Suche einer Stecknadel im Heuhaufen gleich. Das erlebte auch Dagmar A. Als sie sich unter Tränen in einer Arztpraxis offenbarte, unterstellte man ihr Willensschwäche:

»All meine Erklärungsversuche von zwanghafter Sucht wurden nicht verstanden. Nachdem ich geglaubt hatte, bei mir dieses Krankheitsbild zu erkennen, hatte ich mich aufgerafft und war zum Psychiater gegangen. Der erste war nicht zuständig, und der zweite, der diese Krankheit nicht kannte, verwies mich an einen Verhaltenstherapeuten. Ich glaube, daß auch der die Krankheit nicht kennt. Er erzählt mir zwar viel, zeigt mir jegliche Fehler, die ich als Mensch so hab. Letztendlich hilft er mir aber auch nicht weiter, da sich nach zwölf Sitzungen noch immer nichts geändert hat. Ich erwarte zwar keine Wunder, aber irgend etwas muß sich doch tun.«

Besonders kraß wirkt aus heutiger Sicht die Erfahrung einer anderen Frau, der 20 Jahre alten Silke W., der vom Hausarzt geraten wurde, sie möge sich zweimal täglich ein weißes Tuch über den Kopf legen und sich so vor den Spiegel stellen. Das würde beruhigen.
Solche Erfahrungen dürften inzwischen eher zu den unrühmlichen Ausnahmen gehören. Aber auch heute führt der Entschluß der Betroffenen, etwas für sich zu tun, immer wieder zu Frustration, maßloser Enttäuschung und Resignation, und das löst mit großer Sicherheit einen neuen Symptomschub aus. Da berichten stationär untergebrachte eß-brechsüchtige junge Frauen von »fettem, zerkochtem Kantinenfraß«, der ihnen in der Klinik vorgesetzt wird. Da wird von einem Mädchen, das sich in einem kurzen Gespräch über ein Therapiezentrum informieren will, erst einmal Bargeld verlangt, bevor sie überhaupt einen Satz mit dem Therapeuten wechseln konnte. Beispiele der Unsensibilität gibt es zuhauf...

Das gibt den Betroffenen natürlich keinen Auftrieb. Es bestätigt ihnen nur ihre vermeintliche Minderwertigkeit. Negative Erfahrungen werden bei der Offenbarung (und auch später im Therapieverlauf) nicht ausbleiben. Deshalb ist es wichtig, daß Eß-Brechsüchtige Kontakte zu Menschen knüpfen, bei denen sie Rückhalt und Bestätigung erfahren, die sie erst einmal annehmen, so wie sie sind, ohne viele Erklärungen und Entschuldigungen. Hierbei kommt Selbsthilfegruppen eine große Bedeutung zu. Die Tatsache, daß die gemeinsame Basis vorhanden ist, dieselbe Sprache gesprochen wird, ohne sich erklären zu müssen, ist ein unanfechtbares Argument für die Selbsthilfe. Leidensdruck verbindet, erleichtert und stärkt. Der Selbsthilfegedanke wird von nahezu allen Fachleuten als ein wichtiges Glied in der Therapiekette befürwortet. Schon vor Jahren erkannte ein Kölner Psychotherapeut:

»Das Problem der Psychotherapie bei solchen Patienten besteht ja, wie bei den Alkoholkranken, in der ›Unangemessenheit‹ vieler therapeutischer Interventionen, da immer das Gefühl bleibt, auf einer elementaren Ebene nicht von ›Gleich-zu-Gleich‹ reden zu können. Es ist das Gefühl, mit einem Menschen über alles reden zu können, nur über das Entscheidende nicht.«

Dennoch sollte Selbsthilfe nicht vorbehaltlos oder blind empfohlen werden. Das Symptom des selbstinduzierten Erbrechens, die hohe Depressivität und der Hang zu Alkohol- und Medikamentenmißbrauch birgt zu viele (gesundheitliche) Risiken in sich. Selbsthilfe ist daher ideal in der Funktion als Erste Hilfe und als Überbrückungslösung. Sie hat ohne Frage ihre Berechtigung als therapiebegleitende oder stützende Maßnahme, ist eminent wichtig als Nachsorgeangebot und bietet unerfahrenen Kranken erste Möglichkeiten der Orientierung und der Sprengung ihrer Isolation. Die Hilfe durch Selbsthilfe in der Gruppe sollte jedoch zeitlich begrenzt sein; es kann nicht ihr Sinn sein, eine feste und langlebige Institution im Leben der Betroffenen zu werden. Zum Genesungsprozeß gehört eine umfassende Neuorientierung, ein Wieder-Zugehen auf andere Menschen, vor allem aber, sich von dem einen einzigen Thema zu lösen, wenn die Zeit gekommen ist, um neuen Inhalten Raum geben zu können.

Selbsthilfe gegen Sucht

Grundsätzlich bieten sich mehrere Modelle der Selbsthilfe an. In Frage kommen Selbsthilfegruppen mit therapeutischer Begleitung, therapeutisch geleitete Selbsterfahrungsgruppen, aber auch Selbsthilfe »unter sich«, mit Angehörigen oder im Alleingang. Generell kann die Selbsthilfegruppe Betroffener nur so »gut« sein wie die Mitarbeitsbereitschaft derjenigen, die ihr angehören. Wird eine solche Schicksalsgemeinschaft nicht therapeutisch angeleitet, gibt es kein kräftiges »Zugpferd« und hat das Angebot eher unverbindlichen Charakter, besteht immer die Gefahr, daß die Gruppe über kurz oder lang auseinanderfällt. Das erfolgreiche Arbeiten einer Selbsthilfegruppe hängt im wesentlichen von ihrer Struktur ab. Auf der alleinigen Basis des gemeinsamen Leidens läßt sich nicht problemlos eine Gruppe aufbauen. Mindestens ein »Zugpferd«, eine gefestigte »klare« Bulimarektikerin, sollte in jeder derartigen Gruppe vorhanden sein. Ihr kommt die Funktion des Koordinierens, Organisierens und Zusammenhaltens der Gemeinschaft zu.

Bei einer schwerwiegenden psychosomatischen Krankheit wie der Bulimarexie ergeben sich beim Gruppenaufbau naturgemäß höhere Anforderungen als bei einer Gruppe von einsamen Frauen, die ein Häkelkränzchen gründen. Das gemeinsame Problem verbindet die Frauen zwar, garantiert aber keineswegs, daß sie auch dazu fähig sind, diese Bindung durch regelmäßige Gruppentreffen zu stabilisieren. Zu den typischen Problemen der an Bulimia nervosa erkrankten Frau gehört die Unfähigkeit, sich auf Termine festlegen zu können. Aus der schmerzlichen Erfahrung ihres unkalkulierbaren Innenlebens sieht sich die Bulimarektikerin überfordert, wenn sie außerhalb ihrer beruflichen oder anderer unvermeidbarer Verpflichtungen Freiraum verplanen und Verabredungen treffen soll. Sie weiß ja nicht, wie sie sich dann gerade fühlt. Daher kann eine Selbsthilfegruppe für Bulimarexie-Kranke nur dann funktionieren, wenn ihre Strukturierung harmonisch ist. Es müssen unbedingt einige Frauen darunter sein, die aufgrund einer relativ stabilen Seelenlage fähig sind, die Fäden in der Hand zu halten und zu motivieren.

Da Unbeweglichkeit und passive Erwartungshaltung zu den Grundproblemen der Eßgestörten gehören, ist eine Betroffenengruppe ohne einen starken »harten Kern« zum Scheitern verurteilt. Ein solcher harter Kern muß aktivierend wirken und die eher apathischen, depressiven oder weniger motivierten Gruppenmitglieder aufbauen und mitreißen. Möglicherweise ist es ratsam, in einer Bulimarektikerinnen-Selbsthilfegruppe ohne therapeutische Begleitung »unter sich« zu bleiben, also nicht mit Magersüchtigen, Freßsüchtigen oder »normalen« Dicken zusammenzuarbeiten. Diese Überlegung ergibt sich aus der Tatsache, daß die Bulimarektikerin durch ihr mangelndes Selbstwertgefühl für negative Beeinflussung überaus empfänglich ist. Wird auf eine vertiefende psychologische Beratung verzichtet, sollten besser keine Konzessionen gemacht werden. Dringen nämlich beispielsweise Freßsüchtige zu einer Gruppe von Bulimarektikerinnen vor, könnte es passieren, daß diese mit ihrer »gewichtigen« Dominanz die Gruppe sprengen oder die Bulimarektikerinnen hoffnungslos ins Hintertreffen geraten.

Im Prinzip wäre eine Zusammenarbeit von Anorektikerinnen und Bulimarektikerinnen denkbar, da deren Probleme sehr ähnlich gelagert sind. Eine solche Zusammenarbeit könnte für alle Beteiligten durchaus hilfreich sein, weil ähnliche Probleme aus unterschiedlichen Blickwinkeln betrachtet werden und zu neuen Sichtweisen und einem erweiterten Horizont verhelfen können. Doch es besteht auch die Gefahr, daß in einer unangeleiteten Gruppe bei den Bulimarektikerinnen durch ihr ausgeprägtes Perfektionsstreben noch größere Minderwertigkeitskomplexe heraufbeschworen werden. Bewußt oder unbewußt unterziehen sie ihr Erscheinungsbild einer kritischen Prüfung, werden sie mit »starken« Magersüchtigen konfrontiert.

Mit ihrer normalen Figur fühlen sie sich noch dicker, noch mangelhafter, noch unbeherrschter und noch fehlbarer. In diesem wahnwitzigen Vergleich hinken sie hinter jenen durchscheinenden Wesen verkörperten Elends in hoffnungsloser Unvollkommenheit hinterher. Eine psychologische Analyse der Bedeutsamkeit des Gewichts und der verschlüsselten Botschaft der spezifischen Figur könnte einiges erhellen. Da aber die Bulimarektikerin mit ihren Empfindungen auf sich gestellt ist und in der unbetreuten Gruppe nichts über die eigentlichen Zusammenhänge erfährt, ist bei der Konfrontation mit der Magersüchtigen eine Irritation wahrscheinlicher als ein positiver Effekt: Ihr ohnehin gestörtes Selbsteinschätzungsvermögen leidet unter dem oberflächlichen Eindruck, der im Unterbewußtsein verarbeitet wird. Neben der makellos Mageren fühlt sie sich fett und aufsässig, erlebt statt eines Schocks erneut die Bestätigung ihrer Unzulänglichkeit. Warum, fragt sie sich, schaffen es andere, so dünn zu werden, warum nicht ich?

Noch ein weiteres Argument spricht gegen eine Zusammenarbeit mit Magersüchtigen in der selbständigen Gruppe. Bei Symptomgleichheit oder -ähnlichkeit und Parallelen im subjektiven Empfinden liegen häufig Welten zwischen jenen, die an »Anorexia nervosa« und jenen, die an »Bulimia nervosa« leiden. Im Lebensalter, im Grad der geistigen Reife, im Bewußtsein des Leidensdrucks, in der Zielorientierung wie auch im Erfahrungshorizont bestehen frappante Unterschiede. Das Risiko, daß sich die Bulimarektikerin in die Matronenrolle gedrängt oder in ihrer Minderwertigkeit bestätigt fühlt, ist nicht unerheblich. Insofern sollte bei der Selbsthilfe in der Gruppe ohne therapeutische Leitung auf eine Misch-Struktur verzichtet werden.

Ein leicht zu realisierendes Vorhaben ist der Aufbau einer stabilen Selbsthilfegruppe für Bulimarexie-Kranke keinesfalls, zumal die Betroffenen von ihrer Natur aus oft eher Einzelkämpferinnen sind. Ähnlich wie bei den Selbsthilfegruppen der Anonymen Alkoholiker sollte eine Art Programm existieren, in dem Ziele, Vorstellungen und Realisationsmöglichkeiten schriftlich fixiert werden. Um die Ziele aber formulieren zu können, müssen die krankheitsspezifischen Schwierigkeiten berücksichtigt werden. Das größte Problem für die Betroffene ist ihr Symptom: die Einheit des zwanghaften Essens und selbstinduzierten Erbrechens. Eine Gruppe, die ziellos zusammenkommt, läuft Gefahr, an der Diskussion über die Symptome hängenzubleiben und sich nur in grenzenloser Erleichterung zu aalen, so erlösend ist die Erfahrung, endlich mit dem Leidensdruck nicht mehr allein zu sein.

Das Gefühl der Solidarität ist für die Bulimarektikerin befreiend. Es ist aber gleichzeitig ein Risiko, weil es auch zur Rechtfertigung mißbraucht werden kann. Aus dem Bewußtsein, »so etwas tun andere ja auch«, gewinnt sie ein Alibi für schwache Stunden. In einer Trotzreaktion gegenüber der inneren Stimme, die sie warnt, ihrem Zwang nachzugeben, tröstet sie sich mit der Gewißheit, daß sie nicht die einzige ist. So verstanden ist das anfängliche Plus der Solidarität ein zweischneidiges Schwert. Daher sollte ein Gruppenziel sein, gemeinsam und einzeln an der Aufgabe des Symptoms zu arbeiten. Dies ist natürlich eine immense Herausforderung für jede einzelne, die sich – wieder für sich allein – damit aus rationeller Überlegung überfordert fühlen muß. Ein solcher Entschluß kann sie aber gleichzeitig anspornen. Natürlich hat die Betreffende die Möglichkeit, vor der Gruppe zu lügen oder bedauernd ihre Schwäche einzugestehen. Übergroßer Ehrgeiz kann aber auch eine Chance bieten: die Herausforderung anzunehmen, und tatsächlich, wenn vielleicht auch nur vorübergehend, symptomfrei zu leben.

Oberstes Gebot sollten der Wunsch nach Ehrlichkeit vor der Gruppe und der ernsthafte Versuch, die Symptome abzulegen, sein. Die Bulimarektikerin leidet unter einem inneren Zwang, ist aber nicht eigentlich willensschwach. Ihr fehlt die Fähigkeit, ihr Energiepotential in positiver Weise zu nutzen. Daher kann sich eine Rückendeckung günstig auf die Eigenmotivation auswirken. Schafft sich die Süchtige aus eigener Einsicht einen gewissen freiwilligen Druck, wird ihr dies eher helfen, als wenn unmittelbarer Druck von außen erfolgt.

Neben der Verpflichtung ihrer Gruppe gegenüber, in der die Betroffene nicht als Versagerin gelten möchte, können auch Angehörige, Freunde und Bekannte als »erbetene Kontrolleure« in die Eigentherapie mit einbezogen werden. Je mehr Menschen die Bulimarektikerin mit ihrem Problem vertraut macht, um so besser wirkt sich dies unter Umständen auf ihre Motivation aus. Dabei gilt es nicht, die Betroffene in eine passive, von ihr unerwünschte Kontrollsituation hineinzumanövrieren. Ihr muß ein Ansporn zum Durchhalten, eine »Eselsbrücke« für die Eigenmotivation gegeben werden. Ziel dabei ist es, daß die Bulimarektikerin es sich selbst – aus eigenen Stücken – erschwert, sich in Verschleierungsverhalten zurückzuziehen, wodurch der Leidensdruck ja zusätzlich verstärkt wird.

Nach Aussagen von Betroffenen ist es fast unmöglich, einen Freß-Brechanfall durch Verschieben aufzuheben. Wenn aber der Druck unerträglich wird, dann sollten Mitmenschen durch Vorwürfe nicht noch weitere »Ausrutscher« provozieren. Auf der anderen Seite wird die Betroffene, fühlt sie sich beobachtet, eher um die Vermeidung des Kontrollverlustes bemüht sein. Schauen ihr die Mitmenschen auf den Teller, kann dies zur Absicherung der Bulimarektikerin vor sich selbst beitragen. Daß sie dafür nicht offen dankt, sondern sich angegriffen fühlt und aggressiv reagiert, ist verständlich. Die Aggression richtet sich aber nicht wirklich gegen die Adressaten, sondern ist Ausdruck des inneren Widerstreites und Auflehnung gegen die eigene Schwäche.

Die Rolle der Eingeweihten ist schwierig. Keinesfalls dürfen sie aktiv Druck ausüben. Es geht nicht darum, die Erkrankte zum Essen zu zwingen, vor ihr Nahrung zu verstecken oder ihr Portionen mit Küchenwaage und Kalorientabelle zuzumessen. Der Kontrolleffekt beruht auf der Präsenz, nicht im Handeln. Mitwisser haben automatisch die Funktion eines kontrollierenden Momentes inne. Sie müssen schweigend zuhören können, ohne sich aus subjektivem Empfinden zum Erteilen kluger Ratschläge veranlaßt zu sehen oder gar Vorwürfe zu machen.

Ein Nichtbetroffener tut sich schwer, die über ihn hereinbrechende Informationsflut zu verarbeiten und das Handeln als Sucht zu verstehen. Er muß begreifen, daß man hier nicht mit Logik argumentieren und über »abnormes Verhalten« richten kann. Die Bulimarektikerin ist eine Süchtige, und ihr vorzuschlagen, sie möge doch aufhören, wenn das Maß voll ist, oder mal aufs Brechen zu verzichten, ist sinnlos.

In die Selbsthilfe können, wenn die Betroffenen das möchten, auch Menschen einbezogen werden, die mitbetroffen sind, denn auch sie befinden sich in einer schwierigen Situation. Eine Gruppe, die sich (gelegentlich) für Angehörige öffnet, gibt diesen die Möglichkeit, etwas über die zwanghaften Verhaltensmuster zu lernen, ohne diese unbedingt verstehen zu können. Je mehr Informationen Mitbetroffene über das Innenleben, die Konflikte, Ängste und Nöte der Eß-Brechsüchtigen erhalten, desto eher können sie einfühlend und stabilisierend auf sie wirken, ohne dabei im Gefühl völliger Ohnmacht an der scheinbar ausweglosen Situation zu verzweifeln. Haben Außenstehende erst einmal das Ausmaß und die verfahrene Situation der Kranken erfaßt, fühlen sie sich überfordert und hilflos. Die Gruppe kann sie in dieser Situation auffangen.

Sowenig der Bulimarektikerin durch ihre Vertuschungsaktionen geholfen ist, so sehr leiden Menschen, die ihr nahestehen, darunter, wenn sie mit all ihrem Wissen auf sich gestellt und den Stimmungen der Bulimarektikerin ausgesetzt sind. Es muß eine Situation gegenseitigen Verständnisses geschaffen werden. Verzweiflung, übersteigertes Selbstmitleid oder aggressive Atmosphäre sind keinem dienlich. In speziellen Selbsthilfegruppen, in denen mittel- und unmittelbar Betroffene zusammenarbeiten, erfahren alle Beteiligten am eigenen Leib den Wahrheitsgehalt der Aussage »geteiltes Leid ist halbes Leid«. Das Gespräch, der Erfahrungsaustausch und die Diskussion spielen eine große Rolle.

Wenn beide Seiten gleichberechtigt und erklärend zu Wort kommen, also zwei Parteien nach einem demokratischen Prinzip arbeiten, läßt sich eher eine gemeinsame Sprache finden, als wenn man nur immer getrennt voneinander »vor sich hinwurschtelt«. Eine Selbsthilfegruppe, in der generell nur Betroffene zusammenkommen, wird schnell zur weltfernen Solidargemeinschaft. Eine solche heile Welt ist der Entwicklung eines stärkeren Selbstbewußtseins und der Durchsetzungsfähigkeit außerhalb der Gruppe nicht gerade förderlich. Wenn hingegen Angehörige stets unter sich – ohne die Betroffenen – über deren Probleme diskutieren, können sie kaum mit rationalen Überlegungen das irrationale Denken der Bulimarektikerin nachvollziehen. Von logischen Kriterien ausgehend werden sie sich bei der Bewältigung ihrer Schwierigkeiten gegenseitig zu helfen versuchen. Da das Verhalten der Kranken jeglicher Logik entbehrt, muß sie selbst zu Wort kommen. Nur Reden, Diskutieren über offene Fragen, kann eine Brücke schlagen. Nur gegenseitiges Verständnis kann zu Lösungen führen und erleichtern. Es ist das Prinzip des Miteinander-, nicht Übereinanderredens gefragt.

Ein Beispiel: Viele Mütter leiden unter der großen Aggressivität, die Eß-Brechsüchtige ihnen gegenüber in Krisenzeiten entwickeln, während sie in aller Öffentlichkeit als die »Liebenswürdigkeit in Person« auftreten. Klagen sich »mies« behandelte Mütter gegenseitig ihr Leid, kann dies zu Fehlschlüssen und Vorwürfen führen, die sich aus Mißverständnissen ergeben. Einiges klärt sich, wenn sie von Betroffenen hören, daß diese selbst unter ihrem Verhalten leiden. Sie finden sich widerlich und hassen sich für den nach außen getragenen Selbsthaß. In der Blitzableiterfunktion fühlt sich kaum jemand wohl.

Die Gruppe hat die Funktion, für gegenseitige Aufklärung zu sorgen und ein Forum zu bieten, das die Diskussion über mögliche Konsequenzen erlaubt. Darüber hinaus sollte die Gruppe mehr als ein wöchentlicher Gesprächskreis sein. Neben ihren natürlichen Funktionen als Schonraum, Identifikationsmöglichkeit, Informationsbörse und Stätte des Erfahrungsaustausches kommt ihr auch die Aufgabe zu, aufbauend zu wirken.

Wird nur über Leiden, Sorgen und Kummer gesprochen, wird die Gruppe schnell zur freudlosen Pflichtübung. Sicher sollte der eigentliche Sinn, die analysierende Selbsthilfe, nicht aus den Augen verloren werden. Aber in der Gruppe sollte sich nicht Tristesse manifestieren. Der Süchtigen muß auch zu neuer Erlebnisfähigkeit, zum Bruch mit der Einsamkeit und zu befriedigenden Tätigkeiten verholfen werden. Spaß gehört unbedingt dazu, denn verzweifelt sind alle Beteiligten oft genug. Der gemeinsame Besuch einer Kneipe, ein Ausflug, gemeinschaftlicher Sport, ein Museums-, Theater- oder Kinobesuch, ein solidarisches Salatessen, ein gemütlicher Kaffeeklatsch (auch ohne Kuchen) oder gemeinsame kreative Arbeit können Abwechslung in den Alltag bringen, Freizeit sinnvoll ausfüllen und mehr ausrichten, als vom eigentlichen Problem abzulenken. Das gilt besonders für reine Betroffenengruppen. Momente unbefangener Ausgelassenheit und Freude in gelöster Atmosphäre müssen in der Gruppe ebenso erlebbar sein, wie dort an der Lebensbewältigung gearbeitet werden muß. Lebensmut und den Willen, in Angstfreiheit zu leben, können die Erkrankten kaum entwickeln, wenn sie permanent auf sich fixiert sind und sich mit ihren Berichten der letzten Krisen im Kreise drehen. Sie müssen erfahren, daß Leben mehr ist als Essen, Erbrechen und Schlankbleibenwollen, daß ihr Wert nicht von der Figur abhängt, daß Essen auch Genuß sein kann und Befriedigung durch Aktivitäten erreichbar ist.

Eine Gruppe darf weder ein Ort der bedingungslosen Geborgenheit noch eine Gemeinschaft sein, in der einmal wöchentlich Seelenterror und Laienpsychologie betrieben werden. Im Spiel mit verteilten Rollen lassen sich Lösungen für Konfliktsituationen finden und gehemmte Mitglieder leichter aus der Reserve locken. Das Nachstellen von problematischen Situationen und die Suche nach möglichen Reaktionen ist auch so etwas wie ein Selbstsicherheitstraining, wenn kein Psychologe zur Seite steht.

Vorteilhaft ist es, wenn der Betroffenengruppe Bulimarektikerinnen aller drei Krankheitsstadien angehören: »hungrige«, die vom Symptom noch nicht losgekommen sind, »saubere«, die bereits symptomfrei leben, und »klare«, die gelernt haben, symptomfrei und lebensbejahend zu leben. Am Beispiel der »Klaren« sehen die »Hungrigen«, daß eine Heilung möglich ist. Die »Sauberen« und auch die »Klaren« haben das gelebte und damit mahnende Bild der eigenen Vergangenheit vor Augen. Von diesem System profitieren also alle. Solche Gruppen sollten nicht anonym zusammenarbeiten – auch außerhalb der Gruppe sollte die Möglichkeit zur Kontaktaufnahme bestehen, also die Telefonnummern und Adressen ausgetauscht werden. So können sich mit der Zeit Freundschaften entwickeln, die vielleicht den Besuch der Gruppe überflüssig machen. Solange ein harter Kern bestehenbleibt oder eine Telefonkette existiert, ist eine große Fluktuation unbedenklich. Alles, was in Zwang und Unfreiheit mündet, ist der Bulimarektikerin eher ab- als zuträglich.

Es gibt Situationen, in denen die Zugehörigkeit zu einer Gruppe sich nicht uneingeschränkt positiv auswirkt. Neben der Alibifunktion »ich tue ja was« kann so bei einer unbetreuten Gruppe und ohne psychotherapeutische Behandlung ein Punkt kommen, an dem der regelmäßige Kontakt mit (einstigen) Leidensgefährten eher Gefahren und Risiken in sich birgt. In kritischen Zeiten kann die Betroffene Rückfälle mit dem Verweis auf die Gruppe rechtfertigen. Ihr Alibi: Ich bin ja ohnehin weiter als die anderen...

Nicht immer schaffen es Betroffene, selbst Gruppen zu bilden, nicht immer haben sie die Gelegenheit oder Möglichkeit, an Sitzungen bereits bestehender Gruppen teilzunehmen. Manche Frauen haben nur die Wahl, mit der Sucht unterzugehen oder auf sich selbst gestellt an der Krankheit zu arbeiten. Diese Eigenhilfe ist problematisch und schwer. Wo aber keine ärztliche, psychologische oder Hilfe von anderen Betroffenen greifbar ist, bleibt nur dieser Schritt. Selbsthilfe im Alleingang bedeutet fast immer, an den Symptomen herumzukurieren. Diese Methode ist heftig umstritten. Selbsthilfe im Alleingang kostet viel Zeit, Energie und Geduld. Doch wo kein anderer Ausweg erkenntlich ist, hat auch das Herumkurieren am Symptom seine Berechtigung.

Herumkurieren am Symptom – eine Alternative?

Ohne fremde Hilfe siegreich aus dem Kampf gegen den eigenen Zwang hervorzugehen, ist zwar kein Ding der Unmöglichkeit, wohl aber ein langwieriger, zermürbender Prozeß voller Rückschläge. Es gibt einige wenige Frauen, die tatsächlich den Ausstieg allein und auf dem Weg über das Basteln am Symptom geschafft haben. Daß Kritiker dieses Vorgehens die Ansicht vertreten, das »Herumdoktern« könne nicht zum gewünschten Erfolg führen, ist eine fundierte Behauptung. Denn die meisten Bulimarektikerinnen versuchen immer wieder, sich so »in den Griff zu bekommen« – mit niederschmetternden Ergebnissen. Eine Heilung von der Sucht über das Herumkurieren am Symptom zu suchen, also durch Manipulationen am Eßverhalten, führt fast generell in die Sackgasse – eine echte Heilung läßt sich so nicht erreichen, höchstens die Symptomfreiheit.

Am Symptom herumzukurieren ist keine Lösung, die langfristig zu Erfolgen verhelfen könnte. Dennoch ist dies der am weitesten verbreitete Versuch einer Selbsthilfe, und es ist stets der erste aktive Versuch einer Eigentherapie überhaupt. Eine Lösung auf diese Art zu suchen, ist naheliegend und verlangt keine wirkliche Auseinandersetzung mit tieferliegenden Problemen. Aber diese Methode ist unzulänglich, denn die Symptome sind ja nur Ausdruck eines Konfliktlösungsversuchs auf der falschen Ebene. Die Betroffene hat nicht eigentlich Probleme mit ihrer Figur und dem Essen, sondern mit sich selbst und der (Um-)Welt.

Die Symptome zu verlieren, bedeutet vorübergehend Erleichtung und Befreiung. Die Ruhe, die sich einstellt, ist aber trügerisch. Das darf die Betreffende nie vergessen und sich in falscher Sicherheit wiegen, tatsächlich den Ausstieg aus dem Teufelskreis geschafft zu haben. Weil die Ursachen der Sucht nicht ausgeräumt und keine alternativen Bewältigungsstrategien entwickelt worden sind, können schon Lappalien zurück in alte Verhaltensmuster führen.

Langfristige Symptomfreiheit und ein suchtfreies Leben können sich nur einstellen, wenn eine emotionale Sättigung und damit die tatsächliche Befriedigung erreicht wird. Dies bedeutet konkret: Wenn die Betroffene ihr Leben und ihre Einstellung dazu entsprechend ändert, verschwinden die Symptome von allein. Denn ihr

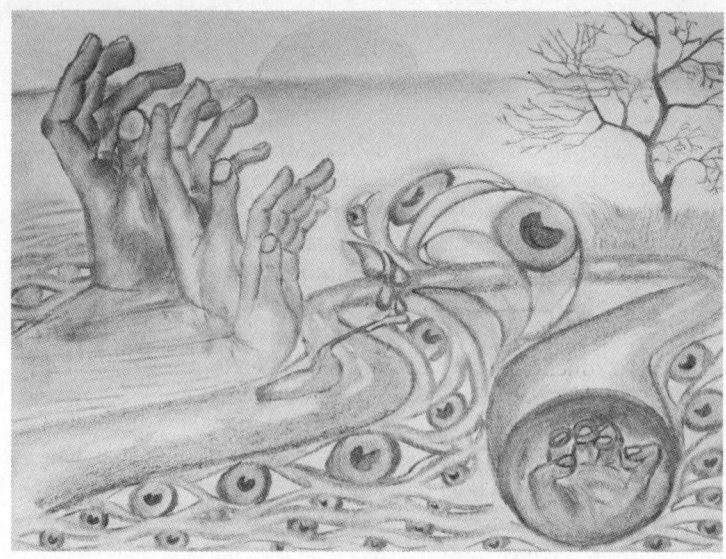

Wunsch, satt zu sein, entspringt ja in den seltensten Fällen einem körperlichen, sondern vielmehr einem seelischen Bedürfnis. Geht sie daran, die der inneren Leere (dem »Hunger«) zugrundeliegende Problematik auszuräumen, wird sie nicht mehr dem Zwang unterliegen, Sättigung durch Freßorgien zu suchen.

Die Beseitigung des zentralen Problems als Schlüssel zur Symptomfreiheit und Heilung – diese Theorie leuchtet ein. In die Praxis übertragen erweist sich der logische Weg aber häufig als schwer, wenn nicht gar unrealisierbar. Das »Grundübel« hat viele Gestalten. Hunger, der nicht aus dem Magen kommt, entsteht durch Beziehungslosigkeit, unbefriedigende Freundschaften, Probleme in Ehe und Beruf, unausgefüllte Freizeit, Einengung in der Selbstverwirklichungsmöglichkeit, Einbindung in einen erdrückenden Pflichtenkreis und vieles mehr. Manche Lebensumstände, die auf die Süchtige frustrierend und deprimierend wirken, die in ihr Gefühle absoluter Sinnlosigkeit und Leere heraufbeschwören, lassen sich nicht einfach »wegtherapieren«.

An einem gestörten Selbstwertgefühl, an der Unfähigkeit zur Selbsteinschätzung und Abschätzung der eigenen Möglichkeiten, an Minderwertigkeitsgefühlen, Apathie, Depressionen und Aggressionen läßt sich arbeiten. Die tatsächlichen Ziele der Selbstverwirklichung aber sind häufig unerreichbar. Nur allzu selten sind die Voraussetzungen gegeben, ein Leben so grundlegend umzuformulieren, daß die Symptome automatisch ausbleiben. Was mit Hilfe einer Therapie erreicht werden kann, ist die Stärkung des Selbstbewußtseins, die Klärung der eigenen Wünsche und Möglichkeiten, die Befähigung, mit Problemen und Konflikten angemessen umzugehen und sich ihnen zu stellen, statt ihnen auszuweichen (sie zuzufressen). Das kann ein Leben *mit* der Krankheit erleichtern und ist die Grundvoraussetzung für eine neue Lebenseinstellung und die Ablösung von der schädlichen Symptomatik. Eine Therapie erscheint daher sehr häufig dringend angesagt.

»Symptomkuriererei« etwa durch eine Änderung der Ernährungsgewohnheiten oder durch »Selbstaustricksen« muß trotz vieler Einschränkungen zusätzlich erlaubt sein. Drei wesentliche Aspekte rechtfertigen es, nicht dem »Übel an die Wurzel«, sondern der »Auswirkung an den Kragen« zu gehen:

- wenn fachliche Hilfe im momentanen Zustand durch äußere Umstände nicht möglich oder unrealisierbar ist;
- wenn eine therapeutische Maßnahme nicht in gewünschter Weise oder sehr schleppend greift;
- wenn eine Therapie bereits (auch mit gutem Resultat) erfolgt ist und trotz erlernter neuer Verhaltensweisen ein Rückfall in die alten »Gewohnheiten« droht.

Symptomkuriererei kann immer nur eine Notlösung sein. Da die Symptomatik aber gesundheitlich äußerst bedenklich ist, steht die Berechtigung dieses Notbehelfs außer Frage. Schließlich wird in ähnlicher Weise auch bei anderen – organischen – Krankheiten verfahren, etwa, wenn die Ursachen unbekannt sind. Ein Beispiel dafür ist die Behandlung der Psoriasis (Schuppenflechte). Hier »kaschieren« Ärzte Krankheitsanzeichen und verhelfen den Kranken so zu einem Leben in relativer Symptomfreiheit bei latent vorhandener Krankheit. Auch bei Bulimarexie kann die Ursache nicht augenblicklich beseitigt werden. Insofern sollte begleitend, vorweg oder nachsorgend, ruhigen Gewissens am Symptom gearbeitet werden, damit sich Auslöser und Reaktion nicht im Ping-Pong-System zu einer ausweglosen Todesspirale verselbständigen.

Arbeiten am Symptom aber heißt nichts anderes als die konzessionslose Absage an die Symptomatik. Auf das Fressen und Erbrechen verzichten zu müssen, ist für die Kranke ein Wagnis. Das einzige Ventil ihres Angstabbaus wird ihr damit genommen. Doch eine Betroffene muß sich von der Hoffnung freimachen, sie könne sich durch ein allmähliches Reduzieren der Freß-Brechattacken dem Teufelskreis entziehen. Dies käme dem Versuch gleich, Alkoholismus durch verringerte Alkoholzufuhr beseitigen zu wollen. Die Eß-Brechsüchtige kann sich ihr Schicksal lediglich scheinbar erleichtern, indem sie ihre Anfälle als gegeben hinnimmt, solange ihr die Kraft zum Verzicht auf die Symptomatik fehlt. Eine solche Erleichterung ist aber außerordentlich fragwürdiger Natur, weil die inneren Organe durch das Symptom erheblich in Mitleidenschaft gezogen werden. Und letztendlich wirkt sich ein, verharmlosend ausgedrückt, körperliches Unwohlbefinden wie ein Bumerang auch negativ auf den Gemütszustand aus.

Wenn Essen erst einmal zur Droge geworden ist und zu einer so verhängnisvollen wie ungeeigneten Methode, das Leben mit all seinen Konflikten und Anforderungen zu bewältigen, dann sollte die Betroffene lieber heute als morgen versuchen, radikal etwas zu ändern. Das ist ungeheuer schwer. Aber: Warten auf Besserung oder Zufall hilft nicht. Ebensowenig der Versuch, regulierend an der Häufigkeit der Freßattacken zu wirken. Durch den unterdrückten Zwang wird das übermächtige Verlangen nach Essen nur noch forciert. Je teurer sich die Eß-Brechsüchtige durch halbherzigen Verzicht und zeitweilige Selbstbeherrschung die Symptomfreiheit erkauft, um so größer scheint die Gefahr, aus Frustration, Unlustgefühlen oder völligem Unbefriedigtsein und unerträglicher Unruhezustände wieder dem gewohnten Schema zu verfallen. Mit jedem Bissen, jedem Happen kann der nächste Freßanfall ausgelöst werden. So bleiben der Betroffenen nur zwei Wege: ihm zu erliegen, oder sich (unbewußt) zur Anorexie zu entwickeln, also aus Angst totalen Verzicht (Askese) zu üben.

Die Entscheidung zum kompromißlosen Bruch mit der Sucht ist für die Betroffene ohne die stützende Hilfe durch Fachleute ein Schritt größter Tragweite. Sie verliert schlagartig jegliche Orientierung, denn Essen und Erbrechen waren ihre einzigen »Waffen«, mit sich und der Umwelt fertig zu werden. Panik und tiefe Ängste wachsen bei dem Gedanken, auf das Ventil zu verzichten, das ihr bisher half, Furcht, Hemmungen, Selbstzweifel »abzubauen« und Trauer, Freude, Streß und Emotionen »umzusetzen«. So sehr sie dies wünscht, so unvorstellbar ist es für sie, dieses Verhalten abzulegen. Das »Risiko« des totalen Verzichtes muß sich deshalb »lohnen«. Empfindet die Süchtige allein den herben Verlust ohne Feed-back, wird sie sicher rückfällig. Nur Entschiedenheit leitet eine Euphorie ein, die im Versuch des Ausbruchs im Alleingang zur einzigen Rükkendeckung wird. Es gibt kaum Alternativen zum zeitlich unbegrenzten und absoluten Verzicht auf die Einheit des zwanghaften Essens und Erbrechens, also auf eine anfangs so kraftzehrende wie angsteinflößende extreme Selbstbeherrschung. In Deutschland existieren nur wenige eigenständige Selbsthilfegruppen, die Eß-Brechsüchtige dabei stützen könnten. In allen mittleren und größeren Städten finden sich dagegen schon seit Jahren die Gruppen der »Overeaters Anonymous« (OA), die Betroffenen Hilfe durch Selbsthilfe anbieten. Oft ist »OA« die einzige Alternative zum Alleingang in der Selbsthilfe – aber was steckt hinter dem »OA«-Gedanken?

Selbsthilfe mit »OA«?

Das erfolgreiche Arbeiten der »OA«-Selbsthilfegruppen beruht offenkundig auf ihren raffinierten psychologischen »Eselsbrücken« und Effekten und auf der Wärme und Liebe, die in der Gruppe spürbar ist. Diese Selbsthilfegruppen arbeiten nach den Regeln der »Anonymen Alkoholiker« (AA). Die Basis ist also ein spirituelles, an einer höheren Macht orientiertes Programm.
Charakteristisch für die »OA«-Selbsthilfe ist das Ein-Tag-Denken. Es zählt nur der gegenwärtige Tag, nur diese 24 Stunden wird die Symptomfreiheit durchgehalten, kann sie durchgehalten werden. Morgen ist ein neuer Tag, an den nicht heute schon Erwartungen geknüpft werden. Gestern ist vergangen, das Leben geschieht jetzt und augenblicklich. Diese Haltung kann im Gegensatz zum zeitlich unbegrenzten Denken kaum Angst einflößen. 24 Stunden sind eine »greifbare«, eine »überwindbare«, eine »er-lebbare« Zeit.

So hilfreich diese Philosophie für einen Menschen sein mag, der auf seine Droge Alkohol für nur einen einzigen Tag verzichtet, und der dadurch die Tage zu Jahren aneinanderreiht, ohne Furcht vor dem Rückfall zu entwickeln, so fraglich erscheint vielen diese Methode als Bewältigung des Eß-Brechsucht-Problems.

Kann für einen Menschen, der tagtäglich während des akuten Suchtstadiums in der Konfrontation mit seiner Droge Essen zu leben hat, um überleben zu können, der sich seiner Droge, der Nahrung »ausliefern« muß, das Nicht-über-den-Tag-hinaus-Denken die Lösung der Wahl sein?

Die Antwort sei dahingestellt. Tatsache ist, daß die Meinungen hierüber sehr weit auseinandergehen. Auf der einen Seite stehen diejenigen, die durch »OA« und das Programm erst wieder gelernt haben zu leben, und die das Programm mit seinem Abzielen auf feste Regeln und Kontrolle verinnerlicht haben. Auf der anderen die, denen es nichts gegeben hat, die befremdet oder sogar abgestoßen wurden.

Zu bedenken ist, daß in vielen Fällen eine Kontrolle für 24 Stunden um den Preis des bewältigten Tages wahrscheinlich den Entzug eines mehr oder minder großen Quantums Lebensfreude bedeutet. Rückschlüsse auf die negative Seite der Bindung an die 24 Stunden liegen nahe. Kommt es tatsächlich zu einer »Sünde«, hat die Betreffende also ihre Selbstbeherrschung verloren und zuviel gegessen, muß sie wohl mehr um die gefürchtete Zunahme bangen als eine Frau, die weiß, ihr stehen noch viele Tage zur Verfügung, um die Schwäche auszugleichen. Möglicherweise könnte das Ein-Tages-Denken für jene, die sich nicht bedingungslos kontrollieren können und wollen, in einen Engpaß führen. Wenn sie nicht stark genug sind, zu ihrer Schwäche zu stehen, müssen sie wahrscheinlich am selben Tag noch die »Lösung« suchen. In vielen »OA«-Gruppen sind Frauen zu finden, die zwar im Leidensdruck Erleichterung gefunden haben, aber nach wie vor ihre »Methode« des süchtigen Essens und Erbrechens praktizieren. Anderen Frauen gelingt es, trotz »Sündigens« die 24 Stunden ohne Brechen zu bewältigen, was sich in der Figur niederschlägt, sie werden dicker. Entweder sie ignorieren diese Folge, oder die Kontrolle muß stärker werden. Doch mangelnde Sättigung durch verstärkte Kontrolle und Klammern an einen festgeschriebenen Essensplan auf Dauer zu ersetzen und Bindungen in der Solidargemeinschaft der Kranken auf zeitlich unbegrenzte Dauer zu suchen, ist eine Lösung, die dem freiwilligen Verzicht auf Spontanität und Lebensfreude gleichkommt. Ziel aber sollte es eigentlich sein, auch ohne Regeln und Selbstkasteiung das eigene Leben zu bewältigen.

Viele Frauen empfinden die Bindung an die Gruppe nicht als Flucht, sondern als Bereicherung, und ohne Frage ist sie ihnen eine wirkliche (Über-)Lebenshilfe. Andere Frauen möchten endgültig von der Krankheit loskommen und sich als möglichst gesunder Mensch wieder in die Gesellschaft eingliedern, ohne sich weiterhin mit dem Kreis der Süchtigen bewußt zu solidarisieren, sie möchten die Vergangenheit hinter sich lassen.

Es ist sehr einfach, das Symptom für einen einzigen Tag zu unterdrücken. Ob es allerdings der Bulimarektikerin ähnlich wie den Mitgliedern der »Anonymen Alkoholiker« gelingen kann, aus der Aneinanderreihung ungezählter »sauberer« einzelner Tage Jahre und Jahrzehnte werden zu lassen, ist die Frage. Ebenso fraglich ist es, ob einem Menschen damit gedient sein kann, ein Leben lang auf die Stärkung durch eine Gruppe von Problembeladenen angewiesen zu sein. Wenn die Gruppe zur »Ersatzreligion« und zum Rettungsanker auf Dauer werden muß, ist dann nicht eine Fessel durch eine andere ausgetauscht worden?

Inwieweit der einzelne zum »Sklaven der Gruppe« wird, in eine beschützende Kunstwelt gerät oder fähig ist, an der realen Welt ohne die Rückendeckung durch Leidensgefährten und Schicksalsgenossen teilzuhaben, liegt an ihm selbst und an der Einstellung in der Gruppe wie auch ihrer Strukturierung. Eine Einengung des Horizontes wie eine Erweiterung desselben, ein Rückzug in das Unabänderliche wie ein neues Erwachen durch das Ausschöpfen des Erfahrungspotentials der Gruppe kann möglich sein.

»OA« hat zahllosen Menschen wieder neuen Lebensmut gegeben, aber nicht jede/r kommt mit dem Programm zurecht. Es sollte eine Überlegung wert sein, ob sich die Bulimarektikerin den Verzicht aufs Symptom durch ein zeitlich begrenztes Denken erleichtert, um später in einer wie auch immer gearteten Abhängigkeit zu verbleiben.

Wie bereits ausgeführt, kann eine Alternative dazu im Alleingang nur der ganz bewußte, konzessionslose wie auch zeitlich unbegrenzte Verzicht auf das unkontrollierte Fressen mit anschließendem Erbrechen sein.

Chemie hilft nicht weiter

Auf die Symptomeinheit des süchtiges Essens und Erbrechens zu verzichten, ist leicht gefordert, aber unendlich schwer umzusetzen. Der Gewinn, den die Süchtige aus ihrem Verhalten zieht, ist der, sich nicht mit dem eigentlich Wesentlichen auseinandersetzen zu müssen. Sosehr sie darunter leidet, muß sie damit doch auch etwas Vertrautes aufgeben, das ihr zwar nie wirklich weitergeholfen, aber doch eine trügerische Sicherheit gegeben hat. Sie hatte ein Instrument, das Leben scheinbar zu bewältigen. Bei jedem einzelnen gescheiterten Versuch auszusteigen, hat die Eß-Brechsüchtige die Erfahrung gemacht, daß Selbstbeherrschung und Kontrolle allein stumpfe Waffen sind im Kampf gegen ihre Sucht.

Eine Sucht kann nur bewältigt werden, wenn sich ein Lernprozeß vollzieht. Lernprozesse aber sind anstrengend, unbequem, langwierig und manchmal schmerzhaft. Viel einfacher ist es, passiv zu bleiben, als aktiv zu werden. Genau diese Einstellung entspricht der Haltung vieler Frauen und wird durch ihre Erziehung und Sozialisation angelegt. Statt die Arbeit an sich selbst aufzunehmen, versuchen nicht wenige Eß-Brechsüchtige, sich über Appetitzügler aus der Sucht herauszuschleichen – erfolglos.

Appetitzügler können zwar tatsächlich einen übersteigerten Appetit bremsen, aber das gelingt nur dann, wenn dieser Appetit nicht psychische Ursachen hat wie bei Menschen mit gestörtem Eßverhalten. Erfahrungen mit Appetitzüglern scheinen gerade in den neuen Ländern stark verbreitet zu sein. Durch eine Untersuchung* weiß man, daß jede/r fünfte dort schon einmal zu solchen Medikamenten gegriffen hat – die Verschreibungspraxis in der ehemaligen DDR war offenbar relativ locker.

Auch im Westen werden Jahr für Jahr viele Millionen Mark für Appetitzügler ausgegeben. Daß sich eine innere, also seelische Leere nicht mit Appetitzüglern beseitigen läßt, liegt auf der Hand. Abgesehen davon riskieren Eßgestörte, die solche Mittel schlucken, nicht nur gefährliche Nebenwirkungen wie Lungenhochdruck, Erre-

---

* »Eßverhalten und Eßstörungen in Ostdeutschland«, Bundeszentrale für gesundheitliche Aufklärung, Köln 1991.

gungs- wie Erschöpfungszustände und Schäden am Herz-Kreislauf-System. Sie können sich unter Umständen mit dem Griff in die Pillenschachtel auch noch eine weitere, stoffgebundene Sucht einhandeln: Appetitzügler wirken euphorisierend.

Die euphorisierende Eigenschaft beruht auf Amphetaminen und Ephedrinen, zentralnervös erregenden Substanzen, die direkt auf das Zwischenhirn wirken. Schon in den dreißiger Jahren wurden diese in ihrer pharmakologischen Wirkung dem Adrenalin ähnelnden Substanzen entdeckt und gegen Müdigkeit verordnet. Im Zweiten Weltkrieg und im Vietnamkrieg wurden sie in riesigen Mengen eingesetzt, um Soldaten wach und sorglos zu halten. Eher zufällig erkannte man, daß solche Wirkstoffe auch das physiologische Hungergefühl herabsetzen.

Relativ neu auf dem Markt der appetithemmenden Psychopharmaka sind Präparate, deren Wirkstoff Dexfenfluramin ist. Sie wirken auf den Gehirnstoff Serotonin, der den Appetit auf Kohlenhydratreiches reguliert und erzeugen ein Sättigungsgefühl speziell für Kohlenhydrate. Was Eß-Brechsüchtige in ihren Freßanfällen verschlingen, das sind ja in der Regel Lebensmittel, die besonders kohlenhydratreich sind. Trotzdem ist der Griff zu solchen Mitteln ungeeignet und riskant im Kampf gegen seelisch bedingte Eßstörungen. Die Gier nach Schokolade, Spaghetti oder Torte wird ja nicht vorrangig durch biochemische Prozesse im Körper ausgelöst, sondern durch eine tiefe emotionale Leere und die Unfähigkeit, dem eigenen Leben Fülle zu verleihen. Diesen Hunger nach Leben kann kein Amphetamin, kein Ephedrin, kein Dexfenfluramin oder sonst eine chemische Substanz kompensieren.

Psychopharmaka, ob Appetitzügler, Tranquilizer oder andere Drogen, leisten, einmal ganz abgesehen von den Nebenwirkungen, den Betroffenen nur einen Bärendienst: Sie erlauben es, das passive, süchtige Verhalten beizubehalten, ohne sich mit der Symptomatik und den Ursachen, die der Sucht zugrunde liegen, auseinanderzusetzen. Nur Aktivität – die Arbeit an der eigenen Person – kann die Bulimarektikerin aber aus der Sucht herausführen.

Euphorie durch Verzicht

Verzichtet die Bulimarektikerin im Vertrauen auf die eigene Stärke bei der Eigenhilfe schlagartig und entschieden auf ihr Ventil, erlebt sie nicht selten einen euphorischen Zustand großer Intensität. Den Mut zum ersehnten endgültigen Bruch mit der Sucht bringt sie häufig jedoch – wie Alkoholiker – erst am absoluten Tiefstpunkt ihrer Existenz oder durch ein augenöffnendes Schlüsselerlebnis auf. An einem solchen Wendepunkt kann sie nicht tiefer fallen, nur »ja« oder »nein« zum Leben sagen. Gelingt ihr die Umkehr, stellt sie urplötzlich fest, daß auch sie wirklich stark sein kann – ohne Wenn und Aber. Sie spürt zum ersten Mal seit langem wieder eine echte Bestätigung, und ihr Selbstwertgefühl wird in dem Bewußtsein gestärkt, eine gewaltige Leistung vollbracht zu haben. Sie merkt, sie ist nicht so ohnmächtig, wie sie glaubt, und muß »nur« wollen.

Befreit von der erdrückenden Last des »Müssens«, des Essenszwangs und des zwanghaften Erbrechens, ist sie oft überwältigt von ihrer großen Tat. Sie empfindet endlich wieder eine wirkliche innerliche Befriedigung. Bevor sich jedoch der Nebel des Enthusiasmus und des euphorischen Glücksgefühls wieder lichtet und der graue Alltag mit all seinen Problemen, Sorgen, Nöten und konfliktträchtigen Situationen in bedrohlicher Form vor der Bulimarektikerin auftaucht, muß sie sich ein einigermaßen stabiles Gerüst für ein Leben ohne »Problemfraß« gezimmert haben. Gelingt ihr dies nicht, mündet das Ende der Euphorie unweigerlich erneut in den Abgrund der Sucht. Damit wird ein um so dramatischerer Teufelskreis eingeleitet, da der Verzicht auf das Symptom im Überschwang der Gefühle erlebt wurde und der Bulimarektikerin die Augen dafür geöffnet hat, wie schön ihr Leben sein könnte, wenn...

Kontrolle gegen Gefühlswirrwarr

Die Zeit der Euphorie darf also nicht nur genossen, sondern muß auch genutzt werden. Die symptomfreie Bulimarektikerin darf nie vergessen, daß sie ihre Besserung nur dadurch erreicht hat, daß sie gewissermaßen »das Pferd vom Schwanz aufgezäumt« hat. Steht ihr aus welchen Gründen auch immer nicht die Möglichkeit einer psychologischen Betreuung, einer therapeutischen Maßnahme und einer tiefergehenden Aufarbeitung ihrer Probleme zur Verfügung, muß sie versuchen, selbständig in ihr Inneres zu horchen, um allmählich zu lernen, Gefühle wahrzunehmen und auf gleicher Ebene auf sie zu reagieren. Ohne Anleitung ist dies ein sehr schwieriger, aber unerläßlicher Prozeß.

Das einzige Gefühl, das die Erkrankte bisher empfunden hatte, war Angst. Sie bestimmte ihr Leben, und sie fühlte sich – bewußt oder unterschwellig – der Angst ohnmächtig ausgeliefert. Um ihr Leben aber besser bewältigen und vor allen Dingen gern leben zu lernen, muß die Bulimarektikerin das Gefühl der Angst als eine elementare und instinktive (nicht krankhafte) Empfindung im menschlichen Dasein begreifen. Angst darf nicht verdrängt und mit Essen hinabgewürgt werden.

Angst ist eine Aufforderung zur Auseinandersetzung. Angstfreiheit ist die Stärke des Menschen, im vollen Bewußtsein aller Risikofaktoren aktiv gegen seine Unterdrückung und für seine Selbstverwirklichung zu kämpfen.

Diese Parole muß sich die lebensunfähige Bulimarektikerin zu eigen machen. Mit dem Verzicht auf das Symptom hat sie eine erste Erfahrung mit dem Sieg über die Angst gemacht. Aus diesem Erfolg muß sie den Mut für alle nachfolgenden Kämpfe schöpfen. Damit die Bulimarektikerin aber lernt, Gefühle wie Angst oder Bedürfnisse, etwa nach Befriedigung, Anerkennung und Liebe, differenziert und bewußt wahrzunehmen und von anderen Empfindungen zu trennen, ist ein Sensibilisierungsprozeß notwendig. Die natürlichen Signale von Körper und Seele erstickt die Süchtige im akuten Stadium unter dem Mantel von Essen und Erbrechen. Nur noch negative Gefühle bestimmen ihre Empfindungswelt, und das gilt es zu ändern.

Wenn die Seele friert, stirbt der Lebenswille ab. Ohne angenehme Gefühle fehlt auch die Motivation, weiterzuleben. Die Euphorie, die durch den Verzicht auf Freßorgien aufkommt, ist nur ein künstliches Wohlgefühl, ein Leben mit der rosaroten Brille. Tatsächliches Wohlgefühl als Summe aller positiven Empfindungen von Körper, Geist und Seele kann nur durch die Harmonie der einzelnen Empfindungsebenen entstehen.

Die Ausgeglichenheit, das Eins-Sein mit sich und dem Körper, hängt bei der Bulimarektikerin extrem stark vom äußeren Erscheinungsbild ab. Das gesamte Wohlbefinden beruht bei ihr auf dem einen Kriterium einer wohlgeformten Figur. Ohne ihr Idealbild erreicht zu haben, stellt sich bei der Eß-Brechsüchtigen kein Selbstwertgefühl ein. Dabei ist sie sich durchaus der Widersinnigkeit ihrer Einstellung bewußt. Sie weiß über ihre unterbewußten Fehlschlüsse – Schlanksein = beliebt, erfolgreich, begehrenswert sein – Bescheid. Was sie verstandesmäßig erfaßt, kann sie auf emotionaler Ebene nicht nachvollziehen. Sie fühlt sich einfach wohl, wenn sie einen hohlen Bauch hat. Dann ist sie »unbeschwert«. Würde sie ihr Wohlgefühl nicht auf so verhängnisvolle Art und Weise zu erzielen versuchen, wäre dagegen überhaupt nichts einzuwenden.

Schlankheit wird im allgemeinen mit Gesundheit assoziiert, dabei ist heute bekannt, daß leichtes Übergewicht nicht die Gesundheit beeinträchtigt und die Lebenserwartung bei zwanzig bis dreißig Prozent über dem Idealgewicht sogar am höchsten ist. Da sich zahllose Menschen die Schlankheit aber durch radikale Kuren, fragwürdige Mittelchen und wiederholte Diäten erkaufen, ist es gar nicht so unwahrscheinlich, daß die Schlanken von heute die Kranken von morgen sein werden. Bei den Eßgestörten ist das schon der Fall. Der Preis für die Idealfigur (wenn es denn schon nichts Wichtigeres gibt) müßte in einer anderen Währung entrichtet werden, nämlich durch einen bewußteren Umgang mit sich selbst, den eigenen Wünschen und Bedürfnissen und letztlich auch den Lebensmitteln.

Nicht permanenter Verzicht, asketisches Dasein und dauerhafte Selbstkontrolle können die große Leere in der Seele der Bulimarektikerin ausfüllen. Der Lohn der perfekten Figur ist zu gering. Er befriedigt nicht, entschädigt schon gar nicht für die zahlreichen Opfer, die zur Annäherung an dieses Ziel erbracht wurden, und Lebensprobleme werden durch ein bestimmtes Gewicht nicht aus der Welt geräumt. Schließlich sind gerade der Verzicht und die sklavische Selbstkontrolle die Hauptauslösefaktoren für die Entstehung der Bulimia nervosa. Unter dem Vorzeichen frühkindlicher psychischer Störungen entspringt die Krankheit dem zwanghaften Nachholbedürfnis und dem immer stärkeren Wunsch nach Sättigung. In irgendeiner Hinsicht ist die Betroffene ursprünglich zu kurz gekommen und versucht deshalb, sich etwas »einzuverleiben«. Zum Hunger ihrer Seele, dem unstillbaren, kommt mit der Flucht in die Schlankheitsmanie ein zweiter, körperlicher Hunger. Das Defizit an Sättigung wächst damit. Daraus resultieren erste Freßanfälle als verzweifelte Ersatzhandlung aus dem unbewußten Drang, alles Versäumte auf einmal nachzuholen. Schließlich kommt es zu regelrechten Freßattacken und zum Kontrollverlust – das Essen wird zur Sucht.

Kontrolle gegen Kontrollverlust ist aber kaum erstrebenswert. Kurzfristig aussichtslos erscheint auch der Versuch, das schiefe Selbstbild der Bulimarektikerin von Grund auf umkrempeln und geraderücken zu wollen: Ihr Selbstgefühl fällt und steigt mit dem Gewicht, das sie auf die Waage bringt. Die vollständige Aufgabe aller Maßstäbe, die im bisherigen Leben der Bulimarektikerin Gültigkeit hatten, kann leicht zur Verunsicherung und Orientierungslosigkeit führen. Je weniger die Betroffene ihr Selbstkonzept verändern muß, desto eher fühlt sie sich der Aufgabe gewachsen.

Aus medizinischer Sicht spricht nichts dagegen, eine Idealfigur anzustreben. Wenn die Bulimarektikerin auf längere Sicht nicht dieses fragwürdige Traumziel aufgeben kann oder will, dann muß sie zumindest eine eigene Philosophie entwickeln, die keine Gefühle der Ungerechtigkeit und des Verzichts, der Einengung durch Kontrolle und des Verlusts an Lebensqualität verursacht. Sie muß verinnerlichen, was sie eigentlich schon weiß: daß die Figur Selbstzweck für ihr Wohlgefühl ist, nicht aber eine Möglichkeit, sich selbst zu verwirklichen, innere Qualitäten widerzuspiegeln und Rechte einzufordern.

Analysiert man die hochgradige Fixierung auf die Figur, wird sehr schnell klar, daß Schlankheit nur vordergründig entscheidend für das Wohlbefinden der Betroffenen ist. Das daraus resultierende subjektive Körpergefühl, das Wohlbefinden, ist das eigentlich angestrebte Ziel. Mit leichtem Körper ist die Frau auch eher seelisch

»unbeschwert«. Wenn sie körperlich leer ist, ist sie emotional »aufnahmefähiger«. Im ungekehrten Fall ist sie auch physisch satt, wenn die Psyche befriedigt ist. Eine Bulimarektikerin sagt: »Wenn ich verliebt bin, bin ich so voll von Gefühlen, daß ich gar keinen Hunger mehr habe.« Sie ist satt, in jeder Hinsicht.

Hinzu kommt, daß zahlreiche Betroffene in ihrer Kindheit sexuellen Übergriffen ausgesetzt waren. Eine schlanke, knabenhafte Figur anzustreben, kommt auch einer Flucht in die Unantastbarkeit gleich. Der geschlechtsneutrale Körper ist sexuell nicht begehrenswert, ist kein Objekt der Begierde. Das tiefsitzende Trauma, die Verletzung in der Kindheit, kann die Schlankheitsmanie fundamentieren.

Das Suchtverhalten der Kranken ist äußerst aufschlußreich. Freßanfälle treten nicht auf, wenn wirklich Hunger empfunden wurde, werden also nicht durch ein körperliches Leeregefühl verursacht. Sie werden fast immer in Zusammenhang mit einem körperlichen Unbehagen beobachtet, was gleichbedeutend mit Völle ist. Die Bulimarektikerin beginnt häufiger dann zu essen, wenn sie sich ohnehin schon »voll und fett« fühlt, dabei aber seelisch hungert. Bei gleichzeitiger innerlicher Leere kann sie den vollen Bauch, die Disharmonie zwischen Physis und Psyche nicht vertragen. Sie will Körper und Seele unbewußt aneinander angleichen.

Während die Magersüchtige sich leerhungert, versucht die Bulimarektikerin ihr »sattes Gewicht« durch Fressen und Erbrechen zu verringern. Sie versucht auf diese Weise, gleichzeitig Sättigung und Abmagerung zu vereinbaren.

Der größte Wunsch der Bulimarektikerin ist, ihr Leben »leichter« zu ertragen. Da sie nie gelernt hat, unterschiedliche Bedürfnisse differenziert zu befriedigen, beruhigt es sie ungemein, das Gefühl der Leichtigkeit und Leere körperlich zu spüren. Nur leer (= hungrig) fühlt sie sich besonders gut und stark. Ihr Traum von der Schwerelosigkeit sollte ruhig im Bemühen, der Sucht zu entkommen, berücksichtigt werden. Der Eßsüchtigen das Streben nach Leichtigkeit ausreden zu wollen, hieße einen Baum zu entwurzeln. Denn wenn sich die Bulimarektikerin leer fühlt, nimmt sie alles leichter. Sie kann ohne Gefährdung essen. Essen ohne Angst und Gefahr, zwangfrei und mit Genuß, verhilft ihr zu einer neuen, wichtigen Erfahrung. Sie erreicht auf einer ersten Ebene, der physischen, eine tatsächliche Befriedigung. Sie wird endlich einmal satt, wenn auch

»nur« körperlich. Aus dieser Perspektive sollte es abgelehnt werden, mit Hilfe von noch stärkerer Kontrolle gegen das Suchtverhalten anzugehen.

Die Eß-Brechsüchtige muß wieder leben wollen. Je mehr Genuß sie empfindet, desto positiver wird ihre Einstellung zum eigenen Dasein, desto eher sieht sie einen Sinn darin, weiterzuleben. Es kann selbstverständlich nicht allein darum gehen, durch die Bewußtmachung der eigentlichen Leere oder umgekehrt durch das Anerziehen anderer Eßverhaltensweisen (ohne die Berücksichtigung der tatsächlichen Hungergefühle im emotionalen Bereich) wieder physische Sättigung zu erlangen. Die Kranke muß lernen, in sich hineinzuhorchen. Ohne fremde Hilfe nimmt sie dabei am ehesten Gefühle körperlicher Art, also wirklichen Hunger und Gefülltsein wahr. Da sie nach langen Leidensjahren nur noch Gefühle des Überdrusses (Völle) und der Sinnlosigkeit (Leere) erkennen kann, liegt es nahe, im Versuch einer Selbsthilfe bei der Re-Sensibilisierung eines der beiden Gefühle heranzuziehen. Im Empfinden ihrer Völle ist die Kranke übersättigt – sie ist für nichts offen. Im Zustand der Leere hingegen ist sie hohl und aufnahmefähig, körperlich wie emotional. Die Selbsthilfe im Alleingang kann nur an dieser Stelle, beim Komplex Sinnlosigkeit – Leere – Leichtigkeit – Hunger ansetzen.

Endziel ist die Entwicklung einer eigenen Philosophie auf der Grundlage bewußter Wahrnehmung und Unterscheidung aller Empfindungen und Bedürfnisse. Am Ende muß es der Kranken in Fleisch und Blut übergegangen sein, spontan und auf gleicher Ebene zu reagieren und ihre Wünsche und Bedürfnisse adäquat zu befriedigen. Dieses Ziel kann die Erkrankte – das muß hier noch einmal betont werden – niemals durch das Manipulieren am Symptom und ohne psychologische Hilfe erreichen. Darauf hinarbeiten muß sie aber auch in der Eigenhilfe. Sie darf die Angst nicht mehr auffressen, den Ärger nicht mehr hinunterschlucken. Sie muß sich davor hüten, ihren Frust herauszuwürgen und nach Liebe zu hungern. Das bewußte Erspüren des körperlichen Hungers kann nur die erste Sprosse auf der goldenen Leiter zu einem neuen Leben sein.

Gefühle gegen Sucht

Um allein aus dem Teufelskreis auszubrechen, ist es notwendig, erst einmal unter Beibehaltung der fest verwurzelten Maßstäbe ohne Rücksicht auf Verluste am Symptom herumzukurieren. Dieser oberflächliche Anlauf ist ein erster Schritt, dem im Laufe der Zeit viele weitere, tiefergehende folgen müssen und werden. In der Selbsthilfe ohne psychologische Anleitung sind die wesentlichen Marksteine am Weg zu einem neuen Lebenskonzept mit größerem Selbstwertgefühl und besserer Lebensfähigkeit folgende:

- sofortiger Verzicht auf die Symptomeinheit Essen und Erbrechen
- sofortiger Verzicht auf Abführmittel, Appetitzügler etc.
- Verzicht auf Gewichtskontrolle mit Waage und Maßband
- Erziehung des Darmes
- Umstellung der Ernährung
- Ablehnung kalorienarmer, reizloser Kost und von Lightprodukten
- Absage an Diätprogramme, fremdauferlegte Kontrolle und Verzicht auf Lebensqualität
- Auskosten jeglichen Genusses ohne schlechtes Gewissen
- Auflehnung gegen gesellschaftliche Zwänge
- Verzicht auf Anpassung an gängige Moralvorstellungen
- Überwindung von Apathie, aufopfernder Haltung und Gefügigkeit
- Durchsetzung des eigenen Willens
- Inanspruchnahme des selbstverständlichen Rechtes auf Leben und persönliche Entfaltung
- Arbeit an der negativen Grundhaltung
- Kampf für die eigenen Vorstellungen, Bedürfnisse und Wünsche und Training der Konfliktfähigkeit
- Aufgabe des zeitlich begrenzten Denkens
- Vertrauen in die eigenen Fähigkeiten und Möglichkeiten.

Fehlgenutzte Energien

Durch die Tatsache, daß in dem geschilderten »Selbsthilfekonzept« das Selbstbild der Suchtkranken berücksichtigt und ihre Einstellung in großem Maße »akzeptiert« wird, droht nicht das Lebensgerüst der Kranken einzustürzen. Sie darf weiterhin schlankbleiben wollen und wird nicht des Suchtstoffes durch Diät beraubt. Grundgedanke ist die Förderung ihrer positiven Eigenschaften wie Willensstärke, Ehrgeiz und Selbstbeherrschung, die aber bisher in negativer Weise gegen die eigene Person gerichtet wurden.

Der Pluspunkt der Bulimarektikerin ist ihr ungeheures Energiepotential, das aber im praktizierenden Zustand fehlgesteuert ist oder brachliegt. Sie muß versuchen, ihre schlummernde Tatkraft zu wecken und sich ihre Energie nicht durch überhöhte Ansprüche an sich selbst nehmen zu lassen. Das Schwierigste dürfte für sie sein, den hohen Anspruch an die Selbstbeherrschung (= Kontrolle) abzubauen und das Selbstbewußtsein stärker zu entwickeln. Die Süchtige ist ja zu stark, um schwach sein zu können. Ihre Schwäche – den Zwang zu fressen – räumt sie durch die zweifelhafte Stärke – die Überwindung zu erbrechen – aus. Ihre Stabilität ist ihr im Wege. Wäre sie labil und unbeherrscht, könnte sie auf das der Freßattacke folgende Erbrechen verzichten.

Die Bulimarektikerin muß nicht lernen, sich besser zu kontrollieren, sondern sich besser zu beobachten und ihre Energie bereits vor dem »großen Fressen« zu mobilisieren, vor dem Kontrollverlust. Die Bereitschaft dazu ist bei den meisten vorhanden, nur wird es den Eß-Brechsüchtigen mit der Zeit durch das tagtägliche Training zu leicht, der Versuchung nicht zu unterliegen. Jede andere Alternative ist unbequemer und erfordert mehr Aufwand. Zu leicht kann sie das Geschehene ungeschehen machen. Die Eß-Brechorgie ist zu einer Handlung in Trance geworden, zur Routine, zu einer Handlung, bei der nicht mehr gedacht wird, weil es funktioniert.

Unterschwellig ist der Süchtigen durchaus bewußt, daß sie ihre Energien zur Selbstvernichtung nutzt und ihren eigentlichen Problemen so ausweicht. Doch glaubt sie nicht daran, daß sie »einfach« damit aufhören kann. Sobald sie aber den Willen entwickelt und ihre Energie richtig einsetzt, kann sie aufhören. Sie muß sich sagen: »Ich kann es, ich muß nur wollen!« Als Mensch mit so vielen Energien muß sie ein einziges Mal das Wagnis eingehen, auf sich zu vertrauen, und den Mut aufbringen, sich zu einem entschiedenen Verzicht durchzuringen. Dann kommt automatisch ein Stein ins Rollen.

Eß-Sucht und Verdauung

Wie eine Bulimarektikerin sich zum Symptomstillstand bringen kann, dafür gibt es keine Patentrezepte. Es gibt »Eselsbrücken«, die ihr dabei helfen können, sich selbst besser anzunehmen, indem sie negative Gefühle abbaut, ausschaltet oder ihnen entgegentritt. Das Gefühl des Hungers etwa hat für die Bulimarektikerin eine positive Färbung. Leer ist sie frei, muß vor Zunahme keine Angst haben. Soll das Gefühl der Leere nicht länger durch das Mittel der künstlichen Entleerung, also durch Erbrechen oder/und Abführmittel herbeigeführt werden, muß die Eß-Brechsüchtige nach anderen »Strategien« suchen, die ihr weiterhin das Sich-leicht-Fühlen garantieren. Das Spüren des Hungergefühls ist dafür die natürlichste Lösung. Ein gefüllter Darm läßt es jedoch nicht aufkommen.
Eine regelmäßige Verdauung verhilft der Bulimarektikerin, so banal es klingen mag, zu einem Basis-Wohlgefühl, denn dann fühlt sie sich leer und leicht. Statt aber ballaststoffreich zu essen und einen regelmäßigen Stuhlgang einzuüben, greifen viele der Betroffenen allzu schnell zu Abführmitteln, treiben regelrechten Mißbrauch und werden abhängig von den Pillen. Ihr Argument: »Sonst geht ja gar nichts mehr.« Es ist nur natürlich, daß ein Darm, der durch Überdosen von Laxantien leergefegt wurde, zunächst seinen Dienst verweigert. Er braucht einige Zeit, um wieder in Schwung zu kommen, schließlich ist der »Schub« unterbrochen. Eine solche Periode dauert zwei bis fünf Tage, und das kann die Betreffende – süchtig nach der Sicherheit des hohlen Bauchs – kaum überbrücken. In dieser Zeit leidet sie oft unter extremen Blähungen, fühlt sich voll und ist gereizter Stimmung. Also greift sie erneut zum Abführmittel. Am nächsten Tag fühlt sie sich wieder leer und wohl, einen Tag später erneut aufgeblasen. So kann kein natürlicher Rhythmus und kein natür-

liches Körpergefühl entstehen. Der Kreislauf ist nur dann zu durchbrechen, wenn die Betroffene begreift, daß auf das abrupte Absetzen von Laxantien nicht eine katastrophale Gewichtszunahme folgt, sondern eine Zeit, in der der Darm versucht, seine Arbeit von neuem aufzunehmen.

Abführmittel treiben sehr schnell in die Abhängigkeit und sind im Grunde nur nötig, wenn die Ernährung nicht stimmt. Es gibt kaum einen Menschen, dessen Darm nicht die Fähigkeit besitzt, selbständig und zuverlässig zu arbeiten. Aber es gibt viele Menschen, bei denen sich Ungeduld und falsche Ernährung negativ auf die Verdauung auswirken. Der bequeme Griff in den Arzneischrank ist bei bewußter Lebensweise unnötig, außerdem gesundheitlich bedenklich. Selbst bei noch so geringer Nahrungsaufnahme muß die Verdauungstätigkeit nicht künstlich, sondern höchstens durch Bewegung und Änderung der Eßgewohnheiten (zum Beispiel ballaststoffreichere Kost, rohes Obst und Gemüse), unterstützt werden. Die durch Abführmittel verursachte Darmträgheit aber führt zu Folgeschäden. Die Darmschleimhaut leidet in jedem Fall, ob die tägliche Dosis der Prophylaxe halber eingenommen oder Mißbrauch aus Gewohnheit getrieben wird. Da die meisten Abführpräparate durch vermehrte Flüssigkeitsausscheidung wirken, werden dem Körper lebensnotwendige Mineralstoffe und Spurenelemente entzogen, beispielsweise Kalium. Durch das künstlich hervorgerufene Erbrechen können bei Eß-Brechsüchtigen ohnehin schon Elektrolytverluste und Kaliummangel auftreten. Kaliummangel aber kann zu Lähmungserscheinungen an Herz, Darm, Muskulatur und Zentralnervensystem führen. Auch Abführmittel auf pflanzlicher Basis sind nicht harmlos – sie reizen die Darmschleimhaut und können bei längerem Gebrauch zu einer Pigmenteinlagerung in die Darmhaut führen (Laxansdarm).

Abgesehen von anderen negativen Nebenwirkungen muß die Leber zusätzliche Entgiftungsaufgaben übernehmen und wird belastet. Um sich körperlich frei und unbeschwert zu fühlen – unabhängig vom realen Gewicht –, muß die Bulimarektikerin auch an ihrer Verdauung arbeiten. Weil in der unangeleiteten Selbsthilfe nicht der Wunsch nach innerer Leere analysiert wird, sollte ihm stattgegeben werden, um nicht noch mehr gesundheitliche Schäden anzurichten. Dies bedeutet: Verzicht auf Abführmittel und gleichzeitige Erziehung des Darmes.

Unterstützende Erziehung des Darmes

Es gibt kaum eine an Bulimia nervosa erkrankte Frau, die sich als Einheit aus Seele, Körper und Geist empfindet. Die überwiegende Zahl der Betroffenen beklagt ihr gespaltenes Empfinden, kennt keine Ganzheitlichkeit. Diese Frauen reden von ihrem Körper wie von einem anderen Menschen, zu dem sie keine Beziehung haben. Sie fühlen sich diesem unberechenbaren Ding aus Fleisch, Fett, Blut, Knochen und Nerven schutzlos ausgeliefert. Es ist notwendig, daß die Bulimarektikerin mit dem umzugehen lernt, was ihre Psyche mehr oder weniger umfangreich umhüllt. Es liegt wohl kaum im Bereich des Möglichen, daß die Eß-Brechsüchtige allein ein ganzheitliches Gefühl für Körper und Seele entwickelt. Aber sie muß lernen, diesem Körper, in dem ihre Seele wohnt, positiv gegenüberzustehen und ihn sympathisch zu finden. Arrangiert sie sich mit ihm und hört auf seine Signale, so herrscht nicht mehr der Leib über die Seele. Die Erkrankte kann dann ein vertrauteres, nicht so angstbesetztes Verhältnis entwickeln zu diesem ihr fremd und unberechenbar erscheinenden Teil ihres Selbst.

Eine nicht funktionierende Verdauung ist schon für den gesunden Menschen ein Ärgernis. Für die Eß-Brechsüchtige ist er die Quelle absoluten Unbehagens und ständiger Provokation. Das muß nicht sein, erschwert es der Betreffenden doch nur zusätzlich das Leben. Denn ein Darm ist erziehbar. Notwendig sind dazu anfangs nur etwas Geduld und Zeit, auf Dauer eine schlackenreiche Kost und das Vertrauen in die Funktionstüchtigkeit des eigenen Körpers.

Bei der Umerziehung des Darms kann die Betroffene auf ein paar harmlose Hausmittelchen zurückgreifen: Leinsamen, Essigwasser, Milchzucker, Weizenkleie in Joghurt, rohes Sauerkraut oder Paprikaschoten, Kurpflaumen und vieles mehr regen die Verdauungstätigkeit an. Nur wenige Maßnahmen wie mehr Bewegung oder Bauchmassagen liefern nicht die so gefürchteten zusätzlichen Kalorien. Weil die meisten Hilfsmittelchen den Kalorienetat belasten, werden sie bei mancher Betroffenen auf wenig Gegenliebe stoßen. Gewöhnt sie sich aber an regelmäßige Zeiten, sind solche Hilfestellungen meistens nicht mehr nötig. Ein erzogener Darm arbeitet in der Regel pünktlich und zuverlässig, so man ihn läßt. Dies allerdings nur unter der Voraussetzung, daß auch die Ernährung stimmt und die Betroffene in dieser Hinsicht bereit ist, ihr Wissen zu erweitern. Denn viele Menschen mit Eßstörungen sind zwar Spezialisten in Sachen Ernährung, haben aber ein sehr einseitig ausgerichtetes Fachwissen, das nur die Antwort auf die Frage liefert: Was macht nicht dick?

Nur Kontrolle macht dick

Bulimarektikerinnen tragen zumeist Kalorien-Scheuklappen. So wie die Waage aus dem Badezimmer verschwinden muß, ist es unumgänglich, daß sie ihr Fixiertsein auf den so unwichtigen Kaloriengehalt von Lebensmitteln ablegen. Wie viele Kalorien man zu sich nimmt, hat nach wissenschaftlichen Erkenntnissen ohnehin keinen direkten Einfluß auf das Körpergewicht. In der Energiebilanz zählt nämlich nicht die Kalorienzahl, die aufgenommen wird, sondern diejenige, die verbrannt wird. Die Art der Kalorien ist eher entscheidend als ihre Anzahl (Fett wird zum Beispiel schneller umgewandelt als Eiweiß). Das Kalorienzählen ist daher doppelt unsinnig: Es tritt an die Stelle von bewußter Wahrnehmung und Reaktion auf Hunger und Sättigungsgefühl und ist zudem eine unzulängliche Methode, die Energiebilanz zu berechnen.
Statt allein durch rechnerische Kontrolle zu funktionieren, sollte die Süchtige anstreben, gefühlsbetont und gefühlsgetrieben zu leben. Solange sie nicht fühlt, ob sie leicht oder schwer ist, solange sie nur satt ist, weil sie weiß, daß die Kalorienzahl stimmt, ist nichts erreicht. Kontrolle ist der Feind der Sensitivität und des Instinkts. Letzteren hat auch die Bulimarektikerin. Doch einerseits ist sie sich dessen kaum bewußt, andererseits hegt sie Zweifel, ob er noch intakt ist. Wichtig ist für sie, sich allmählich wieder an die Genußfähigkeit heranzutasten und sich von den Fesseln selbstauferlegter Kontrolle zu befreien. Dazu helfen das Vertrauen in den eigenen Instinkt und Experimente. Eine Gebrauchsanleitung dafür gibt es nicht, wohl aber ein paar Grundregeln in bezug auf die Änderung der Ernährungsgewohnheiten:

- Inhalt zählt vor Kalorien
- Essen macht nicht dick, nur zufrieden
- Genuß kommt vor Menge
- ständige Kontrolle und Selbst-Beherrschung führen zu gefährlichen Defiziten.

Die Unterdrückung von Wünschen und Bedürfnissen läßt sie ins Unermeßliche wachsen und fördert die Entstehung von Unlustgefühlen. Diäten bewirken genau das Gegenteil des Erstrebten: Sie schüren den Hunger und unterbinden die Sättigung (= Zufriedenheit). In einer Abmagerungskur, ob Atkins- oder Brigitte-Diät, Crashkur oder FdH, Fit-for-Life oder Hollywood-Diät, läuft immer das gleiche widersinnige Spiel ab. Wer diät lebt, verleugnet die Signale seines Körpers und führt einen Kampf gegen das instinktive Bedürfnis zu essen (oder das zu essen, worauf er wirklich Appetit hat).

Durch das Bemühen abzunehmen, gerät der Mensch in die Abhängigkeit vom Essen und in die Überkonzentration auf das Essen. Man hungert sich von einem Eßerlebnis zum nächsten. Bedürfnisse und Gefühle werden bewußt, ja mit einem gewissen Stolz unterdrückt. So schwimmen Abmagerungswillige von Eß-Insel zu Eß-Insel in einem Meer aus Hunger, Unlust und Unwohlseinsgefühlen. Es gibt einen Diätplan, an den man sich sklavisch klammert. Der führt nicht zum Genuß, sondern garantiert allein, nicht zu-, vielleicht sogar abzunehmen. Jede natürliche – unangenehme – Körperreaktion, ein knurrender Magen, Verlangen nach mehr oder anderer Kost, wird verärgert zurückgewiesen. Der eiserne Wille ist Herr über den Körper und die durch ihn signalisierten Gefühle.

Was teuer durch Verzicht und Kontrolle erkauft wurde, die schlankere Linie, hat aber nur vorübergehend Bestand. Nach dem Ende der Diät kommen die verlorenen Pfunde treu zurück. Jede Schlankheitskur gaukelt dem Organismus eine künstliche Hungersnot vor. Er schaltet gewissermaßen auf Sparflamme, und der Grundumsatz, also die Energiemenge, die der Organismus im ruhenden Zustand braucht, sinkt. Die Folge ist, daß man nach dem Ende der Abmagerungskur nicht mehr genauso viel wie vorher essen kann, ohne zuzunehmen. Das Eßverhalten von Eß-Brechsüchtigen und Magersüchtigen führt sehr häufig dazu, daß ihr Grundumsatz mit der Zeit stark absinkt und sie nur noch sehr kleine Mengen essen können, wenn sie ihr Gewicht halten wollen. Genauso jedoch, wie sich der Körper darauf eingestellt hat, mit weniger auszukommen, kann der Grundumsatz auch in langsamen, behutsamen Schritten wieder erhöht werden. Das heißt: Eßgestörte nehmen zwar zunächst einmal zu, wenn sie auf die verbissene Kontrolle verzichten, können aber nach einer längeren Umstellungsphase irgendwann wieder völlig normale Mengen essen, ohne dabei dicker zu werden.

Diäten haben also einen fatalen Nebeneffekt. Durch den Kreislauf von Abnehmen, Zunehmen und Wiederabnehmen verschiebt sich das Körpergewicht im Schnitt immer weiter nach oben, man nennt das Jo-Jo-Effekt. Biochemisch erklärt sich das so: Wird dem Körper weniger Energie geliefert als er benötigt, verringert sich der Umfang der Fettzellen, und er schaltet auf reduzierten Energieverbrauch. Wird wieder normal gegessen, füllt der Körper diese Depots wieder auf, mehr noch, die Fettzellen vermehren sich sogar. Bei häufigem Abnehmen schaltet der Körper auf Fastenzeiten um und verwertet die Nahrung besser – das Gewicht steigt trotz sinkender Kalorienzufuhr. So machen Diäten, kontrolliertes und gezügeltes Essen auf lange Sicht gesehen immer dicker, nicht schlank. Dazu kommt die Gewißheit, daß solches Eßverhalten eine ziemlich sichere Methode ist, Freßorgien zu provozieren.

Nach einer Theorie, die 1972 vom amerikanischen Psychologen Richard Nisbett entwickelt wurde, wird das Körpergewicht ohnehin biologisch reguliert. Danach gibt es bei jedem Menschen einen Sollwert, den *Setpoint*. Eine Kombination von überwiegend genetischen Faktoren (etwa die Anzahl der Fettzellen im Gewebe) und bestimmte Stoffwechsel-Reaktionen setzen diesen Sollwert fest. Wer den Setpoint künstlich tief hält, dessen Körper wird alles tun, um sein individuelles Niveau wieder zu erreichen, denn jeder Körper hat sein ureigenes (Gleich-)Gewicht. Der Setpoint kann stark von dem abweichen, was Ernährungswissenschaftler jahrzehntelang als Normal- oder Idealgewicht angepriesen haben. Menschen, die ein Gewicht anstreben, das unter diesem Setpoint liegt, müssen sich zwangsläufig permanent beim Essen kontrollieren und diät leben, mit dem Effekt, daß ihr Grundumsatz sinkt und das Fettgewebe überproportional zunimmt.

Es gibt kaum eine Bulimarektikerin, deren Suchtkarriere nicht mit einer oder mehreren Abmagerungskuren begonnen hat. Vor diesem

Hintergrund und wegen der Widersinnigkeit von Diäten sollte sich die Bulimarektikerin im Versuch, dem Teufelskreis zu entrinnen, nur eine einzige Kontrollmaßnahme auferlegen: die nämlich, ihren übermächtigen Zwang, triebhaft zu essen und zu erbrechen, in den Griff zu bekommen. Dies kann um so eher gelingen, wenn nicht die Angst bleibt, durch den Verzicht auf die Symptomeinheit die wohlgeformte Figur zu verlieren.

Viele Betroffene tragen eine dumpfe Angst in sich, manche Dinge zeitlebens nicht mehr essen zu können, wenn ihnen die Möglichkeit des Erbrechens versagt ist. Aus ihrer negativen Grundeinstellung fürchten sie alles und jedes, aber die Vorstellung, lebenslang auf etwas verzichten zu müssen, versetzt sie in Panik. Dabei ist ein solcher Verzicht nicht im mindesten notwendig. Eine »klare« Bulimarektikerin muß ein Leben lang keine Abmagerungskur mehr machen oder freiwillig auf etwas verzichten, was ihr schmeckt. Ihre sensible Beziehung zum eigenen Körper – ihr Selbst-Bewußtsein – ist der beste Schutz vor einem Angst- und Sorgenpanzer aus Fettpölsterchen und Schwimmringen.

Angstfrei essen macht satt

Spürt die Bulimarektikerin, nicht zuletzt auch durch die Erziehung ihres Darmes, wieder tatsächliche (physische) Hungergefühle, kann sie, die immer zu kurz gekommen ist, sich endlich wieder etwas gönnen. Genau das ist es, was die Eßkranke braucht. Hunger ist ein gesundes, ermutigendes Zeichen, auf das sie entsprechend zu reagieren lernen muß. Hat sie Hunger, soll sie essen. Essen aus Geselligkeit, Höflichkeit oder Gewohnheit ist unnatürlich, sofern kein Hunger vorhanden ist, sollte also vermieden werden.

Es ist allerdings nicht immer leicht, in solchen Momenten der Versuchung »nein« zu sagen. Die Unfähigkeit, abzulehnen, kennt nicht nur die Eßgestörte; diese Unfähigkeit zieht sich wie ein roter Faden durch das Leben der meisten Frauen. Frauen werden konventionell zur Passivität, zum Dienen, zum Dulden erzogen. Selbstverwirklichung bedeutet aber die Aufgabe der Anpassung, des ewigen Ja-

Sagens, das Ende des Funktionierens, die Ablösung von der Haltung, sich über andere definieren zu lassen, das Hören auf die inneren Signale. Das »Nein« zum Essen in einer Situation, in der die Bulimarektikerin keinen Hunger verspürt, kann nur ein erster, vergleichsweise unbedeutender Schritt auf ihrem Weg zu mehr Konfliktfähigkeit sein. Sie muß erst im kleinen, später im größeren lernen, auch einmal die Erwartungen anderer zu enttäuschen, wenn ihr dadurch geholfen wird. Wirkliche Freunde wird sie dadurch nicht verlieren, und niemandem ist damit gedient, wenn sie aus Höflichkeit, Bequemlichkeit oder Angst vor Konfrontation einen Freßanfall riskiert.

Ißt die Betroffene aus wirklichem Hunger, dann muß es genau das sein, nach dem sie hungert, nicht etwa das, was primär ihrer schlanken Linie zuträglich wäre. Der menschliche Körper hat die natürliche Gabe, durch entsprechende Signale seine Wünsche auszudrücken – auch wenn dies beim angepaßten, beim gleichgültigen Esser nicht gefragt ist.

Die Eß-Brechsüchtige muß die Kommunikation zwischen Körper, Geist und Seele für sich neu entdecken. Bei ihr ist die Nachrichtenkette Organ – Gehirn – Bewußtwerden – Reaktion unterbrochen. Signale werden nicht mehr von der Quelle empfangen und beantwortet, sondern im Gehirn fabriziert. Insofern gibt es nichts Unsinnigeres, als die Eß-Brechsüchtige zum Einnehmen der Mahlzeiten nach der Uhr anzuhalten, also zu Frühstück, Mittag-, Abendessen. Der Körper hat seinen eigenen Rhythmus, und durch solche Anpassungsbemühungen an äußere Gegebenheiten werden seine latent vorhandenen Signale gänzlich überflüssig gemacht. In der Praxis ist es natürlich schwer, die Eßbedürfnisse dann zu befriedigen, wenn sie auftreten. Nur wenige Menschen sind so privilegiert, daß sie sich mit den Mahlzeiten nicht nach der Uhr, der Familie, der Arbeitszeit richten müssen.

Eine Gesellschaft von Übergewichtigen und Schlankheitsfanatikern beruht nicht auf einer Vielzahl von Zufällen. Das sture Drei-Mahlzeiten-System ist Gift für Menschen, denen einerseits Maschinen die körperliche Arbeit, andererseits Kalorientabellen das Registrieren von Körpersignalen und das Reagieren auf diese Signale abnehmen. Wer seinen Kalorienbedarf von Tabellen abliest, muß sich nicht wundern, wenn er in eine Überkonzentration auf die Nahrung gerät, gleichzeitig aber verlernt, beim Essen Genuß zu empfinden. Durch die programmierte Nahrungsaufnahme ist ein tatsächliches Hungergefühl kaum noch von Interesse, vielleicht sogar unerwünscht oder lästig. Eine Bulimarektikerin sollte noch weniger als andere nach der konventionellen Methode zu festgelegten Zeiten essen.

Ebensowenig sinnvoll ist es, wenn sie sich am Morgen jeden Tages detaillierte Speisepläne ausarbeitet. So kann sie ihre Überkonzentration auf das Essen nie verlieren und auch nicht zu einem spontanen, lustvollen Umgang mit Nahrungsmitteln finden. Essen muß die Eßverhaltensgestörte dann, wenn ihr Magen knurrt, wenn sie Hunger körperlich fühlt. Kontrolliert essen nach Speiseplänen, Waage und Kalorientabelle führt in eine Sackgasse.

Ihr zeitweiliges Bedürfnis, ihrem Körper (nicht sich selbst) »etwas Gutes zu tun«, muß die Bulimarektikerin ausbauen und auch auf die Psyche übertragen. Wenn sie »Dickmacher« krampfhaft meidet, bringt die Eßsüchtige sich selbst in Gefahr. Denn wenn sie ihre eigentlichen Bedürfnisse unterdrückt, stauen sie sich nur an. Die Entladung erfolgt im nächsten Freßanfall. Es gibt Nahrungsmittel, die die Kranke aus Furcht um die Figur ablehnt, nach denen sie aber tatsächlich hungert. Selbst wenn es sich dabei »nur« um einen Appetit handelt, sollten die Wünsche befriedigt werden.

Menschen mit gestörtem Eßverhalten machen gern den Fehler, Lebensmittel nach rein rationalen Aspekten auszuwählen: gelobt sei, was schlank macht. Wer aber Appetit hat auf ein Stück Kuchen, den macht das Magerjoghurt weder zufrieden noch glücklich. Es überbrückt vielleicht den kleinen Hunger, beseitigt aber nicht die Gelüste. Die Gedanken kreisen immer noch um das verflixte Kuchenstück, denn der Magen läßt sich vielleicht besänftigen, der Appetit aber vergeht nicht. Und am Ende verleiben sie sich häufig dann doch noch das ein, worauf sie eigentlich Appetit gehabt hatten – zusätzlich und in viel größerer Menge.

Zu den Konflikt-Lebensmitteln der Eß-Brechsüchtigen gehören hauptsächlich Süßigkeiten, auch Schwerverdauliches wie Kraut und Hülsenfrüchte oder Kalorienbomben wie Sahneeis, Spaghetti und Pizza. Schon »Kost-Proben«, die Aufnahme von Spuren dieser gefürchteten Dickmacher reichen aus, um die Betreffende zufrieden, nicht aber dick zu machen. Die Einbeziehung solcher potentiellen Rückfallverursacher ist zwar ein Risiko, aber der Versuch sollte gewagt werden.

Nimmt die Eßsüchtige nur Nahrung zu sich, die Schlankheit, nicht aber Genuß garantiert, wird sie zwar satt, hungert aber im Grunde weiter. Ihr Speisezettel muß nach anderen Kriterien gestaltet sein. Ein unbefriedigendes Nahrungsmittel kann nie zu einer befriedigenden Sättigung führen, weil im Hintergrund das Trauma des entgangenen Genusses bleibt. Genießerisch zu essen macht jedoch in kürzester Zeit satt. Hat die Süchtige erst einmal erkannt, daß jeder Bissen, den sie mehr zu sich nimmt, nicht besser als der vorhergehende ist, kann sich die unstillbare Gier nach mehr verlieren. Verinnerlicht sie diese Erfahrung, muß sie auf kein noch so kalorienhaltiges Lebensmittel mehr verzichten. Sie kann regulierend an der Menge manipulieren. Wird ein Bissen in vollem Bewußtsein ausgekostet und eine wirkliche Freude über den Geschmack empfunden, ist der Sättigungsgrad von der aufgenommenen Menge völlig unabhängig.

Wie viele Menschen sucht die Bulimarektikerin häufig Sättigung durch Quantität, nicht durch Qualität. Wagt sie sich aber an das »Verbotene« heran, ohne dabei einer Freßattacke zu erliegen, stellt sich schon nach sehr geringer Nahrungsaufnahme das Gefühl der Befriedigung – die körperliche und seelische Sättigung – ein. Ißt die Bulimarektikerin auf dieser Basis wenig, bleibt sie auch schlank und fühlt sich dennoch nicht zu kurz gekommen. Das dumpfe Gefühl des Verzichts auf Lebensqualität durch Rationierung des Essens stellt sich hierbei nicht ein.

Leicht verdaut ist halb verhungert

Die meisten Kranken machen den großen Fehler, sehr viel »Leichtverdauliches« aus Angst vor lästigen Völlegefühlen zu essen. Analysiert man den Begriff der Leichtverdaulichkeit, wird ein Denkfehler deutlich. Leichtverdauliches wird »leicht verdaut«. Das bedeutet, daß kein großer »Kraftaufwand« notwendig ist, um die Nahrung zu verwerten. Leichtverdauliches verursacht keine Völlegefühle – und sättigt nicht (richtig). Leichtverdauliche Kost wird schneller verdaut, läßt dementsprechend auch rascher wieder Hungergefühle aufkommen. Darüber hinaus enthält nährstoffarme Diät- und Krankenkost keine oder nur sehr wenig Energiebausteine und Arbeitsstoffe für den Darm. Wo der Ballast fehlt, bleibt auch irgendwann der Stuhlgang aus. Damit fühlt sich die Kranke wieder gefüllt, aber nicht satt. So gesehen verschafft ihr leichtverdauliche Nahrung nur neue Defizite. Das beginnt im Gehirn, geht über den Mund und endet im (hohlen) Bauch. Sie muß kaum kauen und wird nicht richtig satt. Sie entwickelt bald wieder Hunger, und zu allem Überfluß fühlt sie sich dabei auch noch voll – was ihr aus subjektiver Sicht das Recht auf Essen nimmt. Dieses Dilemma entwickelt sich aus der unbegründeten Furcht der Eßgestörten, ihr Körper könne mit normalen Lebensmitteln nicht fertigwerden. Gegenteilige Beteuerungen können sie weniger überzeugen als logische Argumente.

Ein Beispiel: Knäckebrot hat wenig, Vollkornbrot, auf die Scheibe bezogen, wesentlich mehr Kalorien. Wer nicht zunehmen will, greift also eher zu Knäckebrot. Die Folge: Bei einigermaßen ausreichender Menge und wenig befriedigendem Geschmack stellen sich ein gewisses Maß an Sättigung, aber keine wirkliche Befriedigung und sehr bald wieder Hungergefühle ein. Anders bei Vollkornbrot. Wegen seiner Beschaffenheit muß es gründlicher gekaut werden und bietet ein größeres Geschmackserlebnis als Knäckebrot. Der Magen muß härter an der Verwertung arbeiten. Hunger stellt sich erst nach längerer Zeit wieder ein. Unter dem Strich bedeutet dies, daß die Zahl der Kalorien nur ein sehr oberflächlicher Anhaltspunkt für befriedigende Ernährung ist. Wesentlicher sind Zusammensetzung, Nähr- und Ballaststoffgehalt.

Es ist schwer, ein einmal in Fleisch und Blut übergegangenes Kaloriendenken wieder abzulegen und sich statt dessen zum »Gesundheitsapostel« oder »Müslifreak« zu entwickeln. Die Bulimarektikerin sollte jedoch bedenken, wie große Defizite ihr durch ihre Kalorienfixation auf allen Ebenen entstehen: Sie entbehrt Genuß und damit Lebensfreude. Sie ernährt sich einseitig, was zu Mangelerscheinungen führt. Und schließlich liegt durch das wachsende Nachholbedürfnis die Flucht in die Freß-Brechorgie nahe.

Die »leichte« Verführung

Viele Eßgestörte bevorzugen Lebensmittel, auf deren Etikett ein werbewirksames »Leicht«, »Light«, »Superleicht«, »Extra-Leicht« oder »Lite« prangt. Diese Produkte versprechen Genuß ohne Reue, -zig Prozent weniger Kalorien und und und... Beim näheren Betrachten erweisen sich aber die dicken Versprechungen oft als großer Bluff. Um es vorwegzunehmen: Lightprodukte erleichtern hauptsächlich zweierlei, den Geldbeutel und das Gewissen. Als Normalkost für Menschen mit Eßstörungen sind sie ungeeignet, denn sie enthalten – neben zahlreichen unnötigen Zusatzstoffen – die verschlüsselte Botschaft: Du mußt nur das richtige (nämlich Lightprodukte) essen, und alle deine Probleme lösen sich in Wohlgefallen auf.

Suggeriert wird, man könne nach Herzenslust schlemmen und dabei auch noch abnehmen. Für Menschen mit Eßstörungen scheint sich da ein Traum zu erfüllen: Endlich, endlich können sie ohne schlechtes Gewissen essen, soviel sie wollen. Tatsächlich aber verführen diese kalorien-, fett-, alkohol- und zuckerreduzierten Lebensmittel dazu, gestörtes Eßverhalten und schlechte Ernährungsgewohnheiten zu manifestieren. Es findet kein Lern- und Umdenkungsprozeß statt; die Probleme mit dem Essen und der Figur werden, wenn überhaupt, auf der falschen Ebene gelöst, der Symptomebene.

Seit Jahren schon setzen die Lebensmittelkonzerne in Deutschland auf kalorienärmere Lightprodukte; sie haben rechtzeitig die Zeichen der Zeit erkannt. In den USA sind die gewissensberuhigenden Alternativen schon seit den sechziger Jahren auf dem Markt. Drei von vier Erwachsenen konsumieren dort die »leichte« Kost – was den Durchschnittsamerikaner nicht daran hindert, heute noch mehr Gewicht auf die Waage zu bringen als vor zehn Jahren.

Auch wenn allmählich eine Skepsis gegenüber den teuren Leichten aufkommt und manches Leichtbier wie Sauerbier angepriesen werden muß, liegt »leicht« hierzulande immer noch im Trend. Das Prädikat »light« garantiert gute Absatzzahlen. Vier Milliarden Mark bringen Lightprodukte der Lebensmittelindustrie jährlich ein. Doch der Begriff »light« ist noch nicht einmal lebensmittelrechtlich geschützt. »Leicht« wird ein Quark zum Beispiel durch Aufschäumen mit Stickstoff, ein Knäckebrot durch die Verringerung des

Scheibengewichts, ein Frischkäse durch den Vergleich mit einem Käse aus einer anderen Fettgehaltsstufe, eine Konfitüre durch Süßstoff und Butter durch Wasser und Emulgatoren. Die Verbraucherschützer haben recht, wenn sie spötteln: »Die Herstellung von fettreduzierten Streichfetten ist die hohe Kunst, Wasser schnittfest zu machen und das Ganze dann möglichst teuer zu verkaufen.«*

Häufig erfüllen die Lightprodukte nicht die an sie geknüpften Erwartungen, denn sie sind kalorienärmer – nicht kalorienarm. Außerdem machen viele Lightprodukte nicht richtig satt und verführen dazu, mehr zu essen, was man sich ja, da »leicht«, guten Gewissens erlauben kann. Das dicke Ende kommt gewiß: Wer irgendwann die Lightprodukte leid ist, greift wieder zu den normalen, gehaltreicheren Lebensmitteln und ißt davon genauso viel.

Um geschmacklich akzeptable und haltbare Lightprodukte herzustellen, sind aufwendige technische Verarbeitungsschritte und künstliche Zusatzstoffe nötig. Während wichtige Inhaltsstoffe wie wertvolle Fettsäuren oder Vitamine beim Herstellungsprozeß auf der Strecke bleiben, werden die Lightprodukte mit allerlei Chemie »veredelt«: mit Emulgatoren, Konservierungsstoffen, Verdickungsmitteln, Aromata, Süßstoffen – Stoffen, die nicht unbedingt gesundheitsschädlich sind, aber ernährungsphysiologisch unsinnig und zum Teil zumindest fragwürdig.

Ein Beispiel: Süßstoff steht im Verdacht, Hunger nach Süßem erst auszulösen. Trinkt man eine zuckerfreie, süße Light-Limonade, erwartet der Körper Zucker und schüttet deshalb Insulin aus. Das Hormon wird für die Verwertung von Kohlenhydraten (wie Zucker) benötigt. Doch Süßstoff liefert sie nicht. Wissenschaftler konnten schon nachweisen, daß so paradoxerweise nach süßstoffgesüßten Genüssen Heißhunger auf Süßes erst entsteht.

Was »leicht« ist, muß nicht unbedingt leichter machen. »Leicht« dürfen sich auch hoch kalorienhaltige Mousse au Chocolat und Frischkäse mit 50 Prozent Fett in der Trockenmasse nennen. »Light« steht lediglich für weniger an Fett, Zucker, Alkohol, Koffein, Nikotin. Gipfel der Light-Masche dürfte ein Kaffee sein, dessen Leichtigkeit darauf beruht, daß er besonders leicht zu öffnen ist...

* Verbraucher-Zentrale Hamburg, 12/92.

Ernährungswissenschaftler lehnen diese Produkte dennoch nicht rundweg ab, denn sie erlauben es dem figurbewußten Menschen, gelegentlich zu »sündigen«. Lightprodukte würden die beruhigende Funktion übernehmen, »daß wir auch ab und zu ungestraft schlemmen dürfen«*. Gerade für Eßgestörte ist aber ein solches Denken fatal: Im Bewußtsein, etwas Falsches, Ungesundes, Schädliches zu tun, greifen sie zu den Lightprodukten. Sich Genüsse zuzugestehen, sollte keine halbe Sache sein, und ein befriedigender Genuß erleichtert es auch, anschließend wieder ein bißchen kürzer zu treten (sollte dies überhaupt nötig und sinnvoll sein). Ein wirklicher Genuß befriedigt nämlich und macht satt.

Durch Lightprodukte wird aber das Gefühl heraufbeschworen, jetzt eigentlich zu »sündigen«, und nicht, sich etwas Gutes zu tun und sich zu verwöhnen. Außerdem verführen diese Nahrungsmittel – siehe oben – dazu, mehr zu konsumieren. Das ist nicht nur in der letzten Konsequenz, trotz leichter Kost schwerer zu werden, bedenklich. Es kann auch Brechanfälle auslösen, wenn sich nämlich die Betroffene bewußt wird, daß sie zu viel gegessen hat.

Die Eß-Brechsüchtige muß wieder lernen, guten Gewissens zu essen, guten Gewissens Genüsse auszukosten, gut für sich zu sorgen, sich etwas zu gönnen und sich nicht ständig zu disziplinieren und selbst zu strafen. Lightprodukte schaden dabei nur.

Genuß ist wiederholbar

Weil die Bulimarektikerin zu ihrem Körper ein gespaltenes Verhältnis hat, ist es wichtig, daß sie lernt, seine Ansprüche mit ihrem Genuß zu koppeln. Ihr Grundsatz muß werden: »Ich habe ein Recht darauf zu essen. Mein Körper braucht es, ich genieße es, und deshalb werde ich noch lange nicht dick.« Sie muß lernen, über den Tag hinaus zu denken. Eine ihrer größten Befürchtungen ist die Angst, einen Genuß nicht voll auskosten zu dürfen. Wenn sie sich bewußtmacht, daß ihr Leben außer dem Heute noch viele weitere Tage zu

* Volker Pudel in: »Light-Produkte. Alles Käse – oder was?«, DM Heft 12/92.

bieten hat, an denen sie erneut Genuß empfinden oder in Raten wiederholen kann, ist sie nicht mehr darauf angewiesen, den Doppelhunger aus Seele und Körper auf einmal und im Übermaß zu stillen.

Die Angst vor dem Leben, vor dem nächsten Tag, vor der Zukunft sitzt der Eßsüchtigen wie ein Teufel im Nacken. Aus der Furcht, schon morgen könnte es zu spät sein, muß sie alles heute »erledigen«. Die Panik, nicht genug bekommen zu können und etwas zu verpassen, tritt nicht mehr auf, wenn die Süchtige die Erfahrung macht, daß Genuß tatsächlich wiederholbar und – bewußt wahrgenommen – nicht schädlich ist.

Bei Diäten und Speisefahrplänen fehlt das Genußgefühl, das zu den Grundwerten eines lebenswerten Daseins zählt. Essen ist wie Liebe oder Schlaf eine der essentiellen Befriedigungsmöglichkeiten des Menschen. Da die Süchtigen ihrer Droge, des Essens, nicht entwöhnt werden können, ist es nur logisch, an der Beziehung zu diesem furchteinflößenden Stoff der Süchtigkeit zu arbeiten. Die Bulimarektikerin hat einen ausgeprägten Gerechtigkeitssinn und kann daher nicht auf etwas verzichten, was anderen Menschen als natürliches »Privileg« zusteht. Soll sie sich beim Essen aus Einsicht zurückhalten, frustriert sie das zutiefst. Entwickelt sie aber eine eigene Eß-Philosophie, kann sie soweit gelangen, daß sie ohne jegliche Entbehrungsgefühle Nahrungsmittel ablehnt, die ihr gefährlich werden könnten.

Individual-Philosophie gegen Sucht

Sich eine eigene, maßgeschneiderte Eß-Philosophie aufzubauen, bedeutet für die Bulimarektikerin nichts anderes, als zunächst einmal mit den konventionellen Vorstellungen und Auffassungen zu brechen. Nicht das Selbstkonzept muß dabei geändert, sondern der Glaube an die Wahrheit aus zweiter Hand ausgelöscht werden. Gültig und richtig ist nur das, an was die Betroffene glaubt und was ihr gut tut. Es ist nichts Schlechtes daran, wenn die Bulimarektikerin sich einbildet, nur schlank (oder besser: leicht) leben zu können.

Diese Vorstellung ist bei der Bildung einer eigenen »Weltanschauung« sogar die Basis. Schlank- und Leicht-Sein ist für die Eß-Brechsüchtige eins. Dann ist sie aufnahmefähig für Nahrung wie für Emotionen. Genießen ohne Reue und Angstgefühle ist ein rundes, ein sättigendes Erlebnis.

Der Körper der Süchtigen ist eine sehr dehnbare Fessel, versteht sie mit ihm umzugehen. Ihr Streben nach Schlankheit ist vordergründig und relativ. Tatsächlich entspringt es der Süchtigkeit nach einem Leicht- = Unbeschwertsein. Harmonisiert die Frau ihre körperlichen und organischen Funktionen, stellt sich ein seelisch beruhigendes Leichtigkeitsgefühl ein. Das reale Gewicht wird »zunehmend« zur Nebensächlichkeit. Damit ist es überflüssig, einer Bulimarektikerin zu Beginn irgendeiner Maßnahme ihren Traum von der schlanken Linie auszureden. Im Grunde strebt sie ja nach einem Gefühl, nicht nach einer bestimmten Hülle. Hat sie dieses Echo von innen erreicht, funktioniert also ihr Körper wieder von allein, dann ist auch ihr Geist nicht mehr derart vom Essen und vom Ringen um die ideale Figur besessen. Die Seele kann aufatmen.

Der römische Satiriker Juvenal (ca. 47–113 n. Chr.) prägte den Satz »mens sana in corpore sano« – »ein gesunder Geist (soll) in einem gesunden Körper (wohnen)«. Dies ist der Schlüsselsatz für den Aufbau der eigenen Philosophie. Körperliche Beschwerden beunruhigen und deprimieren die Betroffene zutiefst, ist ihr endlich der Absprung vom Teufelskarussell gelungen. Sie fürchtet, sich durch ihr Suchtverhalten bleibende Schäden zugefügt zu haben. Zu Hysterie und Schwarzseherei neigend, beschäftigt sie sich mit jedem winzigen »Wehwehchen« – sie will ja nun leben. Um »wiedergutzumachen«, konzentriert sie sich auf ihren Körper, sorgt besser für ihn, bemüht sich, ihn wieder aufzupäppeln – ein Streben nach Harmonie zwischen Leib und Seele wie zuvor, nur mit anderen, nämlich positiven Vorzeichen. Das Duzverhältnis zu ihrem Körper erlaubt der Kranken nun eher, »Verbotenes« in sich aufzunehmen, sagt sie sich doch: Das ist mein gutes Recht, mein Körper braucht das. Wie immer neigt sie zur Übertreibung, die sich jetzt in einem gesteigerten Gesundheitsbewußtsein manifestiert. Jetzt, wo sie alles auf einmal nachholen möchte, was sie vorher versäumt hatte, ist der Moment gekommen, in dem sie ihr kalorienbezogenes Denken endlich aufgeben kann und muß. Sie lernt die Worte der Freßsüchtigen zu verstehen, die sagt, »Ich habe mir etwas Gutes geholt, und das will ich auf keinen Fall wieder hergeben«. Beachtet die Bulimarektikerin einige Spielregeln, kann sie selbst die Rückfallgefahr weitgehend ausschalten. Als erstes muß sie aber ihr Kontrollverhalten und -bestreben opfern.

Folgen der Kontrolle

Die symptomfreie Bulimarektikerin hat sich durch die Selbsthilfe im Alleingang nicht oder kaum psychisch weiterentwickelt und wird deshalb noch immer sehr schnell von Unlustgefühlen geplagt. Im eigenen Interesse sollte sie versuchen, die Ursachen ihrer Verstimmungszustände zu ergründen. Sie wird entdecken, daß sie oft selbst die Ursache ist. Ein Beispiel von vielen ist die Unart, daß viele Betroffene auf das Frühstück verzichten und sich damit selbst gefährden. Sie möchten die erste Mahlzeit so lang wie möglich hinauszögern, um noch etwas gut zu haben. Die Folgen solcher Strategie sind in zweifacher Hinsicht negativ. Während andere ein selbstverständliches Recht auf Essen haben, übt die Süchtige Verzicht und kommt einmal mehr zu kurz. Der Trost, dafür später um so mehr essen zu dürfen, ist äußerst risikoträchtig. Die Verzögerungstaktik – eine zielgerichtete Askese – verdoppelt den ohnehin an Magen und Gemüt nagenden Hunger. Auf diese Weise wird das Nachholbedürfnis bis zur Unkontrollierbarkeit (zum Rückfall) gesteigert. Ihr Leistungs- und Rechtfertigungsdenken verbietet es der Bulimarektikerin, sich schon am Morgen etwas zu gönnen. Erst, wenn sie die eigene Existenz im Beruf, Haushalt oder Alltag »gerechtfertigt« hat, meint sie, ein Recht auf Essen zu haben. Diese innere Sperre muß sie zu überwinden versuchen: Auch sie hat ein selbstverständliches Recht auf Essen. Ißt sie morgens bereits, beginnt ihr Tag dagegen mit einem Grundwohlgefühl und nicht mit Defiziten. Der Hunger wird im Verlauf des Tages nicht durch die Summe der ungestillten Gelüste unbezähmbar. Deshalb ist es wichtig, daß sie sich das Frühstücken angewöhnt. Und: Was sie am Morgen ißt, ist abends längst verdaut und vergessen beziehungsweise in Schaffenskraft umgesetzt worden.

Ein weiteres Beispiel dafür, womit sich Mager- wie Eß-Brechsüchtige das Leben schwer machen, ist ihre Eigenart, zwanghaft das, was sie gegessen haben, nachträglich zu registrieren und Bilanz zu ziehen. Menschen mit ungestörtem Eßverhalten interessieren sich höchstens zweimal für das Aufgenommene: beim Essen selbst und bei der Verdauung. Während Magersüchtige manisch und voller Angst die minimalen Nahrungsmengen in der Wanderung durch den ausgezehrten Körper verfolgen, konzentrieren sich Bulimarektikerinnen häufig beim Essen plötzlich auf den Magen. Vor ihrem geistigen Auge erscheint die Vision des Nahrungsbreis. Die Vorstellung, daß dieser den Magen ausfüllt, ist ihnen unerträglich. Doch die »Augen im Magen« sind nicht immer offen. Geöffnet werden sie meist erst dann, wenn die Kranke mit Schrecken registrieren muß, daß sie wohl schon zuviel gegessen hat. Sie läßt den »Horror-Film« des Tages, die Szenen der Ernährung, vor sich ablaufen. Voller Panik zieht sie die Konsequenz. Dieses Bilanzieren muß die Bulimarektikerin sich schnellstens abgewöhnen, vergessen lernen. Ein Großteil aller Freßattacken resultiert aus diesem Rückerinnern.

Um in der selbständigen Arbeit am Symptom erfolgreich zu sein, muß die Bulimarektikerin lernen, Gegenstrategien zum Erbrechen – und zum zwanghaften Essen – zu entwickeln. Denn ist es erst einmal zu spät, dann sind schnell alle guten Vorsätze vergessen – die Angst/ das Essen muß herausgewürgt werden. So weit darf es gar nicht erst kommen. Zum »Gegengift« des Fressens, zum Erbrechen, gibt es zahlreiche Alternativen, die sie testen sollte: Waldläufe, Radfahren, Gymnastik, Tanz, Schwimmengehen, kalte Duschen – nichts ist banal genug, um die Angst vor dem Zunehmen zu reduzieren und einen Freßanfall mit anschließendem Erbrechen zu verhindern. Schafft sich die Gefährdete durch körperliche Anstrengung Bewegung und Luft, so hat sie Energie verbraucht – eben jene Energie, die sie sich aus Versehen und überflüssigerweise zugeführt hat. Im Idealfall zieht sie einen zusätzlichen Gewinn aus der Bewegung: Sie entwickelt nach und nach wieder ein Gefühl für ihren Körper und die Lust daran, ihren Körper zu spüren.

Wichtig ist aber, daß die Eßgestörte solche Aktivitäten ganz bewußt nur betreibt, um Schlimmeres zu verhindern und/oder weil sie ihr

Spaß machen. Lust am Aktivsein zu entwickeln, ist heilsam und notwendig. Besonders Magersüchtige aber neigen dazu, zwanghaft Sport zu treiben, um die wenige Energie, die sie ihrem Körper zukommen lassen, auch noch möglichst rasch zu verbrennen. Dies macht nicht nur keinen Sinn, sondern ist kontraproduktiv.

Wenig Hilfe bietet nach den Aussagen Betroffener in Momenten, in denen Rückfälle in alte Verhaltensmuster drohen, das sonst so bewährte Mittel, zum Telefonhörer zu greifen und sich »festzuquatschen«. Die Süchtige ist in diesem Zustand innerlich ruhelos, hektisch und nervös. Sie kann sich durch Reden nicht ablenken, sondern muß ihren Angststreß, dick zu werden, abbauen. Das geht meist nur durch körperliche Anstrengung mit Energieverbrauch.

Naschen ist Not-wendig

Durch den Verzicht auf die Symptome, die oberflächliche Loslösung von der Droge Essen, hat sich im psychischen Bereich bei der Süchtigen nichts verändert. Ängste, Zweifel, Unlustgefühle, Probleme und Sorgen sind nach wie vor vorhanden, nur nicht mehr das einstige Ventil, durch das diese Faktoren des Unwohlseins wie Dampf abgelassen werden konnten. Kann die Erkrankte einen Hunger, der nicht aus dem Magen kommt, nun wahrscheinlich besser von einem physischen trennen, kann sie den psychischen Hunger noch längst nicht befriedigen. Das stellt sie vor eine Bewährungsprobe. Um diese zu bestehen, muß jedes Mittel recht sein. Kreisen ihre Gedanken bei der Arbeit, im Haus oder Garten, beim Einkauf und in der Gesellschaft permanent um Küchen- und Kühlschrank, nützt die momentane Beherrschung recht wenig. Unterdrückt sie ihre Bedürfnisse, wird irgendwann die Spannung unerträglich. Daher ist ihr selbst am wenigsten geholfen, wenn sie sich beherrscht. Gesteht sie sich eine Pufferung des Drangs durch Naschen von Kleinigkeiten zu, kann sie in vielen Fällen einen Freßanfall abwenden. Das ist eine Notlösung, aber besser als zügelloses Vollstopfen am Ende eines Tages voll entnervender Enthaltsamkeit und Selbstbeherrschung.

Verführerischer Geschmack

Mögen viele Eselsbrücken Gesunden lächerlich vorkommen, helfen sie doch den Kranken bei der Orientierung. Der nachfolgende Rat basiert auf einer Erfahrung, die auch Menschen mit gesundem Eßverhalten kennen. Ein guter Geschmack nach dem Essen ist verführerisch, steigert das Verlangen nach dem Fortsetzen der Mahlzeit. Für Bulimarektikerinnen ist der Nachgeschmack eine potentielle Rückfallgefahr. Sie sollten sich aus dieser Überlegung heraus angewöhnen, im Anschluß an jede noch so kleinste Nahrungsaufnahme zur Zahnbürste zu greifen oder eine Munddusche zu benutzen. Sie schlagen damit zwei Fliegen mit einer Klappe: Sie nehmen dem Mund den Geschmack des letzten Bissens und tun etwas für ihr meist durch die Magensäure und Mangelernährung stark angegriffenes Gebiß. Ist der Geschmack neutral, ist das Essen faktisch beendet. Mit der Zahnreinigung wird der Schlußstrich unter die Nahrungsaufnahme gezogen. Keine gute Erinnerung kitzelt mehr die Geschmacksnerven und reizt zum Weiteressen.

Fehl am Platz im Notfall: die Moral

Der Drang zu naschen, oder schlimmer, suchtähnlich zu essen, hängt auch bei der symptomfreien Bulimarektikerin weiterhin zu einem großen Teil von der Seelenlage ab. Die »Versuchung« kommt immer wieder und droht sich manchmal erneut zur unbändigen Sucht auszuwachsen. Deshalb ist es für die am Symptom arbeitende Süchtige ungeheuer wichtig, sich von geltenden Moralvorstellungen zu befreien und zu distanzieren. Nichts, was sie vor dem Rückfall in die Freß-Brechorgie schützt, kann unmoralisch sein. Es ist nicht verwerflich, wenn sie in größter Not Unmengen von Nahrungsmitteln vernichtet. Auch wenn zahllose Menschen auf der Erde hungern, so kann ihnen doch gewiß nicht dadurch geholfen werden, daß die Süchtige Hemmungen im Umgang mit Lebensmitteln entwickelt und schließlich wieder dem Freß-Brechzwang erliegt.

In rückfallträchtigen Phasen entwickeln Kranke oft aus einer Frustration oder seelischen Zwangslage heraus Heißhunger auf Bestandteile ganz bestimmter Nahrungsmittel. Das kann die Füllung von Quarktaschen sein oder von Nußhörnchen, Rosinen aus dem Hefekranz oder Zuckerguß von Apfeltaschen. Meist sind es Süßigkeiten, selten Bestandteile von pikanten oder salzigen Nahrungsmitteln. Wenn damit ein Freßanfall verhindert wird, sollte die Bulimarektikerin keine Skrupel haben, sich in solchen Fällen wirklich nur »die Rosinen aus dem Kuchen herauszupicken«. Hilft es ihr, so ist es unwichtig, ob sie nur einen kleinen Teil der Nahrung ißt und der Rest möglicherweise in die Mülltonne wandert oder zu Weckmehl verarbeitet wird. Das merkwürdige Verhalten darf hier nicht verurteilt werden, da es einer Notlage entspringt.

Ebensowenig unmoralisch ist die Linderung des »Mund-Hungers«. In äußerster Bedrängnis spricht nichts dagegen, wenn die Bulimarektikerin die Objekte ihrer Gier nur schmeckt, also wenn sie etwas nur kaut und nicht schluckt, sondern danach ausspuckt. Diese unappetitliche Praktik muß als Notlösung vor einer zu erwartenden Katastrophe ohne Zögern akzeptiert werden und erlaubt sein. Wer die Eßsüchtige dafür verurteilt und ihr schlechtes Gewissen verstärkt, besiegelt ihr Schicksal. Der Rückgriff auf derartige Methoden wirkt oft Wunder in Konfliktsituationen, die durch äußere Umstände oder innere Schwierigkeiten immer wieder auftreten können. Sie lösen Spannungen, ohne den gefürchteten Rückfall einzuleiten. Der Gebrauch dieser »Notlösung« verliert sich mit wachsender Stabilität von selbst wieder. Je weiter sich die Kranke von der Epoche der Freß-Brechorgien zeit- und gefühlsmäßig distanziert, desto unlogischer wird für sie die Problembewältigung mit dem »Finger im Hals«.

Was sich allerdings nie vollständig verliert, sind auftretende Heißhungergefühle in problemgeladenen und kritischen Momenten. Wer einmal eß-brechsüchtig war und gelernt hat, sich Konflikten zu stellen und adäquat auf eigene Wünsche, Gefühle und Bedürfnisse zu reagieren, wird jedoch in Krisensituationen mit großer Wahrscheinlichkeit nicht mehr rückfällig werden. Wenn »es« aber doch passieren sollte, dann wird dieser Rückfall nicht als direkt bedrohlich erlebt, sondern als Warnsignal oder Indikator für eine bedrohliche Situation begriffen. Für jene, die sich als geheilt betrachten, ist die Eß-Brechsucht ein abgeschlossenes Kapitel in ihrem Leben, das sie gelehrt hat, *für* sich statt *gegen* sich kämpfen, sich ernst zu nehmen, statt sich anzupassen. Das Hinunterschlucken, In-sich-Hineinfressen und Herauswürgen entspricht nicht mehr ihrem Handlungsrepertoire und -vokabular, weder im übertragenen noch im konkreten Sinne. Der Weg zu dieser Selbstsicherheit und Stabilität ist allerdings weit und beschwerlich.

Ein mehr oder weniger stark gestörtes Verhalten zum Essen bleibt auch nach therapeutischer, analytischer, hypnotischer oder sonstiger Behandlung oft noch lange Zeit erhalten. Eine Bewußtseinsschulung erleichtert in dieser Zeit bis zu einer tatsächlichen Heilung den Umgang mit dem kritischen Objekt.

Gewissens- und Bewußtseinsschulung

Um zu einer eigenen Philosophie, einer individuell zu entwickelnden neuen Beziehung zum Essen und zu den eigenen Gefühlen zu finden, muß sich die Eß-Brechsüchtige der zentralen Funktion ihrer Ängste bewußt werden. Essen und Angst gehören bei der »hungrigen« Bulimarektikerin als Einheit zusammen. Sie wird von Angst geplagt, wenn sie ißt, und sie ißt, wenn sie von Angst geplagt wird. Diesen Teufelskreis gilt es zu durchbrechen. Ziel ist es, daß die Eßsüchtige lernt, guten Gewissens – also angstfrei – zu essen, um dadurch offen für die Empfindung des Genusses zu werden. Wird das erreicht, stellt sich als Resultat anstelle eines Gefühls des sich Satthabens ein Gefühl des Sattseins ein. Dieses ist angenehm und nicht mehr furchterregend.

Guten Gewissens kann die Bulimarektikerin essen, wenn sie »leer« ist, wenn also die Verdauung funktioniert und sie sich durch Hungergefühle zur Nahrungsaufnahme berechtigt fühlt. Ihre innere Abwehrhaltung gegen das Essen vermindert sich, wenn die Nahrung »wertvoll« ist und zur guten Behandlung verpflichtet. Die Bulimarektikerin ist nicht nur von dem Irrglauben besessen, sich das Recht auf Essen verdienen zu müssen. Sie fühlt sich auch dazu verpflichtet, wertvolle Nahrung angemessen zu behandeln. Sie würde nur in größter Not Lebensmittel wieder erbrechen, die sie als »wertvoll« empfindet. Entschließt sie sich dazu, solche Kost zu sich zu nehmen, sich bewußter und gesünder mit wertvollen Lebensmitteln zu ernähren, versperrt sie sich praktisch durch den eigenen Anspruch den Weg in die Freßorgien.

Wenn sie diesen Anspruch ernst nimmt, wird es ihr auch irgendwann widerstreben, Wertloses zu schlucken, um es anschließend wieder von sich zu geben. Ihre Kehle ist der Gefährdung gegenüber zugeschnürt, von allein und nicht aus einer extremen Kontrolle heraus. Somit tritt an die Stelle der Angst vor dem Essen im allgemeinen ein Widerwille gegen die Nahrung, die zuvor der Sucht geopfert wurde, weil sie nichts taugte. Das Perfektions- und Schachteldenken der Bulimarektikerin begünstigt die Manipulation im Umgang mit Lebensmitteln, die freilich keine unmittelbare therapeutische Wirkung haben kann, wohl aber dazu verhilft, die Angst vor dem abzubauen, was einerseits Droge, andererseits lebensnotwendig und Genußmittel ist. Ziel dieser Manipulation auf Symptomebene ist es, daß Essen und Ernährung wieder etwas Selbstverständliches und Schönes für die Eß-Brechsüchtige wird, an das statt Ängsten und Kampf angenehme Gefühle gekoppelt sind. In der Praxis ist diese Änderung im Empfinden und Denken auf ebenso leichte wie banale Art realisierbar.

Die Bulimarektikerin muß beginnen, die Lebensmittel für ihre speziellen Zwecke zu sortieren und bewußt zu selektieren. Dies hat sie zwar schon früher getan, aber nur, um ihre Sucht zu befriedigen. Wenn sie jetzt zu selektieren beginnt, dann um sich selbst etwas Gutes zu tun. Bestimmte Lebensmittel müssen selbstverständlich und automatisch bestimmte Assoziationen in ihr wecken. Die eine Hälfte der Nahrung ist gut, wertvoll, gesund und macht leicht. Die andere ist wertlos, überflüssig und ungesund und macht dadurch dick. Welche Lebensmittel von ihr mit welchen Attributen oder Eigenschaften bedacht werden, liegt in ihrer freien Wahl. Es gibt Dinge, auf die sie nicht verzichten kann oder möchte. Andere Stoffe sind aus ihrer subjektiven Sicht nur dazu angetan, sie zu gefährden. Deshalb müssen sie auf ihre negativen Gehalte hin genauestens untersucht werden. Als Anhaltspunkte können hierbei in erster Linie folgende Kriterien dienen: die Zusammensetzung der Nahrungsmittel, ihre Belastung durch Umweltgifte und – das ist das entscheidende – die Fähigkeit, für das Wohlbefinden zu sorgen. Das bedeutet: Wertvoll ist all das, was Genuß vermittelt, die Verdauung nicht negativ beeinflußt, für den Körper lebensnotwendige Inhalte bereithält und relativ natürlich erzeugt wurde.

Mit »Wertvollem« kann sich die Bulimarektikerin ein gutes Gewissen, Sättigung und Befriedigung verschaffen. Im Umdenkprozeß und in der Entwicklung der individuellen Philosophie muß sie nicht allein lernen, bewußt zu essen, sondern auch bewußt einzukaufen, bewußt zu genießen und bewußt die genossenen Lebensmittel zu vertragen. Da die allermeisten Eß-Brechsüchtigen Spezialistinnen in Sachen Ernährung sind, wird es ihnen nicht schwerfallen, ihre eigenen Kriterien zu entwickeln für das, was sie positiv, und das, was sie negativ beurteilen.

Die Einstufung des jeweiligen Lebensmittels nach seiner Wertigkeit kann dazu beitragen, das gute Gewissen und Wohlgefühl der Kranken zu stärken. Nach der Aschenputtelmethode läßt sich leicht Wertloses und Wertvolles unterscheiden. Beispielsweise sollten als wertlos alle Nahrungsmittel gemieden werden, die künstlich haltbar gemacht sind. Dazu gehören Lebensmittel wie Joghurt, Salate oder Brot, die mit Hilfe von Sorbin-, Propion- oder Benzoesäure konserviert wurden, aber auch Obst-, Gemüse- und Fleischkonserven. Frische Kost ist Dosenprodukten vorzuziehen. Alles, was in Folien eingeschweißt und unter der Haube aus Klarsichtfolie angeboten wird, sollte zugunsten offener Ware abgelehnt werden, auch aus Gründen des Umweltschutzes. Das Verpackungsmaterial Plastik enthält schädliche Weichmacher. Ewige Frische wird meist auf Kosten des Nährwertgehaltes erreicht. Generell sollten Lebensmittel so natürlich und naturbelassen wie möglich sein.

Falsch sind auch alle Ambitionen, durch Süßstoffe oder verminderten Fettgehalt Kalorien einzusparen. Eingespart wird dadurch hauptsächlich Genuß. Ein Joghurt mit dreieinhalb Prozent Fett schmeckt intensiver und befriedigt mehr als eines, das süßstoffgesüßt, kalorien- und fettarm ist. Darüber handelt man sich durch Süßstoff möglicherweise erst richtig den Hunger auf Süßes ein (s.a. »Die ›leichte‹ Verführung«).

Unter dem Strich muß eine Bulimarektikerin vor »Dickmachern« weniger Angst haben als vor Genußtötern. Denn Nahrung, die vordergründig das gute Gewissen garantiert, weil sie nicht dick macht, verursacht einen unbewußten Mangel an Sättigung. Andere Menschen – so denkt die Asketin – müssen nicht zum Ersatz greifen, sondern dürfen sich mehr Genuß gönnen. Es ist der Neid, der dick macht. Nahrung, die in Mengen genossen Schlankheit garantiert, ist meist unbefriedigend im Geschmack. Sie verursacht hauptsächlich Völle-, nicht aber Sättigungsgefühle. Die mangelnde Befriedigung wird mit dem Gefühl der Ungerechtigkeit ausgefüllt, etwa unter dem Motto »Warum muß ich mich zurückhalten, wenn andere schlemmen?« Wo aber nicht auf Geschmack verzichtet wird, ist das Erlebnis von sich aus größer. Die Zurückhaltung wird durch das Auskosten eines wirklichen Genusses nicht als Verzicht empfunden.

Jegliche Lebensmittel und Substanzen, die nur im mindesten Gefühle des Verzichts und damit der Ungerechtigkeit heraufbeschwören könnten, müssen aus der Küche der Bulimarektikerin verschwinden. Dazu gehören Süßstoff, Süßstoff-Sprudel, Diät-Margarine, Diät-Konfitüre, Magerjoghurt, Halbfettkäse, Schlankheitssüppchen, Diät-Breis, kalorienreduzierte Menüs und Fertiggerichte, Knäckebrot, Light-Produkte und anderes mehr, das wenig schmeckt und »viel schlankmacht«. Die Folge einer solchen Säuberungsaktion ist am verblüffendsten für die Betreffende selbst: Da sie sich jetzt genauer mit den »normalen« Lebensmitteln auseinandersetzen muß, dabei aber »auf ihre Kosten kommt«, nimmt sie eher ab als zu. Je mehr sie die Askese bei der ihr wichtigsten Handlung des Essens vermeidet, desto ehrlicher kann sie nach den Mahlzeiten sagen: »Ich fühle mich wohl.«

Weil sie sich jahrelang mangel- und fehlerhaft ernährt hat, muß die Bulimarektikerin unbedingt bei der Ernährung neben dem Geschmack besonderen Wert auf den Gehalt an Nährstoffen legen. Innerhalb etlicher Monate oder eines Jahres kann ein Körper unter Umständen ohne medikamentöse Hilfe durch entsprechende Kost Mangelerscheinungen ausgleichen. In jedem Fall ist der Versuch, erst einmal durch gesündere Ernährung die Mängel auszugleichen, Medikamenten und Spritzen vorzuziehen. Nur in Notfällen sollten Vitamine, Mineralstoffe und Spurenelemente künstlich zugeführt werden.

Um zielgerichtet an der eigenen Gesundheit arbeiten zu können, muß die Bulimarektikerin ihr ernährungskundliches Wissen vertiefen, denn bisher waren ihre Kenntnisse auf diesem Sektor durch das Interesse am Kaloriengehalt einseitig gefärbt. Da sie noch lange Zeit an der Furcht leiden wird, durch eine Änderung ihres Eßverhaltens dick zu werden, muß ihre Einsicht zur Umstellung ihrer Ernährungsgewohnheiten durch den Appell an ihr Gewissen gefördert werden. Es gibt für viele Nahrungsmittel höherwertige Alternativen.

Zufrieden, also satt und nicht ihrer selbst überdrüssig, ist die Bulimarektikerin zum einen, wenn sie weiß, daß ihr Essen gesund und ihrem Körper zuträglich ist. Zum anderen wird sie befriedigt und satt, wenn sie das zu sich nimmt, worauf sie Appetit und wovor sie keine Angst hat. Problematisch ist, daß sie grundsätzlich vor allen Lebensmitteln Angst hat, da ja Essen für sie gleichbedeutend mit Dickwerden ist. Vor einigen ihr unbekannten Lebensmitteln ist diese Furcht ausgeprägter, denn sie weiß nicht, wie ihr Körper sie verträgt. Deshalb sollte sie sich langsam und behutsam an all jene Stoffe herantasten, die ihr fremd sind, dadurch Furcht einflößen und rückfallauslösend wirken könnten. Vorsichtig und häppchenweise muß sie »das Unbekannte« testen und dabei die Auswirkungen auf den eigenen Körper beobachten. Wenn etwa bestimmte Gemüsesorten bei ihr zu Blähungen (= Unlustgefühle) führen, dann sollte sie diese dennoch nicht gleich und grundsätzlich von ihrem Speisezettel verbannen. Mit vorsichtigem Experimentieren kann sie den Versuch der Angewöhnung derartiger »Feinde« wagen. Wenn sie die gefürchtete Kost erstmals abends probiert, kann sie sich selbst austricksen. Sie wird dann Unverträglichkeits- und Unlustgefühle, die vielleicht auftreten, wortwörtlich verschlafen.

Es gibt diverse Möglichkeiten, die Akzeptanz gewisser komplizierter und komplikationsträchtiger Genuß- und Nahrungsmittel zu vergrößern. Auf medikamentöse Hilfsmittel sollte allenfalls in der Übergangszeit zur Normalität zurückgegriffen werden. Besser sind natürliche und harmlose Verdauungshelfer. Von Natur aus günstig wirken Essigwasser, Kefir, Molke, Äpfel, rohes Sauerkraut oder Ananas. Wirksamer sind künstlich zugeführte Enzyme, die nicht abführend, sondern entblähend wirken. Sie unterstützen, in Tabletten- oder Drageeform eingenommen, auf relativ natürliche Weise die Arbeit der Verdauungsorgane und verringern mit der Ausschaltung des lästigen Völlegefühls durch Blähungen und Verdauungsschwäche die Rückfallgefahr. Besonders große Mengen an natürlichen Enzymen enthält auch frische Ananas.

Das Wohl- oder Unwohlbefinden der Bulimarektikerin hängt direkt und fast ausschließlich vom Essen und der Ernährung ab. Daher ist für die Kranke die Vertiefung ihres Grundwissens über diese Materie unerläßlich.

Grundlagen der Ernährung

Natürlich muß sich die Therapie unter ärztlicher oder psychotherapeutischer Anleitung schwerpunktmäßig auf die Arbeit an der Psyche der Erkrankten konzentrieren. Unterstützend oder – bei der Eigenhilfe – als Basis für ein weitgehend symptomfreies Leben wirkt aber unbedingt eine Manipulation am (süchtigen) Essen und den Ernährungsgewohnheiten. Um Eßattacken bestmöglich vorzubeugen, ist, wie bereits erwähnt, das wertende Denken von Vorteil. Das bewußte Kategorisieren von Lebensmitteln kann daher sehr hilfreich sein.

Da die Akzeptanz, Nahrung aufzunehmen und in sich zu behalten, um so größer ist, je besser das Gewissen und je höher der Genußgrad sind, können Angenehmes, Nützliches und Notwendigkeit beim Essen miteinander verbunden werden. Denn letztendlich ergibt sich ja auch die Notwendigkeit, mit dem genußvollen Essen nicht nur Sättigung, sondern auch die optimale Versorgung des Organismus mit Nährstoffen zu erreichen. Anders ausgedrückt muß die Kost so ausgewogen sein, daß auf künstliche Zufuhr von Vitaminen, Mineralien, Spurenelementen und Aufbaustoffen aller Art verzichtet werden kann.

Viele Bulimarektikerinnen der praktizierenden Phase belasten ihren Körper durch extreme Eßgewohnheiten: Entweder frönen sie dem Rhythmus des Fressens/Erbrechen, oder sie üben strengste Selbstbeherrschung, die nicht selten akute Mangelerscheinungen auslöst. Da sich die Eßsüchtige naturgemäß und suchtbedingt stark mit allem beschäftigt, was mit Essen und Ernährung zusammenhängt, läßt sich leicht ihr Interesse dafür wecken, eigene Beschwerden zu analysieren und aus ihnen Rückschlüsse auf die Fehler in der Ernährung zu ziehen.

Die verschiedenartigsten Unwohlseinsgefühle können als Alarmsignal des Körpers auf akute Mangelsituationen hinweisen. Vitaminmangelerscheinungen (Hypovitaminosen) beeinträchtigen das Wohlbefinden zum Teil erheblich. Müdigkeit, Antriebslosigkeit, Kopfschmerzen, zeitweilige Schwächezustände und Lustlosigkeit sind typische Symptome. Vitamine, Mineralstoffe und Spurenelemente gehören wie Eiweiß zu den essentiellen Baustoffen, die der menschliche Organismus benötigt. Wird er unzureichend mit ihnen versorgt, kann dies zu ernsthaften Störungen und Folgeschäden führen.

a) Vitamine

Man unterscheidet bei den Vitaminen die fettlöslichen (A, D_2, D_3, E, K) und die wasserlöslichen (C, B_1, B_2, B_6, B_{12}). In Tabelle 1 sind die Vorkommen der einzelnen Vitamine in verschiedenen Nahrungsmitteln und die Mangelerscheinungen angegeben, die ihr Fehlen im Organismus des Menschen verursacht. In Klammern steht die Menge, die ein gesunder Organismus im Durchschnitt pro Tag vom entsprechenden Vitamin benötigt. Dabei muß in jedem Fall berücksichtigt werden, daß der Bedarf individuell schwankt und in Zeiten besonderer Belastung (Schwangerschaft, Stillzeit, Wachstum, Leistungssport etc.) erhöht ist.

In der Annäherung an eine vollwertige, ausgeglichene Kost kann diese Tabelle nur Orientierungshilfen geben. Unzählige Faktoren bleiben unberücksichtigt, nimmt man sie zur alleinigen Richtlinie für die Ernährung. So ist beispielsweise belegt, daß Streß den Bedarf an Vitamin A steigert. Wird viel Alkohol oder Süßes genossen, muß auch die Zufuhr von Vitamin B_1 erhöht werden. Da Vitamin A zu den fettlöslichen Vitaminen zählt, muß gleichzeitig Fett zugeführt werden, damit es vom Körper resorbiert werden kann.

Kaum zu ermitteln ist auch der tatsächliche Vitamingehalt vieler Nahrungsmittel. Infolge moderner landwirtschaftlicher Anbaumethoden, langer Zwischenlagerungszeiten, vorzeitiger Ernte und Hochzüchtung einzelner Sorten zum Teil in Monokulturen und Gewächshäusern wird der Vitamingehalt bei Obst und Gemüse negativ beeinflußt. Darüber hinaus werden Vitamine vom Verbraucher

Tabelle 1 – Vitamine

Vitamin	Vorkommen in	Mangelsymptome
A (1,5 mg)	Butter, Margarine, Milch- und Milchprodukte, Käse, Eier Fisch, Innereien (Leber) als Beta-Carotin in: Kresse, Feldsalat, Löwenzahn, Spinat, Mangold, Sauerampfer; Brokkoli; Kürbis; Möhren; Zwiebelfenchel; Grünkohl Aprikosen; Hagebutten; Sanddorn	Sehstörungen (Nachtblindheit), Verhornung der Bindehaut
B-Komplex	Milch- und Milchprodukte, Trinkmolke, Eigelb Fleisch (Schwein), Schinken, Innereien Weizen- und Roggen-Vollkornprodukte, Weizenkleie, Weizenkeime, Haferflocken, Hefeflocken Nüsse (besonders Paranuß, Pistazien), süße Mandeln Kresse, Salate, Spinat, Mangold, Sauerampfer; Brokkoli; Eßkastanie; Kohlrabi; Spargel; Zwiebelfenchel Bananen; Pflaumen, Pfirsiche; Erdbeeren; Holunderbeeren Hülsenfrüchte; Reis; Kartoffeln Bierhefe, Bäckerhefe	Wadenkrämpfe, Magen- und Darmstörungen, »Beri-Beri«; Psychische Störungen (Ängste, Depressionen, Apathie, Konzentrationsschwierigkeiten, Gedächtnisschwäche), Nervenstörungen Veränderung der Haut, Neigung zu Entzündungen (Schleimhaut, Haut, Bindehaut, Nerven; eingerissene Mundwinkel, Brennen auf der Zunge, spröde Lippen, lichtempfindliche, tränende und brennende Augen) Vitaminmangel; Blutarmut Verstopfung, Durchfall, Erbrechen
C (75 mg)	Nüsse (Haselnuß, Walnuß, Pistazie) Kresse, Salate, Spinat, Mangold, Sauerampfer; Brokkoli; Tomaten, Paprika, Eßkastanie; Radieschen, Rettich, Steckrübe, Kohlrabi, Möhren;	Infektionsanfälligkeit; Zahnfleischbluten; Müdigkeit; Abwehrschwäche; Skorbut

Vitamin	Vorkommen in	Mangelsymptome
C (Forts.)	Zwiebel, Zwiebelfenchel; rohes Sauerkraut, Weiß-, Rot-, Grün-, Rosen-, China-, Blumenkohl, Wirsing Zitrusfrüchte; Stachelbeeren, rote/schwarze Johannisbeeren, Weintrauben, Heidelbeeren, Melonen, Bananen, Datteln, Kiwis; tropische Früchte; Kirschen; Erdbeeren, Himbeeren, Brombeeren; Sanddorn Kartoffeln	
D (Kinder: 0,01 mg)	Milch und Milchprodukte, Eier Fisch Fette und Öle	Rachitis, Wachstums- und Knochenstörungen
E (10–20 mg)	Eigelb Vollkornprodukte, Getreideflocken Nüsse Fette und Öle	?
K	Fette und Öle	Blutungen der Haut und der Organe

durch falsche Lagerung, durch langes Kochen oder unsachgemäße Zubereitung zerstört.

Einige Grundregeln helfen, den Vitamingehalt nicht zusätzlich zu mindern: Nie sollten Salate im stehenden Wasser gewaschen oder darin liegengelassen werden. Obst und Gemüse müssen unter fließendem, warmem Wasser gründlich und mehrmals (wegen diverser Rückstände) abgewaschen oder abgebürstet werden. Unmittelbar nach der Säuberung sollten diese Lebensmittel zubereitet und verzehrt werden. Frisches sollte nie »vorbereitet« bis zur Mahlzeit im

Kühlschrank aufbewahrt werden. Gemüse dünstet man am besten im Schnellkochtopf oder mit sehr wenig Wasser. Aufgesetzt werden sollte es nicht mit kaltem, sondern bereits kochendem Wasser. Werden Wurzelgemüse oder Kartoffeln gekocht, dann immer mit der Schale bzw. nur gewaschen, aber ungeputzt. Wer auf gekochte Gemüse nicht verzichten mag, sollte sich an eine Minimalregel halten: kurz kochen mit wenig Wasser und so selten wie möglich Gar- statt Rohkost. Beim Kochen und Erhitzen gehört unbedingt ein Deckel auf den Topf. Langes Warmhalten, stundenlanges Weichkochen und wiederholtes Erhitzen oder Aufkochen sind zu vermeiden. So schonend die Zubereitung auch erfolgen mag, Rohkost enthält doch immer noch die meisten Vitamine und Mineralstoffe.

b) Mineralien und Spurenelemente

Neben der ausreichenden Vitaminzufuhr ist auch die Versorgung des Körpers mit Mineralien und Spurenelementen lebensnotwendig. Mineralstoffe sind unerläßliche Bausteine des menschlichen Organismus. Sie müssen tagtäglich neu zugeführt werden, da der Körper sie zum Teil mit Harn und Kot ausscheidet. Mineralstoffe und Spurenelemente erfüllen im Organismus Aufgaben vielfältiger Natur. So sind sie beispielsweise zur Aufrechterhaltung der Elektroneutralität und eines normalen osmotischen Druckes unabdingbar. Sie werden zum Enzym- und Aufbau organischer Strukturen benötigt und sind für Knochen, Zähne und ein funktionierendes Nervensystem unentbehrlich. Sie fungieren als Bausteinchen von Enzymen, Hormonen und Vitaminen. Zu den wichtigsten Mineralien, die der menschliche Organismus benötigt, zählen Calcium, Kalium, Phosphor, Magnesium, Natrium und Chlor. Unentbehrliche Spurenelemente sind Eisen, Zink, Kupfer, Mangan, Jod, Kobalt, Molybdän. Tabelle 2 gibt Auskunft über die natürlichen Vorkommen der einzelnen Mineralstoffe und Spurenelemente in unserer Nahrung, über den durchschnittlichen Tagesmindestbedarf (in Klammern) und die Folgen eines jeweiligen Mangels.

Wie auch bei den Vitaminen wirkt sich das Kochen von Gemüsen ungünstig auf den Mineralstoffgehalt aus. Werden Gemüse im eigenen Saft gedünstet statt in Wasser gekocht, gehen die wasserlöslichen Mineralstoffe hingegen nicht verloren. Auch hier ist der Rohkost und dem frischen Obst in jedem Fall der Vorzug zu geben.

Tabelle 2 – Mineralstoffe und Spurenelemente

Element	Mangelsymptome	Vorkommen
Kalium (2 g)	Muskelfunktionsstörungen	Milch und Milcherzeugnisse, Obst, Gemüse, Hülsenfrüchte, Kartoffeln, Vollkorn- und Vollkornprodukte, Pilze
Natrium (mind. 1 g)	Kreislaufstörungen, Erkrankungen der Niere	Milch- und Milcherzeugnisse, Kochsalz
Chlorid (1–2 g)	Nierenversagen	Kochsalz
Calcium (400–500 mg)	Knochenbau, Störungen im Nervensystem	Milch und Milcherzeugnisse, Sauermilchprodukte, Nüsse und Mandeln, Käse, Hefe
Magnesium (400 mg)	Störungen des Stoffwechsels und im Nervensystem, nervöse Depressionen	Leinsamen, Saaten und Samen, Nüsse, Weizenkeime, Weizenkleie, Getreide, Hülsenfrüchte, Milchpulver
Phosphor (700–800 mg)	Störungen in der Knochenbildung	Milch und Milcherzeugnisse, Sauermilchprodukte, Käse, Nüsse und Mandeln, Getreide und Getreideprodukte, Weizenkeime, Vollkornbrot, Fisch, Fleisch, Geflügel, Pilze
Eisen (12 mg)	Anämie, Störungen bei der Blutbildung und im Stoffwechsel sowie bei der Sauerstoffversorgung der Organe	Spinat, rote Beete, Roh-, Vollmilch, Sahne, Kondensmilch, Getreide und Getreideprodukte, Vollkornbrot, Nüsse und Mandeln
Jod (10 mg)	Funktionsstörungen der Schilddrüse	Fisch

außerdem:
Kupfer (2 mg), Kobalt (2 mg), Chrom, Mangan, Molybdän, Zink, Silicium, Schwefel u. a.
Mineralstoffe und Spurenelemente sind auch enthalten in: Mineralwasser, Bier, Wein, Kaffee etc.

c) Eiweiß

Während Fett und Kohlenhydrate ohne sonderliche Anstrengung ohnehin beim Essen meist in ausreichender Menge aufgenommen werden, ist dies beim wichtigsten Aufbaustoff des Körpers, dem Eiweiß, keine unbedingte Selbstverständlichkeit. Der menschliche Organismus muß laufend mit Eiweiß versorgt werden, da er dieses nicht speichern kann. Es ist ein hervorragender Energielieferant zur Wärmeerzeugung im Körper. Eiweißmangel beeinträchtigt die physische wie auch die psychische Leistungsfähigkeit. Alle Vorgänge des Stoffwechsels in den Zellen des Organismus sind mit Eiweiß-umsetzungen und -verlusten verbunden. Es ist nicht nur sinnvoll, sondern absolut notwendig, neben den Aspekten des Vitamin-, Mineralstoff- und Spurenelementegehaltes einzelner Nahrungsmittel auch auf ihren Eiweißgehalt zu achten. Hochwertiges Eiweiß ist nicht allein in magerem Fleisch, Fisch und Innereien enthalten; fleischlose Kost muß nicht zwingend, wie oft von Medizinern behauptet wird, zu Eiweißmangel führen. Wegen der hohen Rückstände und Gehalte an Schwermetallen, Nitrit, Chemikalien, chlororganischen Verbindungen und anderen Schadstoffen in den tierischen Produkten empfiehlt es sich sogar, Alternativen in Milchprodukten, aber auch in Getreide, Kartoffeln, Soja, Nüssen, Hefe und Hülsenfrüchten zu suchen.

d) Unerwünschtes Zubrot

Bei alledem ist es heute wichtiger denn je, nicht nur auf die eigentlich selbstverständlichen Lebensmittel-Inhalte zu achten. Im ausgehenden 20. Jahrhundert entspricht der Begriff des Lebensmittels nicht mehr seiner ursprünglichen Bedeutung als »Lebens-Mittel«. Die Stoffe, die dem Körper zugeführt werden, sind ihm durch den Einfluß der Schadstoffbelastung aus der Umwelt und die unzähligen in ihnen enthaltenen Gifte und künstlichen Zusätze nicht mehr uneingeschränkt zuträglich. Mit jedem Bissen erhält der Körper neben den lebensnotwendigen Inhalten auch noch sein unerwünschtes Zubrot. Cadmium, Nitrat, Quecksilber, Antibiotika, Pestizide, Östrogene, Konservierungsstoffe, Weichmacher, Aflatoxine und vieles mehr.
Bei der Untersuchung der Eß- und Genießbarkeit der Nahrungsmittel, die dem Menschen heute zur Stillung seines Hungers und zur

Erreichung eines befriedigenden Genusses zur Verfügung stehen, ergibt sich ein unerfreuliches Bild. Die meisten derjenigen Nahrungsmittel, die sich als wertvoll wegen ihres hohen Vitamin-, Eiweiß-, Mineralstoff- und Spurenelementegehaltes einstufen lassen, sind auch auf anderer Ebene höchst gehaltvoll. Oft sind diejenigen Lebensmittel, die am meisten schadstoff-, rückstands- und hormonbelastet sind, auch dieselben, die von Natur aus die optimale Versorgung des menschlichen Organismus gewährleisten würden. Da aber auf die essentiellen Inhalte nicht verzichtet werden kann, bleibt nichts übrig als die Beurteilung der einzelnen Nährstofflieferanten nach dem Gesetz der Relativität. Die alltägliche Ernährung sollte nach strengen Kriterien geprüft werden. Es ist abzuwägen, ob Nachteile oder Vorteile überwiegen, und gegebenenfalls muß nach einigermaßen adäquaten Alternativen gesucht werden. Es gibt mittlerweile genügend einschlägige Fachliteratur, die sich mit der Problematik der Gifte in der Nahrung auseinandersetzt und wertvolle Anhaltspunkte zur Änderung der Ernährungsgewohnheiten vermittelt. Unter dem Aspekt, daß es kaum noch völlig unbelastete und naturbelassene Produkte ohne das unerwünschte Zubrot der Dünge-, Spritzmittel- und chemischen Rückstände gibt, müssen die Hauptnahrungsmittel nach den Kriterien ihrer Zuträglichkeit oder Bedenklichkeit überprüft werden.

Inwieweit stark belastete Nahrungsmittel gänzlich vom Speisezettel gestrichen werden sollten, hängt von den individuellen Gewohnheiten ab, etwa dem Hang zur Einseitigkeit in der Ernährung. Eine relativ ausgewogene und vielseitige Kost ist in jedem Falle günstiger als eine einseitige Ernährung, in der eine Gruppe von Lebensmitteln besonders stark, eine andere hingegen überhaupt nicht vertreten ist. Generell gibt es für die tägliche Nahrungsaufnahme einige Grundregeln:

- Innereien, Gepökeltes und Räucherware, insbesondere in Verbindung mit Käse und Bier, grundsätzlich meiden
- Blattsalate, Spinat und gekräuselte Salat- und Gemüsesorten meiden
- Alkohol nur mäßig genießen, harte Spirituosen gänzlich meiden
- Eier-Verzehr reduzieren
- Pilzverzehr einschränken

- Nuß- und Mandelverzehr einschränken
- wenn überhaupt Fleisch, dann Lamm-, Hammel- und Rindfleisch dem von Schwein und Kalb vorziehen
- frische Voll- und Vorzugsmilch der H-Milch vorziehen
- Rohkost anstelle von gekochtem, gegartem, gedünstetem Gemüse, Konservenkost und Fertigsalaten
- frisches Obst (möglichst aus der Region) statt Kompott, Marmelade, Fruchtsalat, Pudding, Obstkuchen
- Reis und Kartoffeln anstelle von Nudeln, Pommes frites und Kartoffelsalat als Beilagen wählen
- als Vorspeisen besser frischgepreßte Obst- und Gemüsesäfte als Suppen oder Aperitife
- Zucker statt Süßstoff, Honig statt Zucker (wenn möglich)
- Salzkonsum einschränken, Gewürze lieber frisch als getrocknet verwenden (Bestrahlung!)
- statt Chips, Schokolade und Nüssen lieber Sonnenblumenkerne oder Kürbiskerne knabbern
- Vollkornbrote und frische Bäckerware statt Weißbrot, Knäcke, Toast, Vakuum- und Schnittbrotware, Kuchen, Torten und Gebäck
- Getreidekaffee statt Bohnenkaffee
- wenn schon Kaffee, dann reizstoffarmen Kaffee vorziehen
- aromatisierte Tees meiden
- trockene anstelle von süßen Weinen
- alkoholarme Fruchtmoste (Apfelmost, Birnenmost) anstelle von Wein
- obergärige Biere dunklen Export-, Stark- oder Rauchbieren vorziehen
- Mineralwasser anstelle von Trinkwasser (außer zum Kochen)
- Fettzufuhr einschränken, Sauer- statt Süßrahmbutter oder Margarine
- Käse vom Stück kaufen, nicht fertig abgepackt
- Schmelzkäse meiden
- Beim Einkauf immer auf folgende Punkte achten:
  1. Verpackung (kein PVC oder Blech, lieber Glas, Papier oder Netze)
  2. Inhaltsstoffe (keine künstlichen Aromen, Farbstoffe)
  3. Haltbarkeit (keine Konservierungsstoffe)

4. Aussehen (keine perfekt schönen oder übergroßen Lebensmittel kaufen; nach Naturbelassenheit und Natürlichkeit aussuchen)
5. keine Lebensmittel mit unbekannten oder schlecht erklärten Inhaltsstoffen; Lebensmittel aus der Region solchen aus dem Ausland vorziehen
6. Fertigprodukte, Dauerware, Dosenkost meiden.

Diese sehr knappen und nicht vollständigen Tips zur Auseinandersetzung mit den Ernährungsgewohnheiten sollen nur einer ersten Orientierung dienen. Das Wissen über die Zuträglichkeit und Belastung der Nahrung für den menschlichen Körper kann durch entsprechende Literatur vertieft werden. Speziell für die Bulimarektikerin ist es sehr wichtig, die Aspekte Schmackhaftigkeit und Genuß bei der Beurteilung von Nahrungsmitteln mit einzubeziehen, da bei ihr das Kriterium »gesund« allein keine Rückfallfreiheit garantieren kann. Sättigung kann sie nur erreichen, wenn die Ernährung für sie zu einer befriedigenden Einheit aus Genuß, Geschmack, Gesundheit und Bekömmlichkeit wird. Bei ihr ißt neben dem Auge und der Zunge auch der Kopf mit, und daher müssen für sie mehr Kriterien als die des Geschmacks und der Gesundheit der Nahrung gelten. Für sie beginnt das Essen mit der Verdauung – die Leere vermittelt ihr das Recht auf Essen. Dieses Essen wird zum Ritual. Der Nährstoffgehalt und die Schadstoffarmut müssen ebenso harmonieren wie innere Stimmung und äußere Umstände. Die Situation, in der sie ißt, beeinflußt unter Umständen den Verträglichkeitsgrad und den Lustgewinn durch das Essen. Sie wird lieber gar nicht als genußlos essen. Von großer Bedeutung ist daher auch die Atmosphäre, die sie sich schafft, denn erst, wenn sich die Aspekte des Lebensnotwendigen und Gesunden mit denen des Sinnlichen und Lustvollen verbinden, führt Essen zu ganzheitlicher Befriedigung.

Der Gedanke der Ganzheitlichkeit ist für breitere Bevölkerungsschichten erst vor wenigen Jahren entdeckt worden. Und erst mit dem Trend zu einem größeren Gesundheitsbewußtsein sind früher als sektiererisch belächelte Ernährungsformen wie Vollwertkost oder Vegetarismus als Teil eines gesundheitsorientierten und umweltverträglichen Lebenskonzeptes gesellschaftsfähig geworden. Was Lebensmittel sind, wie Nahrung und Ernährung auf den menschlichen Organismus und auf den Menschen selbst wirken, damit befassen sich schon seit Jahrzehnten Anhänger der Anthroposophie, wenig beachtet und intensiv. Für viele Bulimarektikerinnen dürfte vor diesem Hintergrund auch die Auseinandersetzung mit ernährungskundlichen Aspekten aus anthroposophischer Sicht interessant sein.

DR. MED. UDO RENZENBRINK
vom Arbeitskreis für Ernährungsforschung, Bad Liebenzell-Unterlengenhardt

Zeitgemäße Ernährung aus anthroposophischer Sicht

Die Sucht erweist sich immer als ein vielschichtiges Geschehen, an dem der ganze Mensch in seinem Zusammenhang von Leib, Seele und Geist beteiligt ist. Welche Rolle spielt dabei die Ernährung? Zwar wendet sie sich nur an den Leib, doch kann durch sie der Boden bereitet werden, auf dem sich das Seelisch-Geistige zu entfalten vermag. – Ein Beispiel:
Ich hielt in einer Berliner Schule einen Vortrag über das Thema »Ernährung und geistig-seelische Entwicklung«. Kurz vor Beginn betrat eine Gruppe von Jugendlichen den Raum. Die jungen Menschen unterschieden sich merklich von den anderen Zuhörern, meist Schülereltern. Während meines Vortrages fiel mir auf, wie intensiv sie zuhörten. Als ich später mit ihnen ins Gespräch kam, erfuhr ich, daß sie einer Selbsthilfegruppe von Rauschgiftsüchtigen angehörten. Die meisten von ihnen hatten es schon geschafft und waren frei von der Droge. Sie erklärten, eine wesentliche Hilfe sei ihnen die gemeinsame Zubereitung und der gemeinsame Verzehr von Vollkornbreispeisen gewesen. Sie spürten, daß sie dadurch eine sichere Grundlage gewonnen hatten, auf der sie aufbauen konnten.
Wie aber wirkt nun der Verzehr von bestimmten Speisen auf den Menschen? Nach der anthroposophischen Geisteswissenschaft Rudolf Steiners sind die menschlichen Stoffwechselprozesse nicht nur ein leiblich-organischer Vorgang, sondern auch Seele und Geist mit einbezogen, tief unter der Schwelle des Bewußtseins. Stoffwechsel

aber bedeutet Dynamik, ständigen Austausch der Substanzen in den Geweben, im Blut und in den Nerven. Bei einer vorwiegend raffinierten Kost mit Weißmehlprodukten und weißem Industriezucker tritt nun eine Erschlaffung dieser Prozesse ein, und damit erlahmt auch im Stoffwechselbereich die Aktivität des seelisch-geistigen Menschenwesens. Der Mensch stellt sich auf eine solche Kost nach einiger Zeit ein. Es verlangt ihn nach dem raffinierten Produkt, das nur eine geringe Aktivität erfordert bei seinem Umsatz in körpereigenes Kräftepotential. Weißer Zucker beispielsweise strömt ohne weiteres direkt ins Blut und ist damit mühelos verfügbar. So entsteht das Phänomen der Sucht nach raffiniertem Zucker wie nach einer Droge, die ja ebenfalls ohne Aktivität ihre Wirkung entfaltet.

Anders beim Vollkornprodukt. Hier muß bei der Verdauung Arbeit geleistet werden; schon beim Kauen, mehr noch beim Abbau des Kohlenhydrates, das ja im natürlichen Verband erscheint, nämlich mit einer Fülle wichtiger Begleitstoffe. Wenn dann der Zucker aus ihm gebildet wird und ins Blut einströmt, sind bei diesen Vorgängen Aktivitäten aufgerufen, die den ganzen Menschen angehen. Das heißt aber: Das Ich des Menschen ist im Leibe anwesend und kann einer Sucht besser Herr werden.

Was speziell für den Zucker ausgeführt wurde, gilt für die gesamte denaturierte Zivilisationskost im Vergleich mit einer vollwertigen Nahrung. Und es ist bedeutungsvoll nicht nur für die ausgesprochenen Suchtkrankheiten. Viele Menschen sind heute in mancher Beziehung süchtig, ohne es zu wissen. Daher hat die vollwertige Nahrung eine umfassende Aufgabe.

Was aber ist unter »Vollwertkost« zu verstehen? Wichtigste Voraussetzung für den »vollen Wert« – die gute Qualität – ist der Anbau der Produkte, das heißt:

– biologisch-dynamische Weise mit besonderer Kompostierung
– Vermeidung mineralischer Dünger und giftiger Unkraut- und Schädlingsbekämpfungsmittel
– sorgfältige Verarbeitung der Erzeugnisse, also Meidung aller chemischen Stoffe (Backhilfsmittel, künstliche Aromen, Farbstoffe und anderes mehr, das aus der Retorte kommt).

Die in einem hochwertigen Nahrungsprodukt veranlagte Dynamik des Lebendigen aktiviert im menschlichen Organismus die vitalen Prozesse besonders intensiv. Das ist von großem Wert für Verhütung der zahlreichen Zivilisationskrankheiten, aber auch für den ganzen Menschen in seinem Zusammenhang von Geist, Seele und Leib. Denn nur ein dynamischer Organismus stellt ein taugliches Instrument dar für Geist und Seele.

Nun ist es allerdings nicht damit getan, hie und da einmal vollwertige Nahrungsmittel einzusetzen. Vielmehr müssen solche Nahrungsmittel zu einem Gesamtplan der Ernährung zusammengestellt werden, in dem die einzelnen Teile zueinander passen.

Grundnahrungsmittel war für den Menschen von alters her das Getreide mit dem ganzen Korn. In ihm sind die wesentlichsten Nährkräfte und Substanzen vertreten, die wir noch ergänzen mit Gewürzen, Gemüsen, Früchten, Ölen und Milchprodukten.

Neben der Frage, »Was essen wir?« steht gleichwertig die andere, »Wie essen wir?« Das heißt: mit welcher Gesinnung nehmen wir die Speisen zu uns? Wenn wir uns mit liebevollem Interesse der Nahrung zuwenden, während wir beim intensiven Kauen ihren Geschmack genießen, erleben wir etwas von all dem, was sich beim Wachsen und Reifen auf den Feldern in Sonne, Wind und Regen mit den Pflanzen ereignet hat. Bei reiner, unverfälschter Kost, insbesondere beim Getreide, beim Brot, kann dieses Erleben am deutlichsten auftreten und mit dazu beitragen, daß man, vor allem als Suchtkranke, durch eine solche Nahrung wieder eine Beziehung gewinnt zu den aufbauenden Kräften des Lebens.

Vertiefende Literatur (zugleich Quellenangabe):

Udo Renzenbrink: »Zeitgemäße Ernährung« und »Ernährungskunde aus anthroposophischer Erkenntnis«, beide Rudolf Geering Verlag, Dornach/Schweiz.

»Die Zubereitung von Getreide, Rezeptheft für die Küchenpraxis«. Arbeitskreis für Ernährungsforschung, Bad Liebenzell-Unterlengenhardt.

Gerhard Schmidt: »Dynamische Ernährungslehre« Band 1 und 2, Proteus-Verlag, St. Gallen/Schweiz.

Rudolf Steiner: »Naturgrundlagen der Ernährung«, »Ernährung und Bewußtsein«, Themen aus dem Gesamtwerk, Verlag Freies Geistesleben, Stuttgart 1981.

Dr. Udo Renzenbrink ist 1994 im Alter von 80 Jahren verstorben.

Überflüssige Ängste

Beim Herumkurieren am Symptom und den damit verbundenen Problemen darf die Bulimarektikerin ihr Ziel nie aus den Augen verlieren: durch die bewußtere Auswahl der Lebensmittel und Aufnahme ihrer Nahrung eine Verringerung der Kontrolle und damit mehr Genuß zu erlangen und dadurch wiederum endlich satt und angstfrei zu leben. Dieses hohe Ziel kann sie nur dann erreichen, wenn sie ihren jeweiligen Bedürfnissen nachgibt und sie vorbehaltlos befriedigt. Sie muß zu der Überzeugung gelangen, daß ihr Körper nach wie vor seine normalen Funktionen behalten hat, auch nach dem Abdriften in die Suchtabhängigkeit. Er ist noch immer imstande, sein Gewicht zu regulieren, auf Mangelerscheinungen hinzuweisen und in Kommunikation mit dem Gehirn zum folgerichtigen Handeln (nicht unbedingt zum Essen) zu veranlassen.

Wenn die Bulimarektikerin wie früher in ihren verschiedenen Phasen einen übermäßigen Appetit auf spezielle Nahrungsmittel entwickelt, sollte sie darauf vertrauen, daß dahinter nicht generell Zügellosigkeit oder triebhafte Gefräßigkeit stecken muß. Auf solche Weise kann ein Körper auch unmißverständlich seine Wünsche und Bedürfnisse signalisieren. Solange die Eßsüchtige das nicht erkannt hat, wird sie grundlos Ängste entwickeln. Es ist wichtig, daß sie lernt, aufkommende Ängste zu analysieren und zu identifizieren, damit sie mit ihnen umgehen und ihnen entgegenwirken kann, ehe sie von ihnen aufgefressen wird.

Ein Beispiel: Bulimarektikerinnen vermeiden es normalerweise aus Angst, ihrer Eßgier zu erliegen, sich zu Hause einen Vorrat an Lebensmitteln anzulegen. Ein gähnend leerer Kühlschrank oder ein ungefüllter Küchenschrank aber verursachen un(ter)bewußte Angstgefühle bei der eß-brechsüchtigen Frau. Ohne sich darüber Gedanken zu machen, empfindet sie eine große Unsicherheit. Es könnte ja immerhin möglich sein, daß ihr Hunger wächst und nichts im Haus ist. Der vermeintliche Schutz vor sich selbst wird zum Bumerang. Die Angst vor dem Hunger treibt die Eßsüchtige zum nächsten Laden oder Supermarkt. Wird sie erst einmal von der Sucht dorthin geleitet, dann kauft sie auch süchtig, nämlich Lebensmittel, die sie nie im Leben für sich akzeptieren könnte, die sie also nach dem Essen wieder erbrechen muß. Anders, wenn sie ganz bewußt Vorratswirtschaft betreibt. Gefüllte Regale wirken beruhigend auf sie. Der Bulimarektikerin ist damit die unterschwellige Angst vor dem Verhungern genommen. Zudem beweist sie sich ihre eigene Stärke. Sie entwickelt den Ehrgeiz, der Versuchung standzuhalten. Dabei fühlt sie, daß sie der vermeintlichen Gefahr nicht ohnmächtig ausgeliefert ist. Sie weiß, sie könnte essen. Daß sie es dennoch nicht tut, empfindet sie als ungemein stark. Es ist ein Erfolgserlebnis, wenn sie merkt, daß sie nicht schwach ist, und es befriedigt sie innerlich, über die Versuchung aus dem Kühlschrank erhaben zu sein. Dabei spielt es im Grunde genommen keine Rolle, daß die bewußt ausgewählten Lebensmittel ohnehin für die Stillung des »Stierhungers« tabu sind. Wertvolles eignet sich nicht zur Freßorgie. Viel entscheidender ist das Wissen, Macht über die Droge des Essens zu haben.

Das Verlangen nach dem Gefühl des Versorgt- und (Ge)Sicher(t)-Seins ist sehr charakteristisch für Eß-Brechsüchtige. Dieser der Psyche der Kranken entspringende Wunsch hängt zwar unter anderem mit ihren ausgeprägten Ängsten und Minderwertigkeitskomplexen zusammen. Trotzdem bedeuten oberflächliche Maßnahmen, wie etwa der Hang zur Vorratswirtschaft, in vielen Fällen Erleichterung. Derartige Vorkehrungen sichern wortwörtlich vor »schlechteren Zeiten« ab, helfen also, sie eigentlich zu verhüten. Die Bulimarektikerin sorgt nicht allein beim Essen gerne vor, um »Notstände« zu verhindern. Oft sind auch der Putz-, Kleider-, Wäsche- und Kosmetikschrank reichlich gefüllt – aus der Befürchtung, ein Mangel könnte eintreten. Es sind ihr grenzenloser Pessimismus, ihre Lebensangst und die Angst, verzichten zu müssen, die die Kranke in nahezu allen Lebensbereichen vorbauen läßt. Sie ist die Pessimistin, für die die Flasche eben halb leer, nie halb voll ist. Sie sieht überall fast nur das Nachteilige, nie die Chance. Solange dies nur ins Vorbauen, ins übertriebene Horten und Hamstern von Vorräten mündet, ist nichts dagegen einzuwenden, denn das löst innere Anspannung und Nervosität. Was aber ihr negatives Selbstbild, die subjektive Einschätzung äußerer Einflüsse und die stets präsente Konfliktfurcht anbetrifft, muß die Bulimarektikerin an sich zu arbeiten beginnen.

Leben lernen

Weil die Bulimarektikerin ihr Licht allzu oft unter den Scheffel stellt, überträgt sie die eigene Fehleinschätzung auf ihr Umfeld. Zu Unrecht gilt sie als willenlos oder unterdrückbar, als gehemmt oder leicht ausnutzbar, als überheblich oder arrogant. Ihr Recht auf Leben und Selbstverwirklichung kann sie aber nur durchsetzen, wenn sie ihre Ansprüche formuliert, ihre Wünsche und ihre Wut äußert und versucht, ihre Position nach außen zu vertreten. Kein Mensch erwartet von ihr Perfektion – nur sie selbst! Ein Fehler, ein Nichtvermögen ist kein Weltuntergang. Sie muß eine scharfe Trennlinie zwischen Notwendigkeit und Möglichkeit, Erreichbarem und eigenen Fähigkeiten ziehen. Die meisten Bulimarektikerinnen betreiben einen völlig unnützen Seelenexhibitionismus, denn durch ihr gesteigertes Ich-Interesse überschätzen sie das tatsächliche Interesse anderer an ihrer Person. Deshalb stapelt sie immer erst einmal tief, um anschließend um so glänzender dazustehen. Doch das erhoffte Echo bleibt aus, die Selbstanschwärzung erzielt letzten Endes nicht den erhofften positiven Effekt (Staunen, Bewunderung).

Die Kranke sollte lernen, Handlungen zur eigenen Befriedigung zu vollbringen und nicht, um dadurch Aufmerksamkeit, Lob oder Anerkennung zu erkämpfen. Viele Betroffene haben nicht nur tatsächliche, oft unbegründete Minderwertigkeitsgefühle. Sie sind außerdem in grotesker Weise in die selbstbemitleidende Fehleinschätzung verliebt. Bewußt oder unbewußt legen sie an sich zu hohe Maßstäbe, um ihre Unzulänglichkeit der eigenen Person zu beweisen. Wer sich jedoch permanent selbst erniedrigt und bestraft, kann am Leben keine Freude (mehr) empfinden. Statt sich das letzte bißchen Lebensmut durch Selbstzweifel, Selbstvorwürfe zu nehmen und tatenlos die Unfähigkeit zur Bewältigung von Konflikten zu bedauern, muß sie mit aller Gewalt die Grenzen, die sie sich selbst setzt, zu durchbrechen versuchen. Nur wenn sie ihre so geliebte passive Leidens- und Dulderhaltung ablegt, wenn sie aktiv den Kampf um und für ihr Leben aufnimmt, kann sie auch Freude an der eigenen Existenz empfinden. Es ist nicht schwer zu leben. Viel schwerer ist es, nicht leben zu wollen.

Die Eß-Brechsüchtige ist in ihre eigene Erlebniswelt verstrickt,

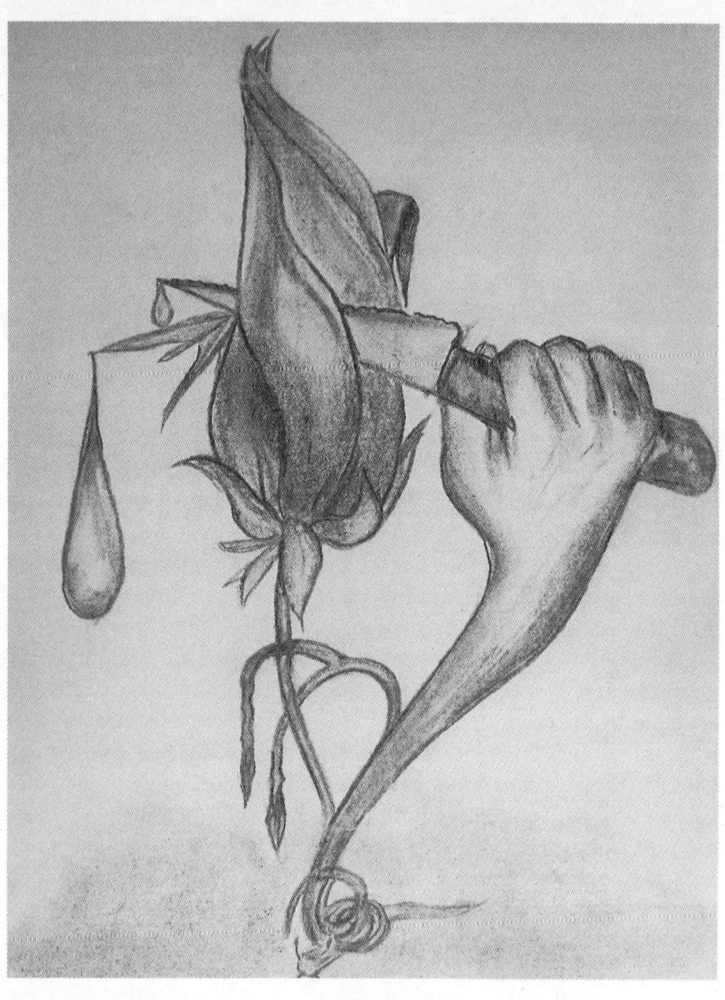

nichts dringt von draußen an sie heran, nichts von ihrem Inneren läßt sie nach außen dringen. Sie reibt sich an der Frage »Warum gerade ich?« auf, vergißt, wie viele Menschen unheilbar krank sind, taub oder blind, im Rollstuhl sitzen und mehr vegetieren als leben. Dagegen hat die Eß-Brechsüchtige ein vergleichsweise erträgliches

Schicksal. Sie ist süchtig, aber sie kann damit leben. Sie steht sich selbst im Wege. Ihre Egozentrik muß sie zu einem gesunden Egoismus umformen, das heißt, Gefühle der Verpflichtung anderen gegenüber abbauen, wenn diese nur auf dem Wunsch nach Liebe, Anerkennung, Zuneigung, Aufmerksamkeit und Erfolg beruhen. Sie muß sich erreichbare Ziele setzen, muß handeln statt lamentieren. Wenn sie sich selbst vernichtet, schadet sie nicht den anderen, nur sich selbst. Durch Selbstaufopferung läßt sich keine Liebe erkaufen, nur Lebensgefühl verlieren. Sinn ihres Lebens sind nicht Gefügigkeit, Leistung und Verzicht. Diese Waffen sind gegen sie selbst gerichtet. Im Einsatz gegen ihre Feinde – Familie, Umwelt, Beruf – sind sie stumpf. Es gilt nicht, in Anflügen von Selbstmitleid der Vergangenheit nachzutrauern, sondern sich der Gegenwart zu stellen und für Selbstverwirklichung, Recht auf Leben und persönliche Entfaltung einzutreten. Das ist mehr als aktiver Lebenswille, wie er auch bei Christine L. anklingt, als sie voller Zuversicht vom Aufbau ihres neuen Lebens schreibt:

»Ich brauche Verständnis, aber kein Mitleid. Denn ich habe in den vergangenen fünf Wochen gelernt, daß die ›Sache‹ wohl einige Entwicklungsjährchen nach sich ziehen wird. Ich habe es mir einfacher vorgestellt, aber wenn man an einem Eisberg kratzt... Ich habe mich in kurzer Zeit verändert, ich werde mich weiter verändern und will es auch. Ich will mein Leben aufbauen, und mein neues Leben wird kein 08/15-Fertighaus, sondern erst mal ein solider Rohbau. Danach kommen die Feinarbeiten – kreativ und mit Liebe, und wenn es Jahre dauert. Bei den Feinarbeiten können mir dann auch andere Menschen helfen. Ich werde der Bulimarexie schon die (falschen) Zähne zeigen! Ich habe den Mut und den Willen. Ich schaffe das schon.«

Christines bildlicher Vergleich vom Bau eines Hauses als Fundament für ein symptomfreies neues Leben ist sehr treffend. Wie ein Gebäude muß ein solches Leben ohne die Ersatzventile Essen und Erbrechen gemauert werden – Stein auf Stein, Stockwerk um Stockwerk, von der Basis bis zum Dach. Wird bei diesem Neubau gepfuscht, klappt das Bauwerk wie ein Kartenhaus beim ersten Windstoß in sich zusammen. Um bei dem Vergleich zu bleiben, benötigt so ein Haus ein solides Fundament aus Mut und Willen. Seine

Wände müssen den Stürmen »draußen« gewachsen sein, ihr Material ist Geduld und Beharrlichkeit. In die einzelnen Stockwerke ziehen nach und nach Lebensgefühl, Lebenswille, Lebenslust und schließlich Lebensfreude ein. Beheizt wird das neue Lebenshaus mit dem Brennstoff des Genusses, als Thermostat fungieren Empfindungen und Bedürfnisse, bewußt wahrgenommen und entsprechend befriedigt. Wie bei jedem Haus aus Stein oder Beton ist auch hier mal die eine oder andere Wartungsarbeit am Äußeren oder im Inneren fällig. Solange die Reparatur nicht hinausgezögert wird, ist der Schaden unerheblich. Nur das Kartenhaus verträgt den Windstoß nicht...

Was Angehörige tun können

Angehörige Betroffener können zunächst einmal gar nichts tun. Jede Form der ungebetenen Einmischung ist eine Gratwanderung. Wenn sie sich einmischen, ohne ausdrücklich um Hilfe ersucht worden zu sein, verschlimmern sie möglicherweise die Lage der Kranken noch. Beginnt sie aber erst einmal nach den Phasen des Praktizierens bzw. Verleugnens über ihren Zustand zu sprechen, will sie sich auch helfen lassen. Reden ist ihr eine grenzenlose Erleichterung und der erste Schritt »hinaus«. Dieses Signal sollte nicht überhört, ihm sollte entsprochen werden.

Mitbetroffene nehmen zu Beginn meist die Blitzableiterfunktion ein. Aktiv können sie kaum zur Genesung der Süchtigen beitragen. Die seelische Entlastung ist der schwerste Teil der Hilfe, die ihnen abverlangt wird. In passiver Präsenz müssen Angehörige fähig sein, sich einen Teil des Leidens auf die Schultern laden zu lassen, ohne zu klagen. Die Rolle des Helfers zehrt an Nerven, Energie und seelischer Substanz. Bei alledem muß vom Beistand Optimismus und eine positive Ausstrahlung ausgehen! Am direktesten und wirkungsvollsten helfen Mitbetroffene, wenn sie Einfühlsamkeit und Geduld beweisen. Sie müssen stets das offene Ohr des aufmerksamen Zuhörers haben und den Glauben daran, daß die Kranke in der Lage ist, in ein normal(er)es Leben zurückzufinden. Auch den geringsten

Zweifel ihrer Angehörigen spürt die Süchtige instinktiv und wird dadurch verunsichert.

Die Eß-Brechsüchtige lebt in einem Widerstreit zwischen Autonomiebestreben einerseits und der Sucht nach Nähe und Angenommenwerden andererseits. Es wäre fatal, würden sich Angehörige aus Liebe und falsch verstandenem Mit-Leid nun vollständig von ihr vereinnahmen lassen. Hier haben sie die schwierige Aufgabe, auch Grenzen zu ziehen. Verständnis ist wichtig, Aufopferung aber allein hilft keinem der Beteiligten – die Betroffene kann sie im Übermaß »konsumieren« wie früher die Lebensmittel. Die Angehörigen geben ihr Eigenleben und ihre Eigenständigkeit auf und erschöpfen ihre psychischen Energien in einer Überfürsorglichkeit, die eher schädlich wirken kann, denn sie läßt der Süchtigen keinen Raum für eigenständige Entwicklungen. Es geht nicht darum, sich gegenseitig einzuengen, sondern die Grenzen klar abzustecken. Abgrenzung muß auf beiden Seiten möglich sein. Angehörige sollten nie vergessen, daß sie es nicht mit einem Kind, sondern mit einer erwachsenen Frau zu tun haben, deren Sucht auch ein Ausdruck für ein Erfahrungsdefizit in der persönlichen Entwicklung, für eine Unreife ist. Ihr wurden nie geeignete Handlungsmuster für die Auseinandersetzung mit dem täglichen Leben, mit den alltäglichen Problemen vermittelt. Sie noch mehr zu behüten und zu beschützen, würde bedeuten, sie in der Position des ewigen Kindes einzubetonieren. Die verständliche Sorge der Angehörigen um die Betroffene darf weder in Überbehütung noch in Verzweiflung münden.

Verzweiflung von Nahestehenden überträgt sich auf die Kranke. Jedes Infragestellen der Erfolgsaussichten verringert diese. Das ganze Umfeld muß in der Gewißheit leben, daß es nur eine Frage der Zeit ist, bis es der Süchtigen »wieder besser« geht. Die Kräfte der Zuversicht und die Möglichkeit zur Aussprache gehören zu den entscheidenden Faktoren im Genesungsprozeß. Natürlich darf nicht ignoriert werden, daß die Betroffene wohl kaum jemals wieder in ein so unbeschwertes, das heißt: bequemes Leben zurückkehren wird wie vor dem Einsetzen der Krankheit. Doch jenes »Traumleben«, das Jahre zurückliegt, hatte schon zum Anfangsstadium der Sucht übergeleitet. Es war ein Pseudo-Glück. Das Leben nach der Sucht ist komplizierter und unbequemer: Statt sich in Ersatzhandlungen flüchten zu können, muß sich die Ehemalige dem Leben mit all seinen Anforderungen und Problemen stellen.

Gelingt der Süchtigen der Absprung vom sinkenden Schiff ihrer Sucht, treibt sie zwar lange im Meer der Ungewißheit und sieht kein Land. Spürt sie dann aber wieder Boden unter den Füßen, weiß sie das zurückgeschenkte Leben um so mehr zu schätzen. Es hat keinen Sinn, wenn Angehörige versuchen, der Bulimarektikerin die eigene Lebensweisheit zu oktroyieren. Sie muß selbst leben lernen und anfangen, lebensfähig zu werden. Dies kann sie schaffen, aber nur, wenn man ihr diese Fähigkeit nicht von vornherein abspricht. Die Mitmenschen der Kranken müssen feinfühlig genug sein, um zu erkennen, daß sie nicht wegen ihres Normverhaltens die besseren, stabileren oder fähigeren Menschen sind. Sie hatten vielleicht nur etwas mehr Glück im Leben, eine bessere Ausgangskonstellation oder eine geringere Sensibilität. Was der Eßgestörten fehlt, ist nicht die starke Hand, sondern die Kompetenz in eigener Sache. An diese muß sie sich allmählich herantasten.

Niemand wird besser als die Betroffene selbst feststellen können, was gut und was schlecht für sie ist. Der Versuch, die Erkrankte durch Kontrollmaßnahmen zu unterstützen, hilft ihr nicht weiter, im Gegenteil. Zum einen muß die Kranke in stabilen Zeiten ohnehin nicht kontrolliert werden, weil sie dann stark ist. Andererseits wird sie aber unter dem Zwang der Sucht mit allen Mitteln versuchen, ihrem Drang nachzugehen. Wird sie daran gehindert, bedeutet es lediglich den Aufschub der Freßorgie, nicht deren Überwindung. Solche repressiven Maßnahmen schüren Frustrations- und Haßgefühle, machen aggressiv oder depressiv. Außerdem bestätigt es die negative Selbsteinschätzung. Der Kranken wird bewußtgemacht, wie pervers, unnütz und widerwärtig sie durch ihr Handeln ist. Wer durch Kontrollen seinen Zweifel an der Kraft und dem Willen der Kranken zum Ausdruck bringt, raubt ihr diese Eigenschaften. Übertriebene Beobachtung, gutgemeinte Ratschläge an unpassender Stelle und Vorwürfe werfen die Süchtige zurück.

Die Bulimarektikerin sucht nicht die Schonung und schon gar nicht Bedauern. Ihr Wunsch ist es, akzeptiert und geliebt zu werden, trotz ihrer Fehler und mit ihren Fehlern, aber nicht wegen ihrer Fehler. Bulimia nervosa-Kranken geht es wie Behinderten. Sie wünschen keine Sonderposition und wollen sich nicht verwalten lassen. Sie

möchten gleichgestellt, gleichberechtigt und als vollwertig anerkannt sein. Es nützt ihnen nichts, wenn sie wegen ihrer Suchterkrankung mit Samthandschuhen angefaßt und von allem Bösen abge-
schirmt werden. Die Realität existiert nicht nur irgendwo draußen
vor den Toren. Die Bulimarektikerin lebt mitten in ihr, unfähig,
sich mit ihr auseinanderzusetzen. Unschönes oder Komplikationen
von ihr fernzuhalten, provoziert eher Aggressionen und hilft ihr
nicht im geringsten beim Versuch der Lebensbewältigung.
Die Bulimarektikerin ist geistig gesund und körperlich durchaus leistungsfähig. Was ihr zu schaffen macht, ist ihre Hypersensibilität.
Während sie tatsächliche und vermeintliche Mängel an ihrer Persönlichkeit oder ihren Fähigkeiten durch fast krankhaften Ehrgeiz und
großes Durchhaltevermögen ausgleicht, ist sie dem Konflikt zwischen ihrem rational-realitätsbezogenen Denken und dem unsteuerbaren Eßtrieb nicht gewachsen. Da sie bei klarem Verstand ist, darf
sie von ihrem Umkreis eben nicht als kleines, unmündiges Kind behandelt werden. Viele Bulimarektikerinnen sind hochintelligente,
geistig rege und überempfindsame Menschen, die aufgrund frühkindlicher Störungen, oft auch sexuellen Mißbrauchs, im Erwachsenenalter an einer Art »seelischem Wackelkontakt« leiden. Ihre
schizophrene Zweispaltung – die gesunde Ratio und die kränkelnde
Psyche – ist ihnen bewußt. Sie lehnen ab, was sie tun, und müssen
damit selbst klarkommen. Den Wackelkontakt auszuräumen und
mit sich selbst wieder in Einklang zu kommen, das kann ihnen keiner abnehmen. Alle Versuche, den Eß-Kranken durch direkten oder
indirekten Druck bei der Seelenreparatur zur Hand zu gehen, sind
zum Scheitern verurteilt. Die Bulimarektikerin kann man nicht zu
ihrem Glück zwingen. Ein Außenstehender weiß nicht, was sie unter
diesem »Glück« versteht und welche Vorstellungen sie damit assoziiert. Die Position Nicht- oder Mitbetroffener muß die geduldiger
Zuhörer sein, die ohne Einbringung subjektiver Erfahrungen mehr
passiv am Schicksal und den Gedanken der Kranken Anteil nehmen.
Sie sollten versuchen sie anzunehmen, ohne sich aufzugeben. Bulimarektikerinnen hassen das Kontrolliertwerden ebenso wie das
Überbesorgtsein ihrer Umwelt. Sie wünschen sich nichts mehr, als
normal zu leben. Sie sehnen sich nach Integration ohne besondere
Rücksichtnahme, aber auch ohne hochgesteckte Erwartungen, Vor-
haltungen und Überforderung durch ihre Mitmenschen.

Da sich die Eß-Brechsüchtige schwertut, klare Entscheidungen zu treffen, darf man sie ihr nicht abnehmen. Es ist falsch, sie zu einer Analyse, Therapie oder einem Klinikaufenthalt zu überreden, wenn sie nicht von selbst darauf kommt. Sie muß sich ihre eigene Position im Leben suchen. Dazu gehört auch, daß sie zu lernen hat, Entscheidungen selbst zu treffen und ihren Standpunkt zu behaupten. Man sollte ihr nichts abnehmen, solange dies in Konzession an ihre Krankheit geschieht und nur der Bequemlichkeit Rechnung trägt. Nur was sie selbst in die Wege leitet, anpackt und erreicht hat, gibt der Eßsüchtigen ein Gefühl der Zufriedenheit und des Stolzes. Nur so kann es ihr gelingen, mit der Zeit ein besseres Selbstwertgefühl aufzubauen. Wer ihr zuviel hilft, nimmt der Kranken die spärlichen Chancen für Erfolgserlebnisse. Dennoch muß klargestellt werden, daß grundsätzlich nicht jede Bulimarektikerin, speziell in den unterschiedlichen Krankheitsphasen, gleich behandelt werden darf.

Fast unmöglich ist es, jenen Frauen behilflich zu sein, die sich selbst noch nicht die Suchtabhängigkeit vom Essen eingestanden haben. Mehr Ansatzmöglichkeiten gibt es bei Bulimarektikerinnen, die sich offenbar ihrer Sucht bewußt sind, darunter psychisch und physisch leiden, sich aber vor dem Eingeständnis scheuen. Ihnen sollte bedingungsloses Verständnis signalisiert werden. Nur dann können sie ihre Scham überwinden und es wagen, sich zu ihrer Sucht zu bekennen. Durch bohrende Fragen und stichelnde Provokation wird am ehesten eine Haltung des Abblockens und der Verweigerung erreicht.

Richtig ist es, im Gespräch über die Krankheit zu verdeutlichen, daß man die Eßsüchtige für krank, keineswegs aber für verrückt hält. Spricht man in einer der Anfangsphasen eine Kranke direkt auf ihre Probleme an, leugnet sie erfahrungsgemäß alles. Sie ist keiner Hilfe von außen zugänglich, weil sie überzeugt ist, sich selbst helfen zu können – sofern dies überhaupt nötig sein sollte. Lektüre über ihre Erkrankung oder mühsam geknüpfte Kontakte lehnt sie grundsätzlich ab, solange bei ihr noch Unkenntnis oder Schamgefühl dominieren. Die Sperre und Verneinung ist reiner Selbstschutz. Diese Haltung dient hauptsächlich dem Kaschieren der eigenen Angst. Die Kranke möchte selbst etwas erreichen, nicht vereinnahmt werden. Die Krankheit ist vielleicht das einzige, das ihr ganz gehört. Sie geht, bis zu dem entscheidenden Wendepunkt, niemanden etwas an. Statt zu erkennen, daß die Sucht von ihr Besitz ergriffen hat, vertritt die Bulimarektikerin oft unbewußt die Position, als habe sie von der Sucht Besitz ergriffen, sie sich »einverleibt«. Daher ist es nur logisch, wenn sie jedes Hilfsangebot als Bedrängung und Einmischung empfindet. Erst mit dem Einsetzen eines Bewußtwerdungsprozesses wächst ganz allmählich die Bereitschaft, anderen von ihrem Inneren etwas abzugeben, ihnen Einblicke in ihre vermeintlich so verwahrloste Seele zu geben. Bis dahin gebieten es Scheu, Scham und Stolz der Bulimarektikerin, jegliche Hilfe von außen abzulehnen. Sie will sich keine Blöße geben: Nur die Fassade wahren, nicht die Schwäche durchschimmern lassen, das ist ihr ganzes Streben. In solchen Phasen muß die Hilfestellung mittelbar, nicht direkt erfolgen.

Artikel, Bücher oder Broschüren über Eßstörungen, Telefonnummern und Kontaktadressen können zufällig irgendwo herumliegen. Sie sollten an Stellen deponiert werden, an denen sie unauffällig eingesehen werden können. Ein offenes Auslegen käme einer direkten Ansprache der Kranken gleich, und das wäre ihr peinlich und unangenehm. Sie darf nicht den Eindruck bekommen, mit der Nase auf solches Material gestoßen worden zu sein. Sie muß es finden. Etwas, das sie selbst entdeckt und das man ihr nicht aufgeschwätzt hat, akzeptiert und interessiert die Betroffene viel eher. Mit Gewißheit siegt irgendwann bei dieser unaufdringlichen Information die Neugier über ihre Angst, offen Erniedrigung zu erfahren. Kann sie etwas selbst erfahren, fällt es ihr auch leichter, sich mit Dargestelltem zu identifizieren. Das Identifikationsmoment ist aber im Zustand des verleugnenden Praktizierens ungemein wichtig. Wenn die Betroffene sich im Geschriebenen wiedererkennt, kann das wichtige Denkprozesse in Gang bringen.

Angehörige sollten bei derartigen Versuchen, das Bewußtsein für die Erkrankung zu fördern, der eigenen Neugier widerstehen und die kaum ausbleibende Reaktion der Bulimarektikerin geduldig abwarten. Wenn sie über sich sprechen möchte, kann sie niemand daran hindern. Sie wird mit Sicherheit auch den passenden Gesprächspartner wählen. Ist sie aber noch nicht dazu fähig oder nicht zur Aussprache gewillt, sollte sie auch nicht durch Fragen bedrängt werden.

Die vornehmste Funktion der mittelbar Betroffenen ist die »lautlose«: Angehörige, Verwandte und Freunde müssen ohne viele Worte ihre Verständnisbereitschaft signalisieren. Eine Geste des Mitgefühls, ein Streicheln, ein Umarmen oder ein lieber Blick zählen oft mehr als tausend Beteuerungen, man würde die Betroffene trotzdem (!) mögen. Es sind Gefühle, die entscheiden, nicht die Floskeln und wohlformulierten Ratschläge.

Die Eßkranke muß Wärme spüren, Nähe, Mit-Leiden und Mit-freuen. Vor allen Dingen müssen diese Gefühle echt sein. Liebe aus Mitleid, Trost aus Verpflichtungsgefühl, Lob aus taktischen Gründen oder Belohnung gegen Depression hilft in keinem Fall. Wie die Bulimarektikerin lernen muß, ihre Gefühle und Bedürfnisse differenziert wahrzunehmen und zu befriedigen, müssen ihre Angehörigen lernen, mit ihr wie mit einem völlig normalen Menschen umzugehen. Wenn ihnen Aggression entgegengebracht wird, ist es ebenso falsch, diese zu schlucken, wie mit Vorwürfen zu reagieren. Richtig wäre, die Ursache des Verhaltens zu hinterfragen, zu ergründen und, wenn möglich auszuräumen, einen gemeinsamen Konsens oder Kompromiß zu suchen.

Bei aller Gesprächsbereitschaft sollte die Bulimarektikerin nicht den permanenten Mittelpunkt der Diskussion darstellen. Es ist für sie ungeheuer wichtig, sich selbst durch das Gespräch und darin zu finden. Aber sie muß auch lernen, ihr Ohr für die Probleme anderer zu öffnen. Weder sie noch ihre Mitmenschen dürfen auf Dauer die Funktion von Seelsorgern oder Kummerkästen übernehmen. Alle Extreme, wie Wortschwall oder Schweigen, sind unnatürlich.

Hat die Bulimarektikerin erst einmal ihre Seele befreit, indem sie dem über Jahre angestauten Rede- und Offenbarungsbedürfnis nachgeben konnte, muß auch sie wieder lernen, zu kommunizieren, schweigend zuzuhören und zu verstehen. Es muß eine ganzheitliche Kommunikation mit Worten, mit Gefühlen, mit Gesten sein. Insbesondere muß sie die Ruhe wiederfinden, die ihr erlaubt, mit anderen Menschen zusammenzuleben, etwas zu unternehmen und auch zu essen. Sobald ihr Motor nicht mehr die Sucht ist, verschwindet ihre innerliche Nervosität, die sie bis dahin rast- und ruhelos immer wieder zum Essen und damit in die Isolation getrieben hat. Das beste Zeichen für eine Entfernung vom Suchtautomatismus ist ihre Fähigkeit, wieder unbefangen und genußvoll in Gesellschaft zu essen.

Wahrscheinlich wird die Bulimarektikerin auch nach der Änderung des suchtorientierten Lebensschemas noch immer sonderbaren Gewohnheiten nachgehen. Dazu zählen »Unarten« wie die Gewohnheit, Nahrung mehr abzuknabbern als zu essen, bestimmte Lebensmittel abzulehnen oder den Teller ihres Nachbarn mit gierigen Blikken zu verschlingen. Solche Auffälligkeiten sind kein Anlaß zur Besorgnis, sondern letzte Überbleibsel aus der Suchtepoche und verlieren sich irgendwann von selbst.

Spuren der Neurose sind auch längere Zeit nach dem Symptomverlust noch offenkundig. So dürfen sich Angehörige beispielsweise nicht wundern, wenn es eine »satte« Bulimarektikerin ablehnt, in Gesellschaft als einzige zu essen. Selbst bei starken Hungergefühlen wird ihr dies häufig Schwierigkeiten bereiten, denn unterbewußt empfindet sie sich in einer solchen Situation als schwach und willenlos. Ihre Emotion spielt ihr dabei einen Streich. Unabhängig davon, was die anderen im Laufe der vergangenen Stunden bereits zu sich genommen haben, möchte die Bulimarektikerin trotz ihres Hungers mit ihnen gleichziehen. Es würde auffallen, wenn sie als einzige so »willensschwach« und »unbeherrscht« wäre. In der gegenteiligen Situation, wenn alle essen, kann es wiederum dazu kommen, daß die Eß-Süchtige dem seltsamen Reiz erliegt, ihre Stärke beweisen zu wollen. Während sich ihre Mitmenschen nur darüber wundern können, gibt es ihr einen ungeheuren Auftrieb, wenn sie als einzige nicht ißt. Solange nicht eines der beiden extremen Verhaltensmuster zur Gewohnheit und zum Dauerzustand wird, muß dem keine größere Bedeutung beigemessen werden.

Die Eßsüchtige scheint von Zeit zu Zeit für ihre Umgebung ein wenig rätselhaft oder bizarr in ihren Anschauungen. Anlaß zur Sorge ist jedoch der plötzliche Rückzug und das abrupte Versiegen des vorher so ungestümen Redeschwalls. Fast immer deuten solche Beobachtungen auf eine negative Entwicklung – auf einen Rückfall ins Suchtverhalten – hin. Belastend ist diese Situation allerdings dann nicht nur für die Betroffene selbst, sondern auch für ihre inzwischen aufgeklärten Mitmenschen. Sie sind macht- und hilflose Zeugen des Elends und der Selbstzerstörung. Der Rückfälligen Vorwürfe zu machen oder mit ihr über die Notlage zu weinen, ist sinn- und zwecklos. Tröstende und stärkende Worte allein können nur wenig ausrichten, wohl aber ein Gefühl der Geborgenheit und des Nichtverlassen-Seins vermitteln.

In den Zeiten dramatischer Rückfälle ist nur schwer an die Kranke heranzukommen. Wenig dringt bis in ihr Bewußtsein vor, und aus Scham wird sie sich wegen ihrer Schwäche abzuschirmen versuchen.

Niemandem möchte sie zur Last fallen, zumal sie sich für nutzloser denn je und ausgesprochen verachtenswert hält. Es ist sehr schwer, wenn nicht gar unmöglich, sie aus ihrer Stimmung zwischen Passivität, Eß-Brech-Attacken, Depression und Apathie zu locken. Doch die Kranke in ihrem abweisenden Tran allein zu lassen, läßt sie daran glauben, man habe sie aufgegeben. Obwohl sie sich mit Händen und Füßen dagegen sträubt, braucht sie doch das anteilnehmende Interesse ihrer Umgebung, das ihr signalisiert, diesen Menschen trotzdem wertvoll und wichtig zu sein. Auch wenn für Verwandte, Freunde oder Angehörige kein Echo zurückhallt, ist es doch wichtig, daß sie nicht in ihren Bemühungen aufgeben. Sie sollten nicht ausschließlich trösten oder bedauern, sondern ihr das Gefühl vermitteln, daß sie an sie glauben. Eines ihrer wenigen Mittel zum Beistand ist die Erinnerung. Sie müssen der Verzweifelten ins Gedächtnis zurückrufen, wie weit sie schon war.

Rückfälle gehören zum normalen Verlauf des Genesungsprozesses. Aus der immer bewußteren Wahrnehmung der Zusammenhänge ergibt sich mit jedem Rückfall eine größere Dramatik für die Kranke, die bis dato selbst der Überzeugung war, »es« könne ihr nie wieder passieren. Geschieht »es« aber dennoch, muß die Eßsüchtige unbedingt die Zeitspanne sehen lernen, während der »es« nicht passiert ist, und nicht allein die Tatsache, daß sie doch noch ein- oder mehrmals schwach geworden ist. Menschen, die der Betroffenen nahestehen, können mit ihr nach Gründen für ihren Rückfall suchen. Denn solche Rückfälle sind Indikatoren dafür, daß etwas Wichtiges in ihrem Leben falsch läuft oder falsch gelaufen ist. Herauszufinden, welche Situation, welche Begebenheit, welche Gefühle den Rückfall jeweils ausgelöst haben, ist die beste Rückfallprophylaxe. Die Betroffene muß aktiv auf Spurensuche gehen und lähmt sich nur selbst, wenn sie bei einem Rückfall nicht reflektiert, sondern im eigenen oder im Mitleid ihrer Umgebung badet.

Das Leben mit der Bulimia nervosa-Patientin verlangt ihren Mitmenschen viel ab, psychisch und auch physisch. Auch eine »klare« oder »satte« Bulimarektikerin ist oft unberechenbar, ungerecht und unleidlich, hat ihre Anfangseuphorie erst einmal nachgelassen. Bis der Zustand der Symptomfreiheit oder Genesung erreicht, ein neues Leben aufgebaut ist, verstreicht viel Zeit, nicht selten ebenso viel Zeit wie die Dauer der eigentlichen akuten Suchtkrankheit.

»Lebensschule« Sucht

Am Ende ihres Bewußtwerdungs- und Genesungsprozesses wird die Eßkranke ihrer Umgebung als wesentlich komplizierterer Mensch erscheinen, da sie nun konzessionslos ehrlich ist und falsche Rücksichtnahme wie auch jegliche Selbstaufgabe und Verzicht zugunsten anderer verweigert. Mit dem Antrainieren ihrer Selbstbehauptungsfähigkeit legt sie genau jene Eigenschaften ab, die zuvor die Silhouette ihres Charakters bildeten. Sie verliert, was die anderen – berechnend egoistisch oder unbewußt – so an ihr schätzten: ihre Formbarkeit (= Anpassungsfähigkeit), ihre Bereitschaft, zu verzichten und sich aufzuopfern, ihr Ziel, perfekt zu sein, und ihren Wunsch, allen zu gefallen und niemandem weh zu tun. Sie läßt sich nicht mehr bevormunden und weiß genau, was sie will, und setzt es auch durch. Wer damit nicht klarkommt, wird auf der Strecke bleiben. Sie ist wie das Unkraut, das im Drang zum Licht den Asphalt sprengt oder, positiver ausgedrückt, sie ist die tolle Frau, die sie immer sein wollte.

Hat die Bulimarektikerin erst einmal ihr Selbstbewußtsein entwickelt und zu sich selbst und den Möglichkeiten ihrer Selbstverwirklichung gefunden, muß sie nicht mehr angstvoll um Liebe, Anerkennung und Erfolg ringen. Ihrer eigenen Stärke bewußt, läßt sie sich in ihrem Wunsch nach Eigenleben nicht mehr durch Erpressung und Appelle an ihr Gewissen von anderen »einverleiben«. Sie hat erfahren, warum sie alles in sich reingefressen hat und warum es ihr unmöglich war, in ihrem Inneren bei emotionaler Leere körperliche Völlegefühle zu spüren. Kennt sie die Ursachen ihres Heißhungers, weiß sie auch, daß jede Konzession in dieser Hinsicht augenblicklich zu Frust-, Unlust- und Überdrußgefühlen führt. Ihre Gier nach Leben und ihre unbeschreibliche Furcht vor dem neuerlichen »Tod auf Raten« läßt ihr keine andere Wahl: ihr Leben zu leben, egal ob andere damit fertigwerden oder nicht. Wer sich aus dem Kreis ihrer Mitmenschen nach einer solchen Entwicklung von der gereiften Frau distanziert, ist möglicherweise mitschuldig und Mitverursacher ihrer Leiden.

Wer das natürliche Verhältnis zum Essen einbüßt, kann es wieder zurückerlangen: Bulimia nervosa ist eine Sucht, die, anders als beispielsweise Alkoholismus, nicht nur zum Stillstand gebracht werden, sondern geheilt werden kann. Schon die »satte« Bulimarektikerin ist trotz ihres mehr oder weniger gespannten Verhältnisses zu Essen und Nahrung keine Kranke im Sinne Sigmund Freuds mehr. Von ihm stammt der Satz, »in dem Augenblick, an dem ein Mensch den Sinn und den Wert des Lebens bezweifelt, ist er krank«. Hat die Eß-Süchtige die akute Phase ihrer Krankheit oft nach Jahren oder Jahrzehnten tatsächlich überwunden, dann kennt sie kein dringenderes Bedürfnis mehr, als zu leben. Eine Frage nach dem Sinn stellt sich für sie nicht mehr, sobald sie ihr Leben wieder lebenswert empfinden kann. Aus der Angst, schon zu viel von diesem Leben verschenkt zu haben, lechzt sie nach dem, was ihr verblieben ist. So gesehen gibt es sogar einen, wenn auch verschwindend geringen Trost für die Frau, die eine Sucht überwunden hat. Ihr zweites Leben ist ein Geschenk. Sie kostet dieses Leben mit einer Intensität und einem geschärften Bewußtsein aus, das vielen Normalempfindenden fremd ist.

Auch die feministische Sichtweise bietet einen positiven Zugang zum Suchtverhalten: Hier wird die Eßstörung der Frau nicht als Ausdruck einer Krankheit begriffen, sondern als Lust am Aufbruch und Kraft, das Vertraute zu verlassen. Wenn in diesem Buch trotzdem stets von »Krankheit« die Rede ist, dann nicht, um die eßbrechsüchtigen Frauen zu unmündigen, handlungsunfähigen Patientinnen zu erklären. Der Begriff des Krank-Seins soll ihrem Leidensdruck Rechnung tragen und sie als Menschen ernstnehmen, die nicht pervers sind, sondern an den Umständen ihres Lebens kranken.

Denn Eßstörungen haben nicht nur mit dem modernen Schlankheitswahn, sondern auch mit Rollenkonfusionen und Identitätsproblemen zu tun. Forscher gehen davon aus, daß sich hinter Diagnosen wie »Bleichsucht«, »Nervenschwäche« oder »Hysterie« schon in früheren Jahrhunderten seelisch bedingte Eßstörungen, vor allem Magersucht, verbargen. Eßstörungen scheinen bei Frauen dann aufzutreten, wenn sie versuchen, ihre Fesseln zu sprengen und sich von den ihnen zugeschriebenen traditionellen Rollen abwenden. Wollen sie aber aus dem Käfig ausbrechen, den ihnen die weibliche Rolle traditionell zuweist, und wollen sie in »männliche« Bereiche vordringen, müssen sie konsequenterweise ihre Weiblichkeit verleugnen.

Sie verlieren ein Stück weit ihre Identität. Was vorher Sicherheit bot – die Rolle als Nährende, Gebende, Aufopfernde –, ist in Frage gestellt; die Neuorientierung in einer Berufswelt aber, in der männliche Gesetze gelten, trägt zur tiefen Verunsicherung bei. Die Diplompädagogin Barbara Krebs schreibt dazu:

»Ein weiblicher Lebensentwurf, der Privat- und Berufsleben produktiv zu koppeln weiß, steht noch aus. Die Rollenvielfalt, der sich Frauen gegenübersehen, führt offenbar häufig zur Rollenkonfusion, in der Frauen die Orientierung für ihren eigenen Lebensentwurf verloren haben. Hier liegt die Schnittstelle, an der bei vielen Frauen Eßstörungen auftreten. Eßstörungen scheinen den Ausbruch aus der traditionellen Rollenzuweisung zu garantieren [...], gleichzeitig aber halten Eßstörungen Frauen weiterhin in ihrer traditionellen Rolle fest, nämlich sich weiterhin mit Essen und Nahrung zu beschäftigen.«*

Die These, daß Eßstörungen besonders in Umbruchskrisen auftreten, scheint sich auch durch Entwicklungen zu bestätigen, die nach der Wende in den Neuen Ländern zu beobachten waren. Eßverhaltensstörungen hatte es in geringerem Umfang auch schon in den letzten Jahren der DDR gegeben, denn auch im real existierenden Sozialismus begünstigten typische Geschlechtsrollenleitbilder, ausgeprägte Leistungsorientierung und ein strenges Schlankheitsideal ihre Entstehung. Nach der deutsch-deutschen Vereinigung, vor dem Hintergrund tiefgreifender Veränderungen und psycho-sozialer Identitätskrisen, stieg die Zahl der Frauen mit Eßstörungen sprunghaft an; Männer dagegen reagierten eher mit psychosomatischen Angsterkrankungen.

Der Ausbruch einer Eßsucht steht aus feministischer Sicht für ein Sich-Auflehnen, für ein Rebellieren gegen fremdauferlegte Zwänge und Erwartungen, für die unersättliche Gier nach mehr. Diese aber drückt sich in typisch weiblicher Weise stumm und über die Körpersprache aus. Die Revolution bleibt aber erst einmal in den Ansätzen stecken, weil das weibliche Anliegen in weiblicher Manier vorgetragen wird. So gesehen hat die Eßstörung trotz allen Leids, das die

* Barbara Krebs in: »Selbstdarstellung und Evaluationsdaten«, Frankfurter Zentrum für Eßstörungen, 1993, S. 14.

Betroffenen durch ihre Sucht erfahren, eine sehr positive Funktion: sie rüttelt wach, zwingt zum Handeln. Sie ist die unüberhörbare Aufforderung des Ichs, dem Leben eine neue, befriedigendere Richtung zu geben. Die Sucht zeigt der Betroffenen, daß es nicht darum geht zu *über*leben, sondern zu leben: das Leben aktiv zu gestalten und auszukosten.

An der aktiven und fordernden Lebenslust mangelt es dem gesunden Durchschnittsmenschen schon seit Urzeiten. Wäre dies anders, hätte wohl nicht schon Marc Aurel seine Zeitgenossen mahnen müssen, »wie du beim Sterben gelebt zu haben wünschtest, so solltest du jetzt schon leben«.

Jegliche Sucht, sei es die nach Drogen, Alkohol oder Nikotin, sei es eine Form der Eßsucht oder eine andere zwanghafte Abhängigkeit, beinhaltet letztendlich ein Stückchen Tod. Ein Teil des Süchtigen stirbt tatsächlich mit seiner Sucht. Dieser Tod ist, so widersprüchlich das klingt, als qualvolle Erfahrung doch eine Chance, überhaupt erst leben zu lernen. Ein Mensch lernt den Wert der Dinge meist erst dann zu schätzen, wenn er sie vermißt. »Leben«, sagt Oscar Wilde, »das ist das Allerseltenste auf der Welt – die meisten Menschen existieren nur.«

Eine Eßsüchtige, die genesen ist, hat eine der schmerzhaftesten »Lebensschulungen« erfahren: Die heimliche Sucht, unheimlich zu essen, die Bulimia nervosa, ist eine Zivilisationserscheinung, an deren Krankheitswert nicht zu rütteln ist. Mit Geduld, viel Durchhaltewillen und unter behutsamer Anleitung kann aber die Kranke Herrin ihrer Sucht werden. Trotz aller Verzweiflung, Depression und Hoffnungslosigkeit bleibt immer ein Schimmer Hoffnung, ein Strohhalm, der mit einiger Anstrengung durchaus greifbar ist.

Die krank(mach)ende Gesellschaft

Unter den negativen Vorzeichen steigender Arbeitslosigkeit, wirtschaftlicher Rezession, düsterer werdender Zukunftsperspektiven für Jugendliche und klaffender Scheren zwischen Arm und Reich, Wohlstands- und Notstandsgesellschaft ist zu befürchten, daß

Suchtabhängigkeiten, auch Eßsüchte, weiter um sich greifen werden. Suchtkrankheiten vorzubeugen, erfordert mehr als Lippenbekenntnisse und Lamentieren – das gesellschaftliche, das familiäre, das psycho-soziale, auch das politische Klima muß stimmen, und das verlangt nach der Entwicklung völlig anderer Wertmaßstäbe. Prophylaxe bei einer Erscheinung wie der Bulimia nervosa ist nicht zuletzt deshalb so schwer, weil Schlanksein in der schönen neuen Welt der gutaussehenden, erfolgreichen, perfekten Menschen zum Kult geworden ist und weil es gesellschaftlich erwünscht ist, wenn Frauen in ihren konventionellen Rollen steckenbleiben. Wer nicht auf der jeweils gültigen Welle mitschwimmt, outet sich.

Unter diesen Umständen ist es nicht zu erwarten, daß die Zahl der Krankheitsfälle in naher Zukunft stagniert oder zurückgeht, im Gegenteil. Die Frauen mit Eß-Brechsucht sind ein Indikator für das krankmachende Klima in unserer Gesellschaft, für die Verarmung in unseren Beziehungen. Der zweifelhafte Vorteil der Eßgestörten ist ihre Überempfindsamkeit. An ihr scheitern sie. Es sollte den Gesunden ein Warnsignal sein, wenn die Zahl der Frauen wächst, die an der Gesellschaft, in der sie leben müssen, erkranken. Daß immer mehr Menschen seelisch krank werden, muß zu denken geben und zu Konsequenzen führen. Die Praxen der Psychologen sind heute schon überlaufen, und die Situation wird sich vermutlich in den nächsten Jahren und Jahrzehnten weiter zuspitzen. Die Zivilisation, die Errungenschaften der hochtechnisierten, vollautomatisierten und computerisierten Welt, fordern Tribute.

Arthur Schopenhauers Aussage, »der wirksamste Trost bei jedem Unglück, bei jedem Leiden ist, hinzusehen auf die anderen, die noch unglücklicher sind als wir, und dies kann jeder«, trifft sicher noch zu, auch für die Suchtkranken. Aber muß oder mußte es tatsächlich erst soweit kommen? Angesichts der Tatsachen ist diese Frage eine rhetorische. Eine Zivilisation, die weitgehend tatenlos der Zerstörung ihrer Lebensgrundlagen zuschaut und weiterpraßt, wird sich auch nicht scheuen, laut lamentierend Statistiken über die Seelen der Gescheiterten, der psychisch Kranken anzulegen.

Es ist an der Zeit, Eßstörungen den gängigen stoffgebundenen Suchtkrankheiten – der Drogen-, Alkohol-, Medikamentensucht – gleichzusetzen und die Entwicklung von wirksamen Konzepten zur Behandlung und zur Vorbeugung voranzutreiben. Daß dies bisher in viel zu geringem Umfang geschehen ist und Eßstörungen trotz ihrer weiten Verbreitung immer noch unter »ferner liefen« rangieren, dafür gibt es eine naheliegende Erklärung. Eßsucht ist die Sucht der Braven, der Angepaßten, derjenigen, die nicht laut schreien. Das macht diese Sucht nicht weniger dramatisch, nur unspektakulärer. Letztlich ist es wohl nur eine Frage der frühkindlichen Prägung, des soziologischen Umfelds und Hintergrunds und der gesellschaftlichen Einbindung, ob ein Mensch, der für süchtiges Verhalten disponiert ist, zum Alkoholiker, Drogen- oder Eßsüchtigen wird. Treffen kann es jede/n. In einer Gesellschaft, in der Männer maßgeblich den Ton angeben, sind die Opfer der Eßsucht fast immer weiblich.

Vorbeugen wäre besser

Vielleicht könnte ein gesellschaftlicher und sozio-kultureller Wandel, ein völliges Umdenken im Bewußtsein für die eigentlichen Grundwerte und eine Neuorientierung dazu beitragen, daß nicht mehr so viele Menschen an Eßstörungen erkranken. Vielleicht... Tendenzen dazu zeichnen sich nicht ab, im Gegenteil. Die krankmachenden gesellschaftlichen Bedingungen nehmen eher zu und weiten sich aus. Aussehen und Gewicht werden überbewertet und dienen der Selbstdarstellung und, bei Frauen, der Identitätsfindung. Wer »in« sein will, muß mehr denn je äußerlich perfekt, superschlank, karrierebewußt, emotionslos und auf Höchstleistungen bedacht sein – besonders junge Mädchen und Frauen orientieren sich bewußt oder unbewußt an solchen gesellschaftlichen Schablonen.
Aber auch für Männer wird der Körper langsam zu einem Ausdrucksmittel. Der Satz »ein Mann ohne Bauch ist ein Krüppel« hat keine Gültigkeit mehr. Auch die Rolle des Mannes ist nicht mehr so fest umrissen wie ehedem, auch er kennt inzwischen Rollenkonflikte, auch Jungen erleben sexuelle Übergriffe in der Kindheit und wachsen in Familien auf, die wenig strukturiert sind und keinen festen Halt geben. Das männliche Selbstverständnis ist im Wandel begriffen. Gefragte Qualitäten sind nicht mehr Härte und »Männ-

lichkeit«, sondern Einfühlsamkeit und Partnerschaftlichkeit. War die Droge der Wahl für Männer früher Alkohol, scheint einem veränderten Männerideal eher die »weiche« Droge Essen zu entsprechen. Daß es bis heute trotzdem nur eine verschwindend geringe Zahl männlicher Betroffener gibt, ist zu einem großen Teil der konventionellen geschlechtsspezifischen Erziehung von Jungen zu verdanken, die Autonomie und Konfliktfähigkeit fördert und so den besten Schutz vor Eßstörungen bildet.

Wenn die Zahl von Menschen mit einem massiv gestörten Eßverhalten weiterhin anwächst, dann also nach wie vor wohl überwiegend dadurch, daß junge Mädchen und Frauen neu erkranken. Eßverhaltensstörungen haben heute schon epidemische Ausmaße angenommen. Falls es überhaupt eine kleine Chance gibt, einer noch stärkeren Ausbreitung entgegenzuwirken, dann nur durch eine gezielte, spezielle Suchtprophylaxe. Was aber bedeutet Prophylaxe in Zusammenhang mit Eßstörungen?

Im gesellschaftlichen Bereich hieße Prophylaxe, Rollenklischees und starre Rollenzuweisungen aufzubrechen und abzubauen und politisch wie gesellschaftlich die Bedingungen dafür zu schaffen, daß Mädchen und Frauen tatsächliche Autonomie entwickeln und ihre Persönlichkeit frei entfalten können. Bis dahin ist es noch immer ein weiter Weg mit vielen Stolpersteinen.

Abgesehen von der Aufgabenstellung im gesellschaftspolitischen Rahmen gibt es eine ganze Reihe von konkreten Möglichkeiten, im familiären wie im schulischen Bereich Vorbeugung zu treiben. Es sind Möglichkeiten der Prophylaxe, die auch zur Vorbeugung gegen andere Abhängigkeiten empfohlen werden. Eine ganz entscheidende Rolle spielt, wie Eltern mit ihren Kindern umgehen.

Wer Kindern ein Gefühl seelischer Sicherheit und Geborgenheit vermittelt, wer sie ernst nimmt, anerkennt und bestätigt, gibt ihnen ein gutes Rüstzeug gegen Suchtgefahren mit. Kinder dürfen nicht unter Bedingungen aufwachsen, die ihre Selbständigkeit behindern und ihnen zu wenig Erfahrungsspielraum lassen. Sie müssen ihre Welt mit Neugier und Mut selbst erforschen und sich erobern können. Es muß möglich sein, daß sie spielen, Phantasien entwickeln und sich austoben können. Durch Erfolgserlebnisse entwickeln sie ein Selbst-Bewußtsein, ein Bewußtsein für ihre eigenen Fähigkeiten, das sie ermutigt, auch in unbekannte Regionen vorzudringen. Die Grunderfahrungen von Anerkennnung, Bestätigung und Wertschätzung durch Eltern, Freunde, Lehrer stärken ihr Selbstvertrauen.

Statt Kinder unter Erfolgszwang und Leistungsdruck zu setzen und damit zu überfordern, sollten sie in ihren Begabungen und Interessen gefördert werden. Eltern dürfen ihre Kinder nicht überbehüten; sie müssen versuchen, ihnen Lebens- und Entwicklungschancen und Perspektiven zu bieten. Kontakt und Auseinandersetzung mit Gleichaltrigen ist ebenso wichtig wie die Fähigkeit der Eltern, Grenzen zu setzen und Konflikte zu riskieren und auszutragen – das hilft dem Kind, sich für den Umgang mit seinen Mitmenschen zu orientieren. Ein Kind, das in einem gesunden emotionalen Klima aufwächst und Beständigkeit erlebt, ist besser gegen süchtiges Verhalten und Ersatzhandlungen gewappnet.

In den allgemeinen psychologischen und pädagogischen Ratschlägen darf sich aber die Suchtprophylaxe bei Eßstörungen nicht erschöpfen, denn anders als die stoffgebundenen, anerkannten Süchte haben Eßstörungen viel mit hausgemachten An- und Überforderungen zu tun: die Normierung des (weiblichen) Körpers, die Idealisierung der Schlankheit, der Diätwahn bereiten den Boden für ein gestörtes Eßverhalten und gefährden Menschen mit schwach ausgeprägtem Selbstwertgefühl, mangelnder Selbstsicherheit und anerzogener Konfliktscheu.

Soll Eßstörungen ernsthaft und wirksam vorgebeugt werden, muß schon Kindern, vor allem Mädchen, von früh an eine kritische Haltung gegenüber Werbebotschaften, Schönheitsidealen und Bildern vom Menschen vermittelt werden. Besonders auch Lehrerinnen und Erzieherinnen sind gefordert, den Schülerinnen beim Aufbau eines stabilen Selbstwertgefühls zu helfen. Gerade in seelischen und körperlichen Umbruchphasen wie in der Pubertät müssen sie die Gelegenheit haben, sich über Identitätsfragen auszutauschen. In der Gruppe mit Gleichaltrigen sollten sie die Signale und Botschaften hinterfragen, die von einem bestimmten Körperbild ausgehen und die Funktion der spezifischen Körperform ergründen. Neben der Fragestellung »Was bedeutet es, (heute) eine Frau zu sein oder zu werden?« sollte auch auf die Bedeutung und die Rolle des Essens eingegangen werden, um zu einem bewußteren Umgang mit dem Lebens-Mittel Essen zu verhelfen. Es geht um Fragen wie »Wann esse ich? Was esse ich? Warum esse ich? Welche Gefühle habe ich davor, dabei, danach? Wie esse ich?« usw. In Arbeitsgruppen können all diese Fragen auf kreative, spielerische Weise aufgegriffen werden: durch kleine Rollenspiele, mit Collagen oder Wandzeitungen, durch pantomimische Darstellung.

Prophylaxe, ob in der Familie oder in der Schule, sollte zwei große Ziele verfolgen: das Selbstwertgefühl zu entwickeln und zu stärken, und die Kritik- und Konfliktfähigkeit zu fördern. Gerade die letzten beiden Ziele aber machen aus angepaßten Konsumenten mündige, unbequeme Bürger. Manchmal scheint es fraglich, ob solche Menschen, die wissen, was sie wollen, überhaupt gesellschaftlich erwünscht sind, insbesondere dann, wenn sie weiblich sind.

4. Teil

Betroffene berichten...

... wie sie auszubrechen versuchten
... wo sie Hilfe suchten
... welche Erfahrungen sie machten
... was ihnen half
... wo sie heute stehen
... wie sie ihre Zukunft sehen

Spurensuche

Karin L., 23 Jahre, Krankheitsbeginn vor ca. 10 Jahren
verheiratet, keine Kinder
höhere Schulbildung, heute Angestellte

Im Alter von 14 Jahren begann meine Krankheit. Ich fing an – ohnehin eigentlich schon recht schlank – zu hungern. Damit hatte ich das Gefühl, von anderen bewundert zu werden, denn wenn mir jemand sagte: »Du bist zu dünn«, faßte ich das nicht als besorgte Kritik auf, sondern als Lob, dem ich immer mehr zu entsprechen versuchte. Ich wurde magerer. Dann erzählte mir eine Freundin, daß sie jemand kenne, die noch dünner sei als ich (welche Frechheit!). Dies sei aber auch kein Wunder, denn wenn sie etwas esse, würde sie anschließend erbrechen. Das war wie ein Signal für mich. Warum war ich nicht schon längst darauf gekommen? Wenn ich Hunger und Appetit hatte, konnte ich mir alle Bedürfnisse erfüllen, wurde dabei nicht dick, sondern »erleichterte« mich gleich darauf. Anfangs ging das auch sehr gut. Meine Eltern (ich stamme aus einem wohlbehütenden Elternhaus) freuten sich, daß ich wieder aß – und wie! Bis sie dann sahen, was mit mir vorging.

Irgendwann belastete mich dieser tägliche Kreislauf derartig, daß ich so nicht mehr weiterleben wollte. Ich begann wieder, genau zu kontrollieren, was ich aß und bei mir behalten durfte. Da diese Eßrationen sehr klein waren, folgte unweigerlich nach einiger Zeit wieder ein Rückfall. Dann fühlte ich mich jedesmal körperlich und seelisch äußerst schlecht. Ich wurde regelrecht depressiv und ekelte mich vor mir. Nebenbei vergrößerte sich mein Hang zum Perfektionismus und zur Leistung. Während der Schulzeit versuchte ich immer, die besten Noten zu bekommen, ohne gleich als Streber zu gelten, und hatte damit auch recht guten Erfolg. Dennoch fürchtete ich unentwegt, eine schlechte Arbeit zu schreiben, und begann immer mehr zu lernen und zu arbeiten.

Jeder Schul- oder heute jeder Stellenwechsel belastet(e) mich sehr stark. Ständig bin ich auf der Suche nach dem Sinn meines Tuns, zumal ich vor einigen Jahren schwer verunglückte und man mir immer wieder sagte: »Du hast ein zweites Leben geschenkt bekommen

– nütze es!« Doch wie paradox: für mich bedeutet das also, weiter zu hungern und zu versuchen, mich nicht vollzustopfen, um anschließend zu brechen. Doch wie schwierig das ist, merke ich jeden Tag aufs neue, denn Essen ist nun einmal lebensnotwendig. Gerade wenn ich längere Zeit nicht sehr viel gegessen habe, habe ich das Gefühl, mich von außen zu sehen – quasi als eine gespaltene Persönlichkeit. Die eine sagt mir: »Du mußt etwas essen«, die andere warnt mich und hält mich davon ab, denn das endet zwangsläufig wieder mit dem »Stierhunger« und seinen Folgen.

Vor einiger Zeit habe ich angefangen, regelmäßig einen Psychiater zu konsultieren. Ich versuche, durch die Gespräche mit ihm den eigentlichen Gründen meines Verhaltens auf die Spur zu kommen. Noch läuft die ganze Therapie mehr als Diagnose ab: Der Psychotherapeut und ich haben ein gewisses Gewicht festgelegt, das ich weder über- noch unterschreiten soll (mit einem Spielraum von 1,5 kg nach oben oder unten). Damit will er wohl erreichen, daß ich nicht in einen gefährlichen Bereich des Untergewichts komme, und ich will nicht zunehmen. Ansonsten hört er sich meine täglichen Ängste, Sorgen und Probleme an und versucht, mir zu etwas mehr Selbstbewußtsein zu verhelfen. Äußerlich wirke ich wohl ziemlich stark. Aber tief in mir sitzt eine stete Angst vor dem Versagen in allen Bereichen, im Privat- wie auch im Berufsleben.

Für mich sind die Gespräche ein großer Fortschritt, denn ich habe mich immer gegen diesen »Seelenstriptease« gesträubt. Ich bin sehr verschlossen und versuche nach außen völlig »normal« zu wirken. Niemand darf etwas von meinem seelischen Gebaren wissen. Meine Krankheit ist ein Teufelskreis, den ich durchbrechen will und muß. Dabei kann mir niemand helfen. Den Willen und die Tatkraft dazu muß ich selbst aufbringen. Die Therapie kann mich insofern dabei unterstützen, die Ursachen meines Mich-nicht-Akzeptierens zu finden (oder nehme ich mich einfach zu wichtig?)...

Zugefressene Gefühle

Dorothea F., Anfang Zwanzig, seit 7 Jahren bulimarektisch
verheiratet, zwei kleine Kinder
Abitur und der Traum, nicht mehr Hausfrau zu sein

Heute frage ich mich immer: Wie konnte es nur so weit kommen?
Wie ist es möglich, daß ich mir so viele Jahre lang selbst etwas vor-
gemacht habe; Jahre habe verstreichen lassen, ohne eigentlich zu
spüren? Spüren, Gefühle wahrnehmen, Empfindungen registrieren?
Ich merke, ich muß das erst wieder lernen, langsam und behutsam.
Ich habe jahrelang den Großteil meiner Gefühle – die Gefühle, mit
denen ich nicht umgehen konnte – einfach zugefressen. Mit Essen
betäubt. Was der Alkohol für den Alkoholiker ist, ist für mich das
Essen: ein Suchtmittel, demgegenüber ich sehr oft machtlos bin.
Durch einen Zufall kam ich auf die anfangs »geniale« Idee, daß ich
das Essen anschließend wieder erbrechen könnte. Damit hatte ich
die Lösung gefunden. Ich brauchte endlich auf nichts mehr zu verzichten und nahm doch langsam, aber sicher ab. Denn seit ich zu-
rückdenken kann, habe ich Probleme mit der Figur gehabt. In meinem Leben gab es nur das eine Problem: der aufreibende Kampf um
die Idealfigur. – Zu Anfang habe ich sehr selten erbrochen, alle paar
Wochen mal, doch das genügte schon, um diese Praktiken als Verhaltensweisen einzuschleifen. Bald schon ging es immer leichter, mit
immer weniger Aufwand, immer leiser, das häufte sich! In meinen
schlimmen Zeiten habe ich vier- und fünfmal täglich gekotzt, habe
mich am Rande des Todes gefühlt. Matt, kraftlos, leer, pervers,
ekelhaft, mich selbst nur noch verachtend und hassend. Und dies
alles in totaler Isolation.
Ich habe meine Sucht fast sechs Jahre verborgen, es nie gewagt, mich
irgendeinem Menschen anzuvertrauen. Selbst vor meinem Mann
und den Kindern habe ich dieses Doppelleben geführt. Ich habe es
nicht einmal so richtig erkannt, oder besser, ich wollte es nicht sehen, daß ich süchtig bin, daß ich immer häufiger zum Essen griff.
Wenn ich Streß, Frustration, Angst, Gefühle – auch positiver Art –
glaubte nicht aushalten zu können, dann habe ich mich mit Essen
betäubt. Meine eigentlichen Probleme, nämlich das Zusammenle-

ben mit meinem Mann, meine Situation als Mutter zweier kleiner Kinder, ohne Berufsausbildung, Orientierungslosigkeit auf allen Gebieten, das zu frühe Gebundensein, beladen mit Verantwortung – und doch selbst so sehr auf der Suche nach mir –, das alles hat mir so viel Angst gemacht, daß ich es vorgezogen habe, nur noch ein einziges Problem zu haben: meine immer schlimmer werdende Freßsucht. Ich war überzeugt, daß ich all diese Probleme erst gar nicht anzugehen brauche, solange ich nicht ein ganz normales Eßverhalten habe. Ich raubte mir dadurch jegliche Energie zum Eigentlichen, und damit ist es fast logisch, daß ich bis jetzt immer noch diese Eßpraktiken habe. Denn ich bin immer noch nicht in der Lage, Entscheidungen zu treffen, Verantwortung für mein Leben selbst zu übernehmen, Konsequenzen auch eventuell falscher Entscheidungen zu tragen. Meine Angst und mein extremes Sicherheitsbedürfnis sind noch viel zu groß.

Doch mittlerweile bin ich auf dem richtigen Weg. Ich habe angefangen, etwas gegen meine Sucht zu unternehmen, als mein Leidensdruck so groß geworden war, daß ich glaubte, es bald nicht mehr aushalten zu können. Als ich mich dem Tod und dem Leid dermaßen nahe gefühlt habe, da habe ich auf einmal auch gespürt, wie gerne ich leben möchte. Ich möchte lachen, glücklich sein, lieben und geliebt werden, aber auch Angst, Schmerzen, Wut und Verzweiflung spüren und aushalten können. Konfliktfähigkeit anstelle von Pseudo-Konfliktlosigkeit. Diese Pseudo-Konfliktlosigkeit hat mein ganzes bisheriges Leben begleitet. Ich bin bei den meisten Menschen beliebt, bin umgänglich, verträglich, man vertraut sich mir an, ich habe eine ruhige, meist ausgeglichene Ausstrahlung. Wie sehr es unter der Oberfläche brodelt, lasse ich mir nicht anmerken. Und dabei hat mich so vieles »angekotzt«. Manchmal hatte ich das Gefühl, ich kann gar nicht so viel fressen, wie ich kotzen möchte.

Der erste Schritt gegen meine Sucht war der, in eine psychologische Gesprächsgruppe zu gehen, die nach dem »Anti-Diät-Gedanken« von Susie Orbach arbeitete. Dort habe ich gelernt, über meine vermeintliche Perversion zu sprechen. Allerdings war ich sehr ungeduldig mit mir. Ich wollte nicht Monate oder gar Jahre warten müssen, bis die psychische Veränderung auch das Eßverhalten ändern würde. Ich wollte unbedingt die Symptomatik beseitigen – so schnell wie möglich, und habe dann auch einen Arzt entdeckt, der dies durch Ohr-Akupunktur möglich machen wollte. Doch so leicht läßt sich mein Körper nicht betrügen. Er hat die drei Nadeln, die drei Wochen im Ohr bleiben sollten, nach einigen Tagen abgestoßen, und auch ein zweites Stechen hatte keinen Erfolg. Heute bin ich sehr froh darüber, denn ich bin überzeugt, daß eine Symptomverschiebung eingetreten wäre. Meine Problematik ist nicht das Essen. Das Essen ist nur die Ausdrucksebene. Ich muß an die Gründe für mein Suchtverhalten gehen und meine Energie nicht auf die Symptombeseitigung verwenden.

Nach einem Umzug konnte ich die Gruppentreffen nicht mehr besuchen. Durch Zufall bin ich dann an meinem neuen Wohnort auf eine Anzeige gestoßen, die zu den Meetings der OA (Overeaters Anonymous) einlud. Zu diesen Meetings gehe ich nun regelmäßig, und mit Hilfe der Gruppe und den Freunden, die ich dort fand, komme ich immer weiter auf dem Weg zu mir. Ich lebe nicht mit dem Programm der OA, aber ich ziehe mir das heraus, was für mich wichtig ist. Was ich an der OA so mag, sind zum einen die speziellen Leute, die mir persönlich durch ihr Erleben vieles vermitteln, und zum anderen ist es die liebevolle Atmosphäre, dieses Sich-Wärme-Geben. Ich will endlich spüren und leben, und je mehr ich das Gefühl habe, zu leben, um so weniger fresse ich. Ich habe mich schon viel zu lange dem Leben entzogen und mich statt dessen mit Essen betäubt. Ich habe den Hunger nach Zärtlichkeit und Geborgenheit, Anerkennung und Wärme mit Essen zu stillen versucht. Ich beginne, meine wirklichen Probleme klarer zu sehen, und versuche, mich ihnen zu stellen. Ich weiß, daß ich Schwierigkeiten habe, mich zu akzeptieren oder gar zu lieben. Ich kann meine Leistungen nicht anerkennen, sehe nur meine Schwächen, das, was ich nicht geleistet habe, wo ich versagt habe...

Ich möchte dahin kommen, daß ich mir sagen kann: ich bin eine liebenswerte Frau, ich nehme meine Bedürfnisse ernst, ich kann mich auch mit meinen Schwächen akzeptieren, ich mißtraue meinem Wohlbefinden nicht. Ich muß gesunden Egoismus mit Blick für die Umwelt entwickeln, da ich sonst nie davon wegkommen werde, mich mißbraucht, ausgenutzt und benutzt zu fühlen und mir dann das Essen als Ersatz, Trost und Belohnung genehmige. Ich habe aufgehört, mein Symptom krampfhaft zu bekämpfen, und merke, je gelassener ich an die Sache herangehe, um so unproblematischer wird sie. Heute bin ich trotz allem Leid froh, daß ich das alles so erlebt habe. Ich sehe mein Erleben als Chance für mich, mein Symptom als Zwang zur Ehrlichkeit mit mir selbst. Es zwingt mich immer wieder unbestechlich, die Augen zu öffnen, da, wo es in meinem Leben nicht in Ordnung ist. In diesem Prozeß komme ich immer wieder an Punkte, wo ich nicht mehr weiterkomme, wo ich mich im Kreise drehe. Aber ich bin mittlerweise so neugierig auf mich geworden, auf das, was alles in mir schlummert, daß ich beschlossen habe, eine Psychoanalyse zu machen. Ich hoffe, daß diese Kombination von Analyse einerseits und Gruppengesprächen andererseits eines Tages das Fressen vollends überflüssig machen wird.

Eß-Sucht – eine Nervensache?

Luzia N., Mitte Dreißig, eßsüchtig seit 17 Jahren
verheiratet, Mutter zweier halbwüchsiger Kinder
mittlere Reife, Hausfrau, Mutter, Halbtags-Jobberin

Wegen meiner Eß-Brechsucht ging ich als erstes zu einem Heilpraktiker. Er meinte, ich hätte einfach einen zu guten Appetit. Die Akupunkturnadeln, die ich mir von ihm stechen ließ, halfen nur das erste Mal. Vor einem halben Jahr versuchte ich es bei einem anderen Heilpraktiker. Wiederum ließ ich mir Akupunkturnadeln setzen. Aber diese schlugen genau in die andere Richtung: Ich bekam immer noch mehr Hunger. Nach jeder Behandlung war ich gut ein Kilo schwerer. Außerdem, meinte dieser Mann, gehöre an eine Frau doch was ran, und zu dick sei ich doch wirklich nicht. Dann gab er mir noch den Rat, ich solle mir einen Hausfreund zulegen. So einfach wäre damit dem Überessen abzuhelfen! – Nun, ich bin seit fast 14 Jahren glücklich verheiratet. Den Heilpraktiker habe ich nicht wieder aufgesucht.

Vor knapp vier Monaten begann ich die Behandlung bei einem Nervenarzt. Dieser Arzt nimmt sich sehr viel Zeit, hört mir zu, schreibt auf, fragt nach bestimmten Begebenheiten usw. Allerdings hat er mir Medikamente verordnet (Anm.: Es handelt sich um ein Antidepressivum auf rein pflanzlicher Basis und um Kapseln zur biologischen Serotonin-Substitution). Die Vorstellung, Pillen schlucken zu sollen, begeisterte mich nicht gerade. Einige Wochen sperrte ich mich gegen die Einnahme. Da bekam ich wieder Depressionen und gleichzeitig oft Eßanfälle.

Jetzt nehme ich die Medikamente, und es geht wieder besser. Zu der Behandlung gehört außerdem Hypnose. Das mit der Hypnose habe ich mir ganz anders vorgestellt. Kein Hokuspokus, nichts Geheimnisvolles! Ruheübungen nennt das der Arzt. Das Überfressen hat er in den Sitzungen nicht mehr erwähnt. Ich hatte erwartet, er würde mir suggerieren, ich sei nicht hungrig oder ähnliches.

Ich bin mir noch nicht klar, was zuerst da war: die Sucht oder die Depression. Es ist alles noch so unklar, so verworren. Der Arzt stellt immer die Depression in den Vordergrund. Die Eßanfälle scheinen Nebensache. Trotzdem zeigt er wenigstens Verständnis dafür. – Das meiste muß der Patient mitbringen, sagte er, er kann mich zwar mit den Hypnosen unterstützen – arbeiten an mir müßte ich allein.

Mit meinem Mann kann ich übrigens offen über das »Thema« reden. Er versucht, mich zu trösten. Helfen kann er mir auch nicht, was ihn oft traurig macht. Die ganze Problematik der Sucht hat er wohl noch nicht erfaßt. Er kann die Angst nicht verstehen (auch der Arzt nicht), die ich vor diesen Eßanfällen habe. Die Angst, dem Essen ausgeliefert zu sein und nicht aufhören zu können. Im großen und ganzen jedoch geht es mir viel besser als noch vor einem halben Jahr. Auch die Gespräche, die ich inzwischen mit anderen Betroffenen führte, haben mir sehr gutgetan. Ob ich meine jetzige Verfassung den Tabletten oder der kurzen Behandlung beim Nervenarzt zu verdanken habe, weiß ich nicht. Auf jeden Fall denke ich nicht ständig ans Essen und stehe auch nicht unter diesem Diätzwang. Es bleibt noch viel zu tun auf dem Weg zur Heilung, das ist mir klar. Aber immerhin bin ich einen großen Schritt vorwärts gekommen.

Liebeshungrig

Jaqueline K., 34 Jahre, eß-brechsüchtig seit 13 Jahren
geschieden, alleinlebend mit kleinem Töchterchen
Abitur im 2. Bildungsweg, heute Arzthelferin

Essen ist und bleibt ein sinnliches Vergnügen für mich. Da ich dazu
neige, die Dinge im Leben allzu schön zu sehen, habe ich mich nach
Enttäuschungen meist ins Essen gestürzt. Zuerst war da die Schei-
dung meiner Eltern, dann die Ungewißheit bei meinem Freund
(man wußte nie, woran man war), später das Zusammenleben mit
meinem Ehemann – einem schönen, erfolgreichen Mann. Ich him-
melte meinen Mann an, immer darauf bedacht, ihm gleich – schön,
erfolgreich, im Mittelpunkt – zu sein. Leider waren da meine
Sinnesfreuden im Weg. Sogar mein Verlangen nach Liebe wurde
benützt. Ich war regelrecht geblendet von meinem Mann, der es gut
verstand, meine Weichheit und meine Liebesbeziehungen zu benüt-
zen. Ich konnte mich nicht wehren, ich wollte es auch nicht. Ich
wollte schlank sein – für ihn – auch für mich. Er nörgelte ständig an
den Figuren anderer herum. Während ich ihn anhimmelte, wie
schön und gut er gebaut sei, litt ich immer mehr darunter, daß mein
Gewicht ständig schwankte. Kam er nicht nach Hause, wie sehr oft,
er betrog mich, mußte ich etwas essen – ohne Genuß. Gierig kochte
ich mir irgend etwas, Hauptsache, es hatte Geschmack. War ich voll,
stopfte ich mich noch voller und übergab mich dann auf der Toilette.
Es war zum Kotzen – immer betrogen zu werden. Ich hatte nur
Ahnungen, wollte es nicht wahrhaben. Ich brauchte eine vorübergehende Befriedigung. Ich habe mich so daran gewöhnt, den Dingen
nicht ins Auge zu sehen. Noch heute bin ich krank, und meine Schei-
dung läuft schon seit zwei Jahren. Ich sprach mit meiner Hausärztin,
die mich irgendwie nicht ernst nahm, besuchte einen Therapeuten,
ging in eine psychosomatische Klinik mit Gruppentherapie. Das
Ganze war gut für mich, aber es fehlte mir an Durchhaltevermögen.
Daran fehlt es mir auch heute noch.
Seit zwei Jahren besuche ich eine Gruppentherapie, durch die ich
endlich gelernt habe, an mich zu denken, die Dinge so zu sehen, wie
sie sind. Meine Hemmungen anderen gegenüber sind geblieben.

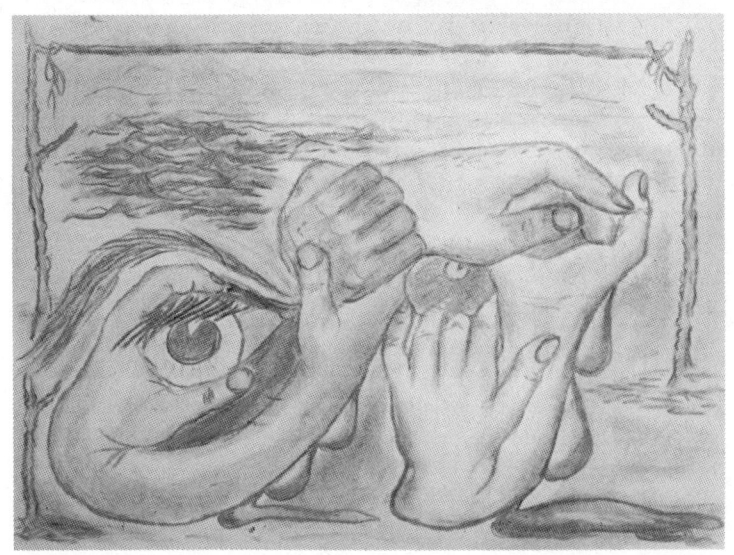

Aber ich weiß, was ich will und was ich nicht will: Die Liebe steht in meinem Leben im Vordergrund, und damit ist auch für mich die Figur wichtig. Ich möchte den Männern gefallen. Aber die Angst, nicht zu gefallen, treibt mich ständig in den Teufelskreis. Hungern, essen, ausspucken. Nur nicht dick werden. Ich hasse Fett. Bin ich etwas zu dick, verliere ich an allen Dingen die Freude. Jeden Tag sage ich mir, das ist doch nicht normal. Meine Gedanken kreisen um das Fett, und alles andere verliert an Bedeutung. Ich, wo ich am Leben, an der Liebe, an der Arbeit so hänge, bin beherrscht vom Essen. Der Gedanke ist schrecklich für mich. Sowie ich alleine bin, mich einsam fühle, fängt die Kotzerei an. Ich will geliebt werden und weiß, daß ich viel geben kann. Für mich wäre es schlimm, vielleicht wieder an den Falschen zu geraten, obwohl ich auch mal Sexualität allein annehmen kann. Meine Sehnsüchte liegen in der Familie. Ich hatte eine schöne Kindheit, und das Alleinsein fällt mir schwer. Ich gehöre nicht zu den Karrierefrauen, obwohl ich einen gewissen Druck von Arbeit brauche und auch mit Weiterbildung meine Sicherheit wiederherstellen will.

In der Gruppentherapie habe ich gelernt, meine Bedürfnisse zu sehen. Aber die Dinge wirklich durchzusetzen – ich will ja niemandem weh tun –, fällt mir heute noch schwer.

Ich war ein beliebtes Kind, und das möchte ich auch heute noch sein. Erlebe ich Enttäuschungen, Einsamkeit, Leere, so gibt es für mich nur noch das Essen und die Kotzerei, um nicht dick zu werden. Nur, um nicht dick zu werden. Danach sage ich mir, wie sinnlos das ist, wie verrückt. Es gibt tausend andere Alternativen, unbequemere, aber bessere.

Ich brauche eine tiefe Zuneigung, um Leben zu spüren. Habe ich diese nicht, verfalle ich in alte Gewohnheiten. Ich bin ungeduldig, auf der Suche, vielleicht sogar jetzt auf dem richtigen Weg. Aber meine Ungeduld legt mir Steine in den Weg (oder Essen). Ich verschwende mich. Die Gruppentherapie zeigt mir, wie schnell ich an anderen Menschen hänge. Ich habe totales Vertrauen und kann alles sagen. Ich brauche wirklich lange, bis ich die Dinge richtig einschätzen kann – eben, weil ich die Neigung habe, alles zu gut zu sehen. In der Gruppe haben die Patienten andere Symptome bzw. andere Neurosen. Dennoch will ich weiterhin in die Gruppe – auch wenn sich nichts geändert hat zwischen dem Leben mit ständigen Höhen und Tiefen, am Teufelskreis.

Glaube an die Heilung

Jutta M., Mitte Zwanzig, akut süchtig seit vier Jahren
ledig, keine Kinder
Volksschulbildung, Arbeit als Kindergärtnerin

Mit meiner Sucht lebe ich seit über vier Jahren. Angefangen hat es damit, daß ich von einer Bekannten erfuhr, daß sie nach zu vielem Essen »einfach« die Toilette aufsuchte und sich übergab. Da meine Leidenschaft Süßigkeiten waren und ich bei schlechter Laune und Langeweile Heißhunger entwickelte, eignete ich mir diese Gewohnheit an. Leider wußte ich von den schwerwiegenden Folgen nichts, dachte auch nicht weiter darüber nach. Viel zu spät erst merkte ich, in welchem Teufelskreis ich mich befand – vier Jahre brauchte ich, bis es mir wirklich bewußt wurde, daß ich ungewollt abhängig von meinem Eßverhalten war. Es tauchten zunehmende Depressionen auf, ich versuchte mit größter Verzweiflung, mit Ängsten und Zwängen diesem selbstzerstörerischen Kreislauf ein Ende zu setzen. Auf die verschiedensten Arten suchte ich nach einer Lösung. Im religiösen Glauben, bei einem Kurs für positive Lebenseinstellung, und durch lebensbejahende und psychologische Bücher versuchte ich mir zu helfen, aber meiner Umwelt verheimlichte ich meine krankhafte Sucht. Bis ich eines Tages in einer Illustrierten erstmals über die Sucht etwas las. Das Gefühl, ich bin nicht allein mit meinem Leiden, half mir auch endlich zu dem Schritt, das einigen Freunden anzuvertrauen, was mich schon lange beschäftigte.

Nun habe ich den festen Glauben, daß ich auf dem besten Weg zur Heilung meiner Sucht bin. Ich vergleiche es mit einem kleinen Korn, das gesät wurde und jetzt nur noch wachsen kann. Die schöne und ermutigende Erfahrung, zuverlässige Freunde zu haben, die mich mit meiner Sucht verstehen, half mir, meine Sucht nicht als etwas Böses zu sehen, sondern mit ihr umzugehen. Im Gegensatz zu früher habe ich enorme Fortschritte gemacht. Mein Eßverhalten habe ich viel mehr unter Kontrolle, und ich breche jetzt viel seltener. Ich versuche auch, bewußter zu leben, stehe morgens frühzeitig auf, mache Atemübungen und überlege mir meinen Tagesablauf, auch, was ich essen möchte. Dabei beachte ich jetzt auch sehr, daß ich alles, was ich esse, lange und ausgiebig im Mund durchkaue, damit ich nicht mehr – wie gewohnt – das Essen herunterschlinge. Außerdem habe ich das Gefühl, ich kann das Essen wieder genießen, und auch meine Verdauung funktioniert wieder.

Für meine Zukunft schmiede ich mit Freude wieder schöne Pläne und setze mir erreichbare Ziele, auf die ich mich freuen kann und die mir einen zufriedenstellenden Inhalt geben. Es ist jetzt für mich sehr wichtig, daß ich mich selbst nicht aufgebe. Ich muß mir selber helfen. Ich resigniere nicht, wenn ich wieder mal breche, denn das war gerade das Grundfalsche. Früher habe ich mich und meine Sucht verdammt, wenn ich die Beherrschung verloren habe. Es wurde dadurch noch schlimmer, daß ich mich enttäuscht hatte, nicht durchhalten konnte, keine Geduld mit mir hatte und mich selber aufgab.

Heute sage ich, gut ist es nicht, frage mich aber, warum ich gebrochen habe, und schreibe mir auch auf, wie ich mich im Moment danach fühle. Später lese ich es durch und mache mir meine Gedanken darüber. Ich lasse es nicht mehr in meinem Unterbewußtsein wühlen. All dies kostet nach einem »Ausrutscher« Überwindung, Geduld und Zeit. Aber ich möchte ja frei werden, und da mir geholfen wird, muß ich auch etwas dafür tun. – Süßigkeiten kann ich in meiner Wohnung wieder aufbewahren, ohne daß ich mich gleich gierig darüber hermachen muß. Bei meinem langsamen Weg zur Besserung bemerkte ich, daß ich beginne, mich wieder zu mögen, daß mein Selbstwertgefühl wieder wächst, ich auch gelassener bin, überhaupt mich mehr freuen kann, ohne mit Ängsten und blockierenden Gedanken gehemmt zu sein wie früher. Auch meine Selbstmordgedanken habe ich nicht mehr. Meine jetzige Lebenseinstellung basiert auf dem festen Glauben, es zu schaffen. Ich werde mich nie mehr aufgeben, ich kann mich zum Guten wenden und werde an allem etwas Gutes finden. Auch an der Sucht – beispielsweise habe ich die Erfahrung gemacht, was es heißt, von etwas abhängig zu sein, ohne es zu wollen. Ich kann mich jetzt auch in die Lage von vielen Suchtabhängigen versetzen. Wenn man sich aufgibt, gibt es wirklich keine Hilfe mehr, auch nicht vom besten Arzt oder Helfer.

Ich werde den Beruf wechseln, mein Alter sehe ich nicht mehr als Hindernis. Ich sage mir, lieber etwas Neues anfangen, als unzufrieden im Alten weiterleben, ohne etwas dagegen zu tun – wartend und hoffend im Glauben, es ergibt sich schon was. Meine große Überzeugung ist, alles hat sein Gutes und anzukämpfen gegen sich selber ist ein harter Kampf – dabei zu gewinnen ist der schönste Sieg.

Langsam leben lernen

Heidemarie G., 30 Jahre, seit ihrem 15. Lebensjahr eß-brechsüchtig
ledig, aber fest liiert, keine Kinder
Realschulabschluß, heute Sekretärin

Ich habe es geschafft – nach 15 Jahren Bulimarexie –, dieses Eß-
Brech-Symptom zu unterbrechen. Ich habe einfach irgendwann mal
aufgehört. Ich habe mir bewiesen, daß ich das kann. Grundlage des
Aufhörens war die Erkenntnis, daß ich kein Einzelfall bin, daß ich
eben mit meinem Problem nicht allein bin, und daß ich hier unbedingt aus diesem Teufelskreis raus wollte, nur schaffte ich den Ausstieg nie. Ich lebte früher in dem Bewußtsein: Hier kommst du eh'
nie raus, du bist verdammt, so zu leben. Heute weiß ich, wie ich
gedacht habe: negativ und selbstzerstörerisch, mit einem gewissen
Hochmut gegenüber meiner Umwelt: »Ihr habt nicht mein Problem, also laßt mich mit meinem Problem in Ruhe; ihr könnt mir
sowieso nicht helfen, mich verstehn.« Wie kann mich auch jemand
verstehen, wenn ich nicht rede? Und dann plötzlich hatte ich die
Chance zu reden – eben als ich erfuhr, ich bin hier nicht allein. An
dem Abend, als ich erstmalig nach dieser langen Zeit mit jemandem
sprach, der auch einmal unter Bulimarexie gelitten und es dann geschafft hatte, auszusteigen, dachte ich: Das kannst du auch! Und ich
konnte. Ich hörte auf. Dieses Aufhören verlief zumindest vier Wochen lang sehr euphorisch, denn ich konnte zum ersten Mal sagen:
Ich kann aufhören. Ich muß (wenn ich das nicht will) nicht mehr in
diesem Teufelskreis leben. »Du hast aufgehört, du kannst aufhören!« Diese Erkenntnis allein war ein ganz großes Erlebnis für mich.
Es geht!
Ich habe in dieser Zeit Kontakte zu Frauen, zu Betroffenen, gesucht, gefunden und ausgebaut. Wir haben über unsere Probleme
geredet. *Wir* hatten ein Problem, nicht ich allein. Irgendwann hörte
die Euphorie auf. Ich hatte während der euphorischen Phase alles
gegessen (und im Magen behalten), was ich gern wollte, kreuz und
quer, wie es gerade kam. Der »Erfolg« blieb nicht aus – ich nahm zu.
Mir paßten meine Hosen und Röcke, die nun mal im Schrank hin-

gen, nicht mehr: Ich wurde »fett«! (Und das mit 1,65 m/50 kg). Ich fühlte mich unwohl, zu fett. Und da habe ich erstmalig festgestellt, daß ich mich mit diesem Denken bestrafen will, und eigentlich will ich das ja wiederum gar nicht. Ich möchte mich doch irgendwie mögen! Und habe mich immer wieder unbewußt fertiggemacht. Ich wollte es so. Heute ist es mir klar, und ich versuche, mich aus meinem Negativ-Denken herauszukatapultieren.

Als meine damalige Euphorie vorbei war, fing ich wieder an zu kotzen. Genauso wie vorher und dachte: Jetzt bist du wieder voll drin! Ich war drei Wochen lang unheimlich deprimiert, fertig, kaputt, machte mir Vorwürfe: Jetzt bist du erst ausgestiegen, und nun bist du wieder dran. Und irgendwann, eines Abends, fiel plötzlich der Groschen. Mir wurde klar, daß ich niemals von einer Sucht wegkomme, wenn ich mich mit Themen wie Diät und Abnehmen, Kalorienzählen und dergleichen beschäftige. Nach dieser Erkenntnis habe ich in relativ kurzer Zeit ein neues Thema für mich gefunden: mich. Mein Verhalten und dies auch ganz besonders im Hinblick auf mein soziales Umfeld. Ich habe mir klargemacht, daß die wenigen Freunde und Bekannten, die ich habe, manchmal ganz schön viel einstecken mußten, wenn ich wieder mal meine Aggressionsanfälle hatte. Es wundert mich heute wirklich, daß ich überhaupt noch Leute kenne. Ich kannte mich schon lange nicht mehr. Aber ich lerne mich jetzt wieder kennen.

Ich habe früher immer aus Mücken Elefanten gemacht, habe mir immer wieder Gründe für mein aggressives Verhalten geschaffen, habe auch damals an diese Gründe geglaubt – ich brauchte sie ja, um mich zu rechtfertigen. Wenn ich heute ein Problem habe, dann bespreche ich es mit jemand und höre mir dessen Meinung an, ich reagiere nicht mehr kopflos (»immer ich!«), sondern versuche, an Tatsachen, die nun mal nicht zu ändern sind, gelassen 'ranzugehen und einen Lösungsweg zu finden. Über kleine Probleme kann ich mich heute nicht mehr aufregen. Ich freue mich über mein positives Leben und halte es auch für sehr wichtig, jemanden zu haben, mit dem man über seine Lernschritte sprechen kann, der sich mit mir über meine Fortschritte freut, der mir durch sein Verhalten zeigt, daß ich auf dem richtigen Wege bin. Dadurch hat man viel Kraft und Lust, weiter an sich zu arbeiten. So ganz nebenbei fällt mir dann ab und zu auf, daß ich immer seltener ans Essen denke, die Eß-Brechanfälle werden immer weniger. Ich versuche auch nicht, sie zu bekämpfen, schließlich kann und darf ich nicht erwarten, daß 15jähriges Suchtverhalten in drei Tagen begraben werden kann. Als ich damals erstmalig aufhörte, hatte ich die Erwartungshaltung: so, du hast es geschafft, das passiert dir *nie* wieder. Es ist klar, die Erkenntnis, einfach aufhören zu können, ist unheimlich faszinierend, es war toll, daß man überhaupt aufhören *kann*. Mehr dachte ich seinerzeit nicht – und wurde rückfällig. Der Rückfall hat mir sehr geholfen, es war für mich der erste Schritt zum Sich-ändern-Lernen. Und man kann sich ändern, wenn man es nur will. Negative Verhaltensweisen sind nicht angeboren, sondern erlernt. Wichtig ist erst mal, daß man sich diese Verhaltensweisen bewußtmacht und dann versucht, neues Verhalten zu finden, zu lernen und damit sein »falsches« Verhalten überdeckt. Ohne euphorisch zu sein, fühle ich mich heute sehr wohl und stark, und die Stärke gibt mir die Kraft, immer mehr für mich Positives lernen zu wollen. Aber ich setze mich dabei nicht unter Druck, ich lasse mir Zeit, meine neuen Erfahrungen zu verarbeiten. – Ich will mich ja nicht schon wieder fertigmachen!

»Nur« eine Frau?

Erna V., Anfang Vierzig, gestörtes Eßverhalten seit dem 18. Lebensjahr
verwitwet, 1 Kind (verstorben)
Abitur, Studium, heute selbständige Geschäftsfrau

So richtig enorme Ausmaße hat meine Freßsucht angenommen, als ich das Rauchen aufgab. In dieser Zeit »entdeckte« ich auch die Technik, Erbrechen herbeiführen zu können, und schämte mich entsetzlich dafür.
Tagsüber kann ich nicht verstehen, wie ich so unglaubliche Mengen verschlingen kann: bis zu vier Gläser Nutella, plus bis zu 25 Teilchen, ganze Torten und ganze Brote, gierig gestopft und oft unter großen Anstrengungen wieder herausgewürgt. Diese Freßgier, die auch heute noch unvermindert andauert, wurde lediglich durch ein

halbes Jahr unterbrochen, in dem ich zu den Weight Watchers ging. Solange ich im Diätplan war, lief alles wunderbar, und ich glaubte mich geheilt. Die Schwierigkeiten fingen wieder an, als ich auf normales Essen umsteigen sollte. Immer öfter überkam mich der Nutella-/Kuchen-Heißhunger, immer öfter ließ ich wegen dieser Anfälle tagsüber Essen ausfallen, mit der Folge, daß die verschlungenen Mengen abends immer größer wurden.

Längst habe ich auch das Rauchen wieder angefangen. Da dies nun über Jahre schon so geht, sind inzwischen auch gesundheitliche Schäden feststellbar, insbesondere bei Magen und Darm sowie Kreislauf.

Viel schlimmer aber ist die psychische Belastung. Ich finde mich selbst abnorm, kapsele mich ab und werde immer depressiver. Mein Verhalten nimmt immer mehr schizophrene Züge an. Tagsüber im Beruf und bei privaten Unternehmungen spiele ich meine Rolle, um mich anschließend in das fressende und kotzende Monster zu verwandeln. Wieviel Lügen, wieviel »anständige« Krankheiten ich schon erfunden habe, um meine Sucht zu kaschieren, wieviel Positives habe ich schon wegen meiner Sucht geopfert! Der psychische Druck ist etwas abgemildert, seit ich bei einer Psychotherapeutin offen über mein Problem sprechen kann.

Eine große Enttäuschung war für mich eine OA-Gruppe. Overeaters Anonymous stellte ich mir als Gruppe von Eßsüchtigen vor, die sich gemeinsam abstinent halten, wobei Rückfälle natürlich vorkommen. Meine Hoffnungen brachen abrupt zusammen, als ich nach der ersten Gruppensitzung im anschließenden Gespräch erfuhr, daß so gut wie alle nach wie vor akut freß- und kotzsüchtig oder nach wie vor akut magersüchtig sind – beides wird zusammen angegangen. Die Gruppe besteht seit rund zwei Jahren mit wechselnden Zu- und Abgängen, aber einer Reihe von Stamm-Mitgliedern. Da sitzt du am Tisch, und es werden dir die »12 Schritte« vorgelesen wie aus der Bibel. Da dachtest du, du erfährst was, so eine Art Programm zum Überwinden der Sucht à la Nichtrauchertraining. Mitnichten. Sie kommen mir eher vor wie eine Gemeinschaft, die auf einen »Guru« fixiert ist. Ich fühle mich da nicht zugehörig.

Warum ich eigentlich süchtig bin, kann ich, glaube ich, sehr gut erklären. Meine Grundhaltung ist passiv und schuldbeladen. Bei anderen spiele ich jedoch immer eine optimistische und aktive Rolle.

Im Inneren habe ich die alte Frauenrolle angenommen, leben tue ich sie aber genau nicht. Im Gegenteil glaube ich von mir behaupten zu können, daß ich ziemlich aktiv einen gleichberechtigten Part einnehme. Dennoch fühle ich mich minderwertig, weil ich keine Kinder großgezogen habe. Hinzu kommt sicher meine negative Erfahrung aus der frühen Kindheit, in der ich eben nicht die Bestätigung erhielt, daß ich um meiner selbst willen geliebt werde. Also habe ich mich bemüht, witziger und einfallsreicher als andere zu sein, um so Freunde zu gewinnen. Ich glaube, ich bin bis heute nicht in der Lage, mich so zu geben, wie ich bin, sondern versuche immer etwas zu bieten, und das muß auch noch immer wieder etwas Neues sein. Daß das einfach unmöglich ist, weiß ich selber und kann es doch nicht ändern. Ein weiterer entscheidender Faktor ist gewiß auch meine katholische Erziehung, von der ich mich immer noch nicht ganz befreien konnte.

Fazit: Ich akzeptiere mich nicht, aber ich bin auch nicht bereit, für ein besseres Ich zu kämpfen. Ich habe es nicht gelernt, mir langfristige Ziele zu setzen. Ich habe immer alles genommen, wie es kommt, mich darin eingerichtet, zum Teil nicht einmal so übel. Mir ist beruflich immer alles eher leichtgefallen.

Für eine wesentliche Verschlimmerung halte ich das gesellschaftliche Klischee, daß Frauen attraktiv und schlank sein müssen. Wenn Frauen ebenso wie Männer als Menschen akzeptiert würden, egal ob sie dick oder dünn, alt oder jung, schön oder weniger schön sind, würde ich mich nicht als derartiges Monster erleben und könnte Völlerei als normales Übel akzeptieren, das es ja im Mittelalter wohl noch war.

Wohlbefinden tanken

Petra St., 27 Jahre, seit 12 Jahren bulimarektisch
ledig, fester Freund
arbeitslose Floristin

Mit 15 Jahren hat alles begonnen. Inzwischen bin ich so extrem eßsüchtig, daß ich mir manchmal mehrmals am Tag den Bauch so voll-
schlage, daß ich aussehe, als wäre ich im 7. Monat. Erst im Alter von
21 Jahren vertraute ich mich unserem Hausarzt an und berichtete
ihm über die Ausmaße meiner Sucht. Dieser Arzt mußte jedoch
nach kurzer Zeit feststellen, daß es nicht im Bereich seiner Möglichkeiten lag, mir zu helfen. Durch einen Facharzt für Neurologie
und Psychiatrie wurde ich schließlich in eine psychosomatische Klinik eingewiesen, über die ich vorher so gut wie gar nichts wußte.
Völlig klar war mir im Grunde nur eins: Ich hatte mit einem Aufenthalt von etwa drei Monaten zu rechnen. Nie hätte ich es damals für
möglich gehalten, daß ich mich nach sechs Monaten mit Händen
und Füßen gegen eine Entlassung sträuben würde. Und das nicht,
weil ich von der Therapie begeistert war, sondern weil ich vom ersten Tag in der Klinik an wie umgewandelt war und das halbe Jahr
wie einen aktiven Erholungsurlaub von meinem unausgeglichenen
Ich genoß. Nie war ich in den letzten Jahren so ausgelassen und
unbeschwert fröhlich, nie habe ich den Frühling und die Natur so
intensiv empfunden wie in diesem Jahr. Dazu hat die Klinik nicht
unmaßgeblich beigetragen, und zwar durch eine Bestimmung, die
besagte, daß man in den ersten vier Wochen gar nicht, von da an
jedes zweite Wochenende nach Hause fahren konnte, und durch den
Therapeuten, der mich in meinem Bestreben, Bekannte und Verwandte fernzuhalten, voll unterstützte. Ansonsten bin ich von der
Klinik sehr enttäuscht und davon überzeugt, daß sie von vornherein
für mich ungeeignet war.
Im Klinikgebäude gehörte ich zu den Glücklichen (?), die ein Zimmer mit eigenem Waschbecken und WC hatten. Dieser Umstand
ermöglichte mir den fraglichen Genuß, meiner Freßsucht voll und
ganz zu frönen. Mein Kleiderschrank enthielt nur zur Hälfte Klei-
der, die andere wurde von Fressalien ausgefüllt. Da die Mahlzeiten

ziemlich reichlich ausfielen und sich lediglich zwei zweitere Bulima-rektikerinnen auf unserer Station befanden, die übrigen Patienten sich der Figur zuliebe mit dem Essen zurückhielten, blieb in der Regel einiges übrig, und es bürgerte sich ein, daß diese Zusatzratio-nen uns Freßsüchtigen angeboten wurden. Wahrscheinlich ist nie-mandem bewußt gewesen, daß der gute Appetit von uns dreien un-weigerlich mit dem anschließenden Gang zur Toilette gekoppelt war.

Ich wurde für Entspannungstraining, Einzel- und Musiktherapie eingeteilt. Als ich nach zwei Einzeltherapiestunden den Einwand äußerte, ich hielte für mich die Gruppe für erfolgversprechender, meinte man dazu nur, das hätte ich mir früher überlegen müssen. Mein frühzeitiger Wunsch nach Bewegungs- statt Musiktherapie wurde mit der Begründung abgelehnt, man hätte mich dafür nun mal nicht vorgesehen. Ich vermute, mit solchen Absagen wollte man uns lehren, unsere Wünsche klar zu erkennen, deutlich zu äußern und konsequent zu vertreten und durchzusetzen. Bei mir ist es wohl an der Konsequenz gescheitert. Auch ist mir nicht ein einziger Fall bekannt, wo die Bemühungen eines Patienten durch ein Erfolgser-lebnis gekrönt gewesen wären. Und nur aus lauter Trotz und Enttäu-schung darüber habe ich einmal meinen Kopf gegen den Druck von oben durchgesetzt. Es ist das erste und bisher auch letzte Mal gewe-sen, daß ich mich bewußt unbeliebt gemacht habe, ohne auch nur einen Hauch von Unbehagen zu empfinden.

Der Stein des Anstoßes war der Stationsarzt, den ich nach fünfmona-tigem Aufenthalt in der Klinik erstmals zu Gesicht bekam. Er schien sich in den Kopf gesetzt zu haben, durch psychologischen Druck alle Langschläfer und Bewegungsfaule zur Morgengymnastik treiben zu müssen. Ich habe hier die Gelegenheit gesehen, all meine Wut und Enttäuschung über die Therapie und die mangelhafte ärztliche Be-treuung loszuwerden, und erklärte ganz offen, daß ich diese »sport-lichen Stunden« in überfüllten, schlecht gelüfteten Räumen für eine einzige lächerliche Hopserei hielte, und daß ich meine Spaziergänge durch die herrlichen Wälder und die Wettläufe mit dem Schäfer-hund, den ich tagtäglich ausführte, für eine weitaus wertvollere sportliche Betätigung hielte. Dem hatte der Arzt nichts mehr entge-genzusetzen. Ganz nebenbei, die schönsten Stunden in diesen sechs Monaten verbrachte ich mit diesem Hund. Es ist selten geworden,

daß ich herzhaft lache, aber über den verspielten, übermütigen Kerl
hätte ich mich vor Lachen ausschütten können. – Zu meinem Wo-
chen-Stundenplan gehörten – wie erwähnt – Einzel- und Musiktherapie (wöchentlich je zwei. Einzelstunden), außerdem Entspannungstraining, feste Termine wie die »große Runde«, die »kleine
Runde«, Visiten und Wiegen. Massage wurde auf Antrag verordnet,
alles übrige wie zum Beispiel Kneippen war auf freiwilliger Basis.
Auch die Freizeitbeschäftigung blieb der Lust und Phantasie des
einzelnen überlassen.

Leider halte ich die positiven Erfahrungen in dem halben Jahr nur zu
einem sehr geringen Teil für ein Verdienst der Klinik. Jetzt, wo
ich wieder in der alten Umgebung bin, merke ich, daß ich so gut wie
nichts davon in mein Alltagsleben habe hinüberretten können –
ebenso wie die meisten anderen ehemaligen Patienten, die z. T. zum
zweiten und dritten Mal die Klinik aufsuchen mußten. Trotzdem,
wenn mir das Dach auf den Kopf zu fallen droht, ich mich kraftlos
und entmutigt fühle, dann fahre ich wieder zu dieser Klinik, besuche einen verrückten Schäferhund namens Arco und tanke Wohlbefinden. Und lasse Klinik Klinik sein...

Leidensweg

Elfriede H., Anfang Zwanzig, Bulimarexie seit drei Jahren
verheiratet, keine Kinder
Abitur, Fotografenlehre

Während meiner Berufsausbildung war ich sehr unglücklich. Ich
begann, übermäßig zu essen, und wurde dicker und dicker. Als ich
die Spötteleien meiner Umwelt nicht mehr ertrug, nahm ich mir vor,
abzunehmen. Wochenlang hungerte ich, tüftelte Diätpläne aus, nur
um mit dem nächsten Heißhungeranfall den Erfolg zunichte zu machen. Irgendwann gab mir mein Mann den Tip mit dem künstlichen
Erbrechen. Nach einigem Probieren funktionierte es, und ein halbes
Jahr später trat ich meine lange Wanderschaft durch Krankenhäuser
und Arztpraxen an.

Ich landete unter anderem bei einer Ärztin, die hauptsächlich auf meine sexuellen Probleme einging. Ich erhielt Gleitsalbe, die ich zu Hause in den Müll beförderte. Sie versuchte alles, um aus mir eine »normale, glückliche Frau« zu machen, sprich: mich anzupassen, Geschlechtsverkehr schön zu finden, regelmäßig zu menstruieren und mir als Krönung möglichst ein Kind zu wünschen. Ich versuchte es in einer psychosomatischen Klinik, kam mir verschaukelt vor und nahm Reißaus. Ich konsultierte einen Nervenarzt, der mir Antidepressiva verschrieb und meinte, meine Eßsucht müsse ich selbst in den Griff kriegen. Vor zwei Jahren kam ich dann auf die Idee, es mit Hypnose zu versuchen. Nach einem Vorgespräch mit der Psychologin eines Hypnoseinstitutes legten wir einen Termin fest.

Die Zeit in der Stadt, wo die Behandlung stattfand, wurde zum Trauma. Mein Vertrag lief zwei Wochen, und die Behandlung war stark komprimiert. Dreimal am Tag wurde ich in einen abgedunkelten Raum geführt, leise meditative Musik erklang. Ich legte mich auf eine niedrige Couch und wartete auf den Therapeuten. Insgesamt wurde ich von fünf Therapeuten betreut, was ich als störend empfand, da keine tiefergehende Bindung entstehen konnte. Unter Anleitung entspannte ich mich. Das dauerte fünf Minuten. Nach der Entspannung verließ der Therapeut den Raum, und die restlichen anderthalb Stunden lag ich allein. Meine einzige Gesellschaft waren meine schrecklichen Gedanken. Das viele ungewohnte Liegen verursachte Glieder- und Kopfschmerzen, ich fühlte mich furchtbar elend. Kurz vor Ende der Sitzung schlich sich der Therapeut ins Zimmer zurück, im Glauben, ich sei noch immer in entspanntem Zustand. Ihre Mühe, Träume und Bilder aus meiner Kindheit zurückzuholen, war vergebens. So vergebens, wie mir einzureden, in diesem Moment beginnt ein neues Leben. In meinem Kopf hämmerte nur ein Gedanke: Hoffentlich hat die Qual bald ein Ende. Abends kannte ich nur eins: den kürzesten Weg zurück in mein Zimmer. Wahllos stopfte ich dort alles in mich hinein, was ich morgens an Lebensmitteln gekauft hatte.

Drei Tage vor dem festgesetzten Ende brach ich die Therapie ab. Ich ließ fünftausend Mark in dieser Stadt zurück und, was noch schlimmer war, die Hoffnung auf einen Weg in die Freiheit. Sicher war nicht allein die schlechte Hypnose schuld am bösen Ende, sondern auch die falsche, unbewußte Einstellung, die mich in diese Stadt begleitete. Du gehst da hin, und der Therapeut wird das Wunder vollbringen, dich zu heilen. Solche Hirngespinste sind gefährlich – nur ich allein kann mich heilen, andere können mir nur Hilfestellung geben.

Zu Hause wurden die Freßattacken wieder heftiger. Ich war arbeitslos und verkroch mich wie ein Eremit in meiner Wohnung. Vor einem halben Jahr nahm ich eine psychotherapeutische Behandlung bei einer freien Psychologin auf, deren Praxis ich mir aus dem Branchenverzeichnis herausgesucht hatte. Ich fühle mich unwohl in der Gegenwart der Therapeutin und kann die nötige Bindung nicht herstellen. Wir lagen von Anfang an nicht auf der gleichen Wellenlänge, konnten nicht kommunizieren. Die Frau ist alt, es bestehen unüberwindbare Generationsprobleme. Ihre Weltanschauung offenbart alle meine unterdrückten seelischen Belastungen. Sie drängte mich in die typische Frauenrolle, redete mir Eigenschaften ein, gegen die ich mich wehre. Mütterlichkeit, Nachsicht, Anpassung an den Mann, sie sprach von der Frau als dem ausgleichenden Element, vom trauten Heim, malte mir ein Leben aus, das ich nicht führen möchte. Ich erkenne meine Weiblichkeit an, doch zum Hausmütterchen lasse ich mich nicht degradieren. Eine Weile wühlte sie ziemlich planlos in meiner Kindheit herum, und schließlich war sie der Ansicht, mein Zustand hätte sich gebessert, ich könne jetzt beginnen, meine Symptome abzulegen. Durch verschiedene Vorfälle entstand in mir der Eindruck, daß sie sich nicht sonderlich in das Geschehen einfühlte, sondern bei jedem Fall die gleiche Technik anwandte.

Als auch sie schließlich merkte, daß sich kein Fortschritt zeigte, überwies sie mich zu einer Ärztin für Naturheilverfahren, um feststellen zu lassen, ob nicht körperliche Ursachen für mein Verhalten vorlägen. Mit einem Nahrungsmittel-Allergietest wurde eine Überempfindlichkeit gegenüber Kaffee und Pfefferminztee festgestellt. Die Ärztin vertrat die Ansicht, mein Heißhunger werde durch diese Getränke ausgelöst, und ich solle beides strikt meiden. Ich befolgte ihren Rat, obwohl es mir lächerlich erschien. Das Resultat: Nichts änderte sich. Ich brach die Therapie ab. Wie es weitergehen soll, weiß ich nicht. Ich hoffe, daß ich bald in einer psychosomatischen Klinik mit erfahrenen Ärzten aufgenommen werden kann.

Mein Optimismus hat trotz aller schlechten Erfahrungen nie nachgelassen, und ich glaube, es ist wichtig, mir diese Haltung zu bewahren.

Botschaften aus der Seele

Kerstin Sch., 27 Jahre, Krankheitsbeginn mit 12 Jahren
verheiratet, zwei Kinder
Abitur, heute Hausfrau und Mutter

Nachdem ich fünf Jahre lang vergeblich gegen meine Freßsucht gekämpft hatte, entschloß ich mich, eine Traumanalyse zu machen. Damals hatte ich oft rätselhafte Traumbilder vor Augen, wenn ich morgens aufwachte. Obwohl ich tagelang mit diesen Botschaften »umging«, konnte ich sie doch nie entwirren und aufschlüsseln. Deshalb glaubte ich, daß eine Traumanalyse für mich interessant und hilfreich sein könnte. Ich schloß mich einer traumanalytisch arbeitenden Gruppe eines Therapeuten an. Der erste Traum, den ich in der Analyse vortrug, schildert ziemlich exakt meine innere Not und auch meine krankhaften Verhaltensweisen:
Ich träumte, daß mein Mann, den ich sehr liebe, Stück um Stück von mir abschneidet. Er hat einen Kartoffelschäler in der Hand und trägt damit Schicht um Schicht von mir ab. Da wir uns auf offener Straße befinden, schauen viele Passanten diesem Ereignis zu, laufen dann aber gleichgültig weiter. Niemand scheint meine Not und Todesangst zu erkennen, doch ich teile meine Empfindungen, meine Gefühle auch paradoxerweise nicht mit. Eigentlich habe ich das Gefühl, schon tot zu sein. Zwar existiert mein Körper noch, doch in mir überlagert das breite Gefühl der Ohnmacht und der Sinnlosigkeit alle anderen Gefühle: Ich lasse mich langsam ganz töten.
In meiner Therapie lernte ich es, solchen Träumen ihre Botschaft für meine jetzige Situation zu entnehmen. Ich lernte mit Hilfe der anderen Gruppenteilnehmer, in meinen Träumen zu »lesen«. Nachdem ich meine Verhaltensweisen im Traum so deutlich klarlegte, mußte ich diese auch im täglichen Leben aufspüren und erkennen. In der

Gruppe besprach man dann die möglichen Ursachen für bestimmte Gefühle oder Verhaltensweisen und suchte zusammen nach anderen Verhaltensmodellen. Dabei kamen mir dann immer wieder neue Träume zu Hilfe, die immer symbolträchtiger und intensiver wurden. So erschien mir plötzlich meine Mutter als Hexe, die mir meine Kindheit und meine Lebensfreude stiehlt. Andererseits tauchten immer wieder die überhöhten Anforderungen an mich selbst auf (von deren Existenz ich nicht die leiseste Ahnung hatte), und oft wurde ich in meinen Träumen von Männern bezwungen und vergewaltigt. Mit der Traumanalyse hatte ich eine Quelle entdeckt, die mir dabei half, meine eigentlichen Probleme zu erkennen. Dreieinhalb Jahre besuchte ich diese therapeutische Gruppe, und ich habe mir etwas Selbstvertrauen und Selbstsicherheit erarbeiten können. Ich habe wieder Kraft zu arbeiten und mich vielen anderen Dingen – und nicht nur dem Essen – zuzuwenden. Ich bin kontaktfreudiger geworden und kenne eine große, bunte Palette an Gefühlen.

Leider bin ich den Zwang, zu essen und zu erbrechen, nicht losgeworden. Doch ich habe nun Mittel in der Hand, mir selbst weiterzuhelfen. Oft bin ich zwar sehr verzweifelt und sehe keine Erfolge. Doch dann mache ich mir klar, daß der Weg *in* die Krankheit auch 15 Jahre lang gedauert hat.

Zu den Illustrationen dieses Buches

Die Gründe, aus denen die Illustratorin dieses Buches ungenannt bleiben will, liegen auf der Hand. Die Kohlezeichnungen sprechen eine sehr deutliche Sprache. Bei der Zeichnerin handelt es sich um eine Frau, die – fast dreißigjährig – mittlerweile ein halbes Leben lang unter massiven Essenskonflikten leidet. Nach einer Phase der Magersucht geriet sie etwa im Alter von 17 Jahren in eine immer tiefere Abhängigkeit vom Essen. In den Phasen, die sie selbst als »die schlimmsten meiner Bulimarektikerinnen-Laufbahn« einstuft, entstanden ihre fast durchweg negativ wirkenden Zeichnungen. Es sind abstrakte Bilder, die eine empfindlich gestörte Gefühlswelt mit realen Elementen widerspiegeln. Zeichnen, sagt die Betreffende, habe sie nur insofern gelernt, als sie aus inneren Konflikten heraus den übergroßen Drang entwickelte, sich mit dem Kohlestift Luft zu verschaffen.

Nur wenige Elemente benötigt sie, um Stimmungen bildlich darzustellen. Fast auf allen Zeichnungen findet man dieselben Elemente: Augen, Hände, Blätter, Blüten, Tränen, Wasser, Gläser. Jedes einzelne dieser Elemente hat einen meist doppeldeutigen Symbolcharakter. Zum besseren Verständnis soll die Symbolik hier mit ein paar Sätzen »entschlüsselt« werden.

Augen –
sind auf fast allen Zeichnungen in irgendeiner Form zu entdecken. Das Auge wird im allgemeinen als »Spiegel der Seele« bezeichnet. Die Zeichnerin drückt mit dem Mittel des Auges gleichzeitig den Wunsch nach klarem Sehen wie die Befürchtung, beobachtet (= entlarvt) zu werden, aus. Ihr Blick wird meist behindert, mal durch eine getrübte Linse, mal durch eine gespreizte Hand, mal fehlt die Pupille gänzlich. Parallel dazu bilden die Augen oft die Umgebung der Handlung, sind allgegenwärtig, wirken bedrohlich und beängstigend. Die Zeichnerin möchte erkennen, aber nicht erkannt werden.

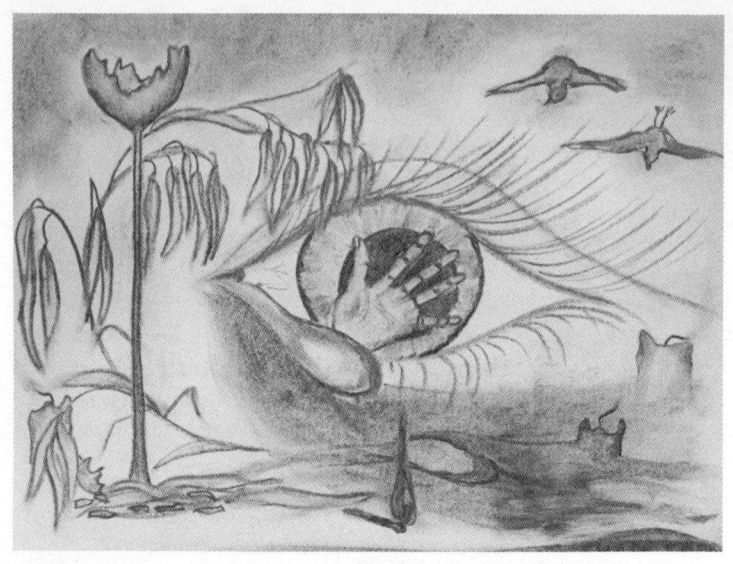

Hände –
stehen für Aktivität, Bewegung, aber auch für den Verlust der
Handlungsfähigkeit. Mit einer Hand können Gefühle anschaulich
ausgedrückt werden: Die Hand kann eine Waffe des Protestes sein
und Zerstörung ankündigen, aber ebenso auch als sensibles Empfin-
dungsorgan fungieren. Sie überträgt Reize und nimmt diese auf.
Symbolisch drückt die Hand den Wunsch nach dem Be-greifen aus,
die Suche nach einer Hand-habe, das Streben nach Hand-lung. Mit
der Hand läßt sich Druck ausüben, sie ist ein Machtmittel. Die
Zeichnerin hat »sich nicht in der Hand«, ihre Hände sind ihr abhanden gekommen, und damit die Fähigkeit zu handeln.

Blätter, Blüten, Bäume –
sind im Grunde positive Symbolträger. Sie sind ein Zeichen des Lebens, des Wachstums, der Hoffnung. Die latente Todessehnsucht,
der schwache Lebenswille der Zeichnerin zeigt sich hier in der Ver-
kehrung der Symbolik. Meist sind die Blätter saftlos, die Bäume
kahl, die Blüten fast verblüht. Blumen werden in der Traumdeutung
als Symbole für die Gefühlswelt gesehen. Die voll erblühten Blumen

auf den Zeichnungen könnten auf eine übermächtige Sehnsucht nach tiefen Gefühlen schließen lassen, die verwelkenden Blätter, die erdolchte Knospe zeigen die Realität des Gefühlsdefizits.

Wasser, Tränen, Blut –
Wasser gilt als Symbol für psychische Energie, Blut ist der Lebenssaft. Hier tritt Wasser meist als Träne auf, wird also verloren. Das so lebensnotwendige Element ist zwar vorhanden, wird aber nicht aufgenommen und kann somit keine Energie und keine Kraft vermitteln. Mit dem »Saft« verliert die Zeichnerin auf ihren Bildern ihre Lebenskraft, merkt dies auch ganz bewußt, denn meist sind auch hier wieder die Augen im Meer aus Tränen allgegenwärtig vorhanden. Diese Deutung der Symbolik läßt den Schluß zu, daß sich die Suchtabhängigkeit am besten in diesen Elementen reflektiert.

Gläser –
zerbrochen und angesprungen – spiegeln die Verletzlichkeit wider, die »angeknackste« Psyche und die Furcht, an der eigenen Person zu zerbrechen.

Schlußwort und Resümee

Vieles hat sich bewegt, seit dieses Buch Mitte der achtziger Jahre zum ersten Mal auf den Markt kam: Das Phänomen der Bulimarexie wurde aus der Tabuzone geholt und ins Rampenlicht der Öffentlichkeit gerückt; das Interesse der Wissenschaft wurde geweckt; Therapiekonzepte wurden entwickelt und erprobt; Kliniken und Psychologen spezialisierten sich; ein Netz von Beratungs- und Behandlungszentren bildete sich; die Betroffenen wagten ein »Coming-out«. Die Symptomatik und, zum Teil, ihre Hintergründe, sind erkannt – doch nichts hat sich auf der Ursachenebene getan. Und deshalb haben die nachfolgenden Worte leider bis heute nichts an ihrer Aktualität eingebüßt:

»So klar umgrenzt das Symptom der Bulimia nervosa auch ist, so unverkennbar eindeutig der extreme Leidensdruck aller Patientinnen in jedem Gespräch klar wird, so vielfältig und vielschichtig können die Entstehungsbedingungen sein. Den *einen* Grund für die Bulimie gibt es sicher nicht. Aber es scheint auch sicher, daß sich in diesen Patientinnen etwas Lebendiges Ausdruck verschafft, was in unser aller kulturellen Auffassung angelegt ist: der Schlankheitswahn und die von körperlichen Äußerlichkeiten abhängige Bestimmung des eigenen Ichs, des Selbstwertgefühls. – Das zumindest ergibt den Hintergrund, vor dem sich eine so ernste Erkrankung wie die Bulimie manifestieren kann. Das gesellschaftliche Verlangen nach schlanken, attraktiven Frauen, die weiblich-mütterlich einerseits, leistungsbereit und leistungsfähig andererseits ihr Leben flexibel meistern sollen, kennzeichnet westliche Gesellschaften und erklärt den Anstieg der Bulimie.

Dieser Schlankheitswahn wird wahrscheinlich weiter anhalten, und ich fürchte, daß auch die Bulimarexie weiter zunimmt. Es ist zu überlegen, ob die gesellschaftliche Forderung nach Schlankheit nicht einen zu hohen Preis kostet...«

Professor Dr. Volker Pudel, Ernährungspsychologische Forschungsstelle der Georg-August-Universität Göttingen, 1984.

Anhang

Rat und Hilfe – Wo und Wie?

Tatsachen sind, daß...

...süchtiges Essen und Erbrechen eine ernstzunehmende Krankheit darstellen

...Eßsüchtige daher unbedingt bei Fachleuten Rat und Hilfe suchen sollten

...Maßnahmen zur Behandlung süchtigen Essens keine Frage der Kosten oder »Privatvergnügen« sind, sondern das Recht des Patienten

Wichtig!

Vor dem Beginn irgendeiner Maßnahme zur Behandlung der Suchterkrankung unbedingt die Frage der Kostenübernahme klären. Das erspart später unliebsame Überraschungen.

Wie nimmt man's in Angriff?

Der erste Ansprechpartner ist am besten ein Arzt des Vertrauens, ein Hausarzt etwa. Dieser entscheidet, ob und welche Behandlungsmaßnahmen notwendig sind. Wenn er selbst der Patientin nicht weiterhelfen kann, überweist er sie an einen Psychotherapeuten oder einen Facharzt.

Wer trägt die Kosten?

Ist eine Behandlung erforderlich, stellt sich die Frage, welcher Versicherungsträger zuständig ist. In Frage kommen da etwa die Krankenkasse, die Rentenversicherung, das Sozialamt. Bei ihnen muß die Behandlungsmaßnahme – ähnlich wie eine Kur – beantragt werden. Per Gesetz (Rehabilitationsangleichungsgesetz) sind die Kostenträger zur Information und Beratung verpflichtet. Wer beispielsweise krankenversichert ist, findet bei der Krankenkasse seinen Berater (Diagnoseschlüssel zur Abrechnung der Therapie bei der Krankenkasse: ICD-10, DSM-III-R, ILD-10).

Regelungen bei finanziellen und organisatorischen Fragen:

Wenn eine Patientin die Kosten für ihre Behandlung nicht aus eigener Tasche zahlen kann und will, ist folgendes zu beachten:
Die ambulante Behandlung durch einen Spezialisten, also etwa eine Gesprächstherapie, muß durch einen Facharzt für Psychiatrie oder Psychotherapie bzw. durch einen Arzt mit Zulassung für große Psychotherapie beantragt werden. Dieser Arzt muß zur Teilnahme an der kassenärztlichen Versorgung zugelassen sein. In der Regel werden zunächst einmal 30 Stunden beantragt, in 80 Prozent der Fälle wird die Behandlung, wenn notwendig, aber verlängert.
Soll die Behandlung in einer Spezialeinrichtung (Fachkrankenhaus/Psychosomatische Klinik) stationär erfolgen, benennt der Arzt normalerweise eine entsprechende, geeignete Einrichtung. Die Patientin kann aber auch von sich aus Vorschläge machen. Wenn diese Behandlungsmaßnahme vom Patienten nicht selbst finanziert werden kann, muß in jedem Falle vor dem Antritt des Aufenthalts geklärt sein, wer die nicht unerheblichen Kosten dafür trägt.

Wer oder was kann helfen...

... bei psychischen Schwierigkeiten:
Psychiater, Psychotherapeut, Neurologe, Psychoanalytiker.

... bei organischen Beschwerden:
Hausarzt, Internist, HNO-Arzt, Gynäkologe, Zahnarzt; Masseur.

... bei seelischer Not:
diverse Beratungsstellen (s. Anhang); Beratungsstellen der Krankenkassen und Rentenversicherung; städtische Einrichtungen, eventuell Gesundheitsamt, Sozialamt.

. . . während des Genesungsprozesses:
Akupunktur; Hypnose; Yoga, autogenes Training, Entspannungsübungen; Atemgymnastik; rhythmische Massagen; Eurythmie.
Besuch von Selbsthilfe- und Selbsterfahrungsgruppen mit und ohne
therapeutische Betreuung, Teilnahme an Wochenendseminaren
und Abendkursen über Suchtverhalten, Eßsucht etc.; Gründung
von Telefonketten und Selbsthilfegruppen für Gespräch und Erfahrungsaustausch.

aktive »Körperpflege«: Schwimmen, Gymnastik, Tanzen, Bauch-
tanz, Radfahren, Wandern etc.

aktive »Selbstäußerung«: Laien-Theaterspiel, Workshops, kreatives
Basteln und Werken, Malen und Gestalten, Musizieren etc.

aktive Beteiligung am Leben: Besuche von Theater, Kino, Konzer-
ten, Kneipe, Disko, Studentenclubs; Essengehen (!) mit Freunden;
Wochenendausflüge, Urlaub machen; Einkaufsbummeln; wieder
Kontakte zu alten Freunden aufnehmen, Briefe schreiben, telefonie-
ren, Menschen suchen und kennenlernen.

. . . auf der Suche nach anderen Betroffenen:
diverse Beratungsstellen (Adressen siehe Anhang) und OA-Kontakt-
gruppen, Tageszeitungen und Anzeigenblätter, Selbsthilfegruppen;
Kontaktstellen für Suchtgefährdete und Suchtabhängige; kommu-
nale, kirchliche und private Beratungsstellen; Telefonseelsorge
(evangelisch/katholisch); Briefseelsorge; Frauenhäuser und
Frauenzentren.

Wie gründe ich eine Selbsthilfegruppe?

Die meisten Tageszeitungen nehmen Hinweise auf Veranstaltungen
in entsprechenden Rubriken ohne Berechnung von Gebühren auf.
So lassen sich Kontakte ohne großen Aufwand anbahnen. Ein gün-
stiges Medium sind auch Anzeigenblätter, die kostenlos in die meisten Haushalte verteilt werden. Hier jedoch wird meistens eine
Anzeigengebühr berechnet. Alternativ dazu gibt es Anzeigenblätter,

die am Kiosk verkauft werden und eine kostenlose Insertion ermöglichen (z. B. »Sperrmüll«). Die Insertion läßt sich am besten unter
der Rubrik »Bekanntschaft« oder »Verschiedenes« unterbringen.

Realisation:
notwendig sind:
- ein Raum
- ein feststehender Termin für das erste Treffen
- der Text der Hinweis-Anzeige

- Raum:
der Raum sollte möglichst zentral liegen und kostenfrei sein, am besten fragt man bei kirchlichen Einrichtungen, Gemeindehäusern,
Behindertenzentren, Jugendhäusern, alternativen Projekten an; zur
Not tut's am Anfang auch das Nebenzimmer einer Gaststätte oder
ein Zimmerchen in der eigenen Wohnung.

- Termin:
nicht zu kurzfristig festlegen, am günstigsten sind die Zeiten nach
Feierabend oder Sonntage.

- Text:
knapp und informativ muß der Text sein. Folgendes darf nicht feh-
len:
- Ort
- Zeitpunkt
- Zweck
- Zielgruppe

Text-Vorschläge:
»Am Sonntag treffen sich um 11 Uhr im Gemeindehaus Frauen, die
eine Selbsthilfegruppe für Eß-Brech-Süchtige gründen wollen. Betroffene sind dazu eingeladen.«
»Frauen, die an Freß-Brech-Sucht leiden, sind eingeladen, am
Sonntag ab 10 Uhr in den Versammlungsraum bei der alten Schule
zu kommen. Dort soll eine Selbsthilfegruppe gegründet werden.«

Wie kann ich außerdem Kontakte anleiern?

Wer den ersten Schritt aus der Anonymität fürchtet, aber dennoch Kontakte mit anderen Betroffenen knüpfen möchte, hat auch die Möglichkeit, eine Telefonkette aufzubauen oder Brieffreundschaften zu suchen.
Auch hierbei sind die günstigsten Medien Tageszeitung und Anzeigenblätter, aber auch psychologische Zeitschriften und Reformhaus- und Apotheken-Zeitschriften.

Realisation:
über eine Kontaktanzeige (kostenpflichtig)

Text-Vorschläge:
»Suche Kontakt mit Frauen, die auch an der Eß-Brechsucht (Bulimarexie) leiden. Raum Düsseldorf. Tel. 01 23/45 67 89 (abends ab 18 h)«
»Kontakte zu süchtig Essenden gesucht. Zuschriften erbeten unter Chiffre A 123, Stichwort ›Hunger‹ an Zeitungsverlag«
»Betr.: Telefonkette. Wer leidet auch unter Eß-Brechsucht? Zuschriften mit Angabe der Telefonnummer bitte an Chiffre B 456 zum späteren Erfahrungsaustausch.«

Adressen

A) Fach- und psychosomatische Kliniken
(nach Städten alphabetisch geordnet – ohne Anspruch auf
Vollständigkeit)

FACHKLINIK FÜR SUCHTKRANKE FRAUEN ALTENKIRCHEN
Heimstr. 8, 57610 Altenkirchen, Tel. 02681/9430
(Therapie nur in Zusammenhang mit weiterer Abhängigkeit)

ROTHAARKLINIK FÜR PSYCHOSOMATISCHE MEDIZIN
Am Spielacker 5, 57319 Bad Berleburg, Tel. 02751/831

PSYCHOSOMATISCHE FACHKLINIK BAD DÜRKHEIM
Kurbrunnenstr. 12, 67098 Bad Dürkheim, Tel. 06322/9340

KLINIK BAD HERRENALB
Kurpromenade 42, 76332 Bad Herrenalb, Tel. 07083/5090

RHEIN-KLINIK FÜR PSYCHOSOMATISCHE MEDIZIN
– Fachklinik für Innere Medizin und Neurologie –
im Evangelischen Johanneswerk e. V.
Luisenstr. 3, 53604 Bad Honnef, Tel. 02224/1850

DRK-REHA-KLINIK
Spezialklinik für psychosomatisch und chronisch kranke
Kinder und Jugendliche
Lindenstr. 4, 53474 Bad Neuenahr, Tel. 02641/24014

KLINIK AM KORSO
Fachzentrum für eßgestörtes Verhalten
Ostkorso 4, 32545 Bad Oeynhausen, Tel. 05731/181–0

FACHKLINIK THOMMENER HÖHE
54552 Darscheid, Tel. 06592/2010
(Aufnahme von Eßgestörten nur bei zusätzlicher Alkohol-
oder Medikamentenabhängigkeit)

PSYCHOSOMATISCHE KLINIK KINZIGTAL
Wolfsweg 12, 77723 Gengenbach, Tel. 07803/8080

BERNHARD-SALZMANN-KLINIK GÜTERSLOH
Fachkrankenhaus für Suchtkranke
Im Füchtei 150, 33334 Gütersloh, Tel. 05241/50202

UNIVERSITÄTS-NERVENKLINIK MÜNCHEN
Nußbaumstr. 7, 80336 München, Tel. 089/5160–3431

TCE – THERAPIECENTRUM FÜR ESSSTÖRUNGEN
Max-Planck-Institut für Psychiatrie München
Schleißheimer Str. 267, 80809 München, Tel. 089/3562490
CHRISTOPH-DORNIER-STIFTUNG FÜR KLINISCHE PSYCHOLOGIE
Tibusstraße 7–11, 48143 Münster, Tel. 0251/4810400
CLEMENS-AUGUST-KLINIK
Postfach 1110, 49430 Neuenkirchen in Oldenburg
Tel. 05493/5040
KLINIK ROSENECK
Am Roseneck 6, 83209 Prien am Chiemsee, Tel. 08051/601–0
KLINIK SCHÖMBERG
Dr. Schröder-Weg 12, 75328 Schömberg, Tel. 07084/500
HAUS WEITENAU
Fachklinik für suchtkranke Jugendliche
Kloster Weitenau, 79585 Steinen, Tel. 07627/662
(Aufnahme von Eßgestörten nur, wenn zusätzlich noch eine
weitere Abhängigkeit von Suchtmitteln besteht)
PSYCHOTHERAPEUTISCHE KLINIK
Christian-Belser-Str. 79, 70597 Stuttgart (Sonnenberg)
Tel. 0711/6781–0
PSYCHIATRISCHES LANDESKRANKENHAUS WEINSBERG
– Abteilung für Psychotherapie und Psychosomatik –
Weisenhof, 74189 Weinsberg, Tel. 07134/750
PSYCHOSOMATISCHE KLINIK WINDACH/AMMERSEE
Fachklinik für Verhaltenstherapie
Schützenstr. 16, 86949 Windach/Ammersee
Tel. 08193/72–0

B) Beratungsstellen/Kontaktadressen/Selbsthilfe
(nach Städten alphabetisch geordnet – ohne Anspruch auf
Vollständigkeit)

DEUTSCHE ARBEITSGEMEINSCHAFT SELBSTHILFEGRUPPEN E. V.
»Nationale Kontakt- und Informationsstelle zur Anregung und
Unterstützung von Selbsthilfegruppen«,
Albrecht-Achilles-Straße 65, W – 10709 Berlin
Tel. 030/8914019

DICK UND DÜNN E. V.
Beratungen bei Eßstörungen
Innsbrucker Straße 25, 10825 Berlin, Tel. 030/8544994
BIELEFELDER ZENTRUM FÜR ESSSTÖRUNGEN
Marktstraße 35, 33602 Bielefeld, Tel. 0521/65929
SELBSTHILFEGRUPPE ELTERN MAGERS./BULIM. KINDER BREMEN
Heidemarie Gniesmar
Heidkruger Weg 10, 28259 Bremen, Tel. 0421/583934
KISS-CHEMNITZ
c/o Marlis Händel
Rembrandtstraße 17, 09123 Chemnitz, Tel. 0371/670901
SHG FÜR ANGEHÖRIGE VON ESS- UND MAGERSÜCHTIGEN
Pfarrheim »Heilige Familie«
Hagener Straße 21, 44225 Dortmund, Tel. 0231/718657
KISS-DRESDEN
Lignerplatz 1, 01069 Dresden, Tel. 0351/4846–358, -359
DICK UND DÜNN E. V.
Ruth Dahm
Reichsstraße 25, 40217 Düsseldorf, Tel. 0211/397200
FRAUENZENTRUM ERFURT
Espachstraße 3, 99094 Erfurt, Tel. 0361/28068
KISS-ERFURT
Turniergasse 17, 99084 Erfurt, Tel. 0361/591715
FRANKFURTER ZENTRUM FÜR ESSSTÖRUNGEN
Hansaallee 18, 60322 Frankfurt/Main, Tel. 069/550176
VABS
Verband ambulanter Beratungsstellen für Suchtkranke/
Drogenabhängige e. V.
Karlstraße 40, 79104 Freiburg, Tel. 0761/200303
ERNÄHRUNGSPSYCHOLOGISCHE FORSCHUNGSSTELLE
Zentrum 16 der Georg-August-Universität
Von-Siebold-Str. 5, 37075 Göttingen
Tel. 0551/366741
FRAUENTHERAPIEZENTRUM HAMBURG E. V.
Warnholtzstraße 2, 22767 Hamburg, Tel. 040/383848
DIE WAAGE E. V.
Schopstr. 1/Eingang Rombergstraße, 20255 Hamburg
Tel. 040/4914941

DIE BRÜCKE E. V.
Walddörferstraße 337, 22047 Hamburg
Tel. 040/668–3636, -3637, -3638
DEUTSCHE HAUPTSTELLE GEGEN DIE SUCHTGEFAHREN
Postfach 1369, 59003 Hamm
Tel. 02381/25269
GESAMTVERBAND FÜR SUCHTKRANKENHILFE
im Diakonischen Werk der Evangelischen Kirche in
Deutschland
Brüder-Grimm-Platz 4, 34117 Kassel, Tel. 0651/102638
KASSELER BERATUNGSSTELLE BEI ESSSTÖRUNGEN
Kurt-Schumacher-Str. 2, 34117 Kassel, Tel. 0561/780505
FRAUENBERATUNGSSTELLE FRAUEN LERNEN LEBEN
Beratung, Bildung und Therapie für Frauen
Hansemannstr. 43, 50823 Köln, Tel. 0221/521579
CAFÉ UND BERATUNGSSTELLE CAKTUS
Otto-Schill-Str. 1, 04109 Leipzig, Tel. 0341/7963–346, -347
KONTAKTSTELLE FÜR SELBSTHILFEGRUPPEN/AOK
GESUNDHEITSZENTRUM
Lüneburger Straße 4, 39106 Magdeburg, Tel. 0391/5599–172
SPECKDRUM E. V.
Goethestraße 38, 55118 Mainz, Tel. 06131/613676
ANAD SELBSTHILFE BEI ANOREXIA UND BULIMIA NERVOSA E. V.
Ungererstraße 32, 80802 München, Tel. 089/333877
CINDERELLA – AKTIONSKREIS ESS- UND MAGERSUCHT
Westendstraße 35, 80339 München, Tel. 089/5021212
CON-DROBS E. V.
Jugend- und Drogenberatungsstelle
Konradstraße 2, 80801 München, Tel. 089/391066
FRAUENBERATUNG FRIEDENSSTRASSE E. V.
Friedensstraße 33, 48145 Münster, Tel. 0251/375799
DICK UND DÜNN E. V.
Michaela Thein
Ingolstädter Straße 130, 90461 Nürnberg, Tel. 0911/264301
BEKOS
Beratungs- und Koordinationsstelle für Selbsthilfe
Lindenstraße 12a, 26123 Oldenburg
Tel. 0441/884848

KONTAKTSTELLE FÜR SELBSTHILFEGRUPPEN
Dr. Ursula von Appen/Ute S.
Seestraße 25 b, 19053 Schwerin
KISS
Kontakt- und Informationsstelle für Selbsthilfegruppen,
Marienstraße 9, 70178 Stuttgart, Tel. 0711/6406117
LAGAYA
Frauen-Suchtberatungsstelle, Verein zur Hilfe
suchtmittelabhängiger Frauen e. V.,
Hohenstaufenstraße 17b, 70178 Stuttgart 1,
Tel. 0711/6403027
PSYCHOSOZIALE BERATUNGS- UND AMBULANTE
BEHANDLUNGSSTELLE
des Caritasverbands, Kernerstraße 28, 70182 Stuttgart
PSYCHOSOZIALE BERATUNGS- UND AMBULANTE
BEHANDLUNGSSTELLE
der ev. Kirchenbezirke, Eugenstraße 10, 70182 Stuttgart
RUF UND RAT
Psychologische Beratungsstelle für Ehe-, Familien- und
Lebensfragen
Hospitalstraße 26, 70174 Stuttgart, Tel. 0711/220038
THERAPIEZENTRUM FÜR ESSSTÖRUNGEN E. V.
Markstraße 15/II, 70372 Stuttgart, Tel. 0711/569856
THERAPIEZENTRUM DER GERHARD-ALBER-STIFTUNG
Christophstraße 8, 70178 Stuttgart, Tel. 0711/6408091
FRAUENBERATUNG UND SELBSTHILFE E. V.
Kieselstraße 41, 42119 Wuppertal, Tel. 0202/423946

Beratungsstellen in Österreich/Schweiz:

IM VEREINSZENTRUM
Aichholzgasse 52, A-1120 Wien, Tel. 0222/8122 9310
NETZWERK »ESSSTÖRUNGEN«
Franz-Fischer-Str. 54, A-6020 Innsbruck (Anneliese Lampert)
TEAM SELBSTHILFE ZÜRICH
Postfach 107
CH-8032 Zürich, Tel. 01/2523036

C) »Overeaters Anonymous«

regionale Adressen werden regelmäßig in vielen Tageszeitungen
veröffentlicht unter der Rubrik »Beratungsstellen« o. ä.

D) Telefonseelsorge bundesweit

evangelisch   1 11 01
katholisch   1 11 02

E) Telefon-Notrufe für Suchtgefährdete:

München   0 89 / 28 28 22
Köln   02 21 / 31 55 55
Düsseldorf   02 11 / 32 55 55
Essen   02 01 / 40 38 40

F) Psychotherapie-Informations-Dienst (PID)

PID, Heilsbachstr. 22–24, 53123 Bonn
   Tel. 02 28 / 74 66 99
   (Sprechzeiten: dienstags 12–13 Uhr, donnerstags 15–16 Uhr
   freitags 9–10 Uhr, sonst Anrufbeantworter)

Literaturliste

zum Thema Eßstörungen / Eßsucht – eine Auswahl

Bücher

Aliabadi, Christine / Lehnig, Wolfgang: »Wenn Essen zur Sucht wird«, Kösel Verlag, München 1982

Boskind-White, Marlene: »Bulimarexie«, Knaur Verlag, München 1991

Bruch, Hilde: »Der goldene Käfig. Das Rätsel der Magersucht«, Fischer Taschenbuch Verlag, Frankfurt 1982

Bruch, Hilde: »Eßstörungen – Zur Psychologie und Therapie von Übergewicht und Magersucht«, Fischer Taschenbuch Verlag, Frankfurt 1991

Buhl, Charlotte: »Magersucht und Eßsucht«, Trias Verlag, Stuttgart 1991

Frankfurter Zentrum für Eßstörungen: »Eßstörungen. Erscheinungsformen, Ursachen, Behandlungsmöglichkeiten«, AOK-Bibliothek, Falken Verlag, Niedernhausen 1993

Fuchs, Kathrin: »Meine Mutter – meine Pfunde. Eßzwänge und Erziehung«, BLV, München 1991

Gerlinghoff, Monika: »Magersüchtig. Eine Therapeutin und Betroffene berichten«, Piper Verlag, München 1989

Gerlinghoff, Monika / Backmund, Herbert / Mai, Norbert: »Magersucht und Bulimie. Auseinandersetzung mit einer Krankheit«, Beltz Verlag, Weinheim 1993

Gerlinghoff, Monika / Backmund, Herbert: »Magersucht und Anstöße zur Krankheitsbewältigung«, dtv, 1994

Göckel, Renate: »Eßsucht oder die Scheu vor dem Leben«, Rowohlt Taschenbuch Verlag, Reinbek 1988

Habermas, Tilmann: »Heißhunger. Historische Bedingungen der Bulimia nervosa«, Reihe Geist und Psyche, Fischer Taschenbuch Verlag, Frankfurt 1990

Maisner, Paulette: »Freßfalle«, Psychologie heute Ratgeber, Beltz Verlag, Weinheim 1986

Orbach, Susie: »Anti-Diät-Buch«, Verlag Frauenoffensive,
  München 1981
Orbach, Susie: »Anti-Diät-Buch II«, Verlag Frauenoffensive,
  München 1984
Roth, Geneen: »Essen als Ersatz«, Rowohlt Taschenbuch Verlag,
  Reinbek 1989
Schlipper, Annette: »Finger in den Hals«, Patmos Verlag,
  Düsseldorf 1991
Schwarzer, Alice (Hrsg.): »Durch dick und dünn«,
  Rowohlt Taschenbuch Verlag, Reinbek 1986
Valère, Valerie: »Das Haus der verrückten Kinder«,
  Verlag Rainer Wunderlich, Reinbek 1980
Weber, Gunthard/Stierlin, Helm: »In Liebe entzweit. Die
  Heidelberger Familientherapie der Magersucht«,
  Rowohlt Verlag, Reinbek 1989
Wolfrum, Christine/Heike Papenfuss: »Wenn die Seele nicht satt
  wird. Wege aus Magersucht und Bulimie«, Patmos Verlag,
  Düsseldorf 1993

Broschüren

Langlotz-Weis, Marlen: »Ratgeber bei Eßstörungen«, Lambertus-
  Verlag Freiburg/Br.
Langsdorff, Maja: »Eßprobleme, Eßstörungen, Eßsucht«, Hohen-
  eck Verlag Hamm (zu beziehen über Hoheneck Verlag, Postfach
  1667, 59006 Hamm)
Mader, Petra: »Gestörtes Eßverhalten«, Neuland-
  Verlagsgesellschaft Hamburg 1984 (zu beziehen über Neuland-
  Verlagsgesellschaft mbH, Adenauerallee 45, 20097 Hamburg)
AOK-Broschüren: »Streben nach dem Ideal?«, aus der Reihe
  Infothek gesund, Heft 24 und »Satt und zufrieden«, aus der
  Reihe Infothek gesund, Heft 25 (kostenfrei zu beziehen über die
  örtlichen Niederlassungen der Allgemeinen Ortskrankenkasse)
Walter, M. Hildegard u. a.: »Eßstörungen – Magersucht (Anorexia
  nervosa) und Eß-Brechsucht (Bulimie) – Wie arbeitet eine
  Selbsthilfegruppe? Ein Leitfaden«, hrsg. vom Institut für
  Medizinische Psychologie und Psychotherapie,
  Sonnenburgstraße 16, A – 6020 Innsbruck.

Lebenshilfe
im Fischer Ratgeber – Programm

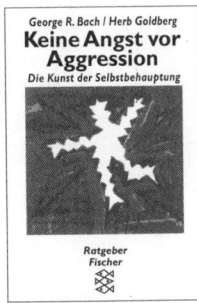

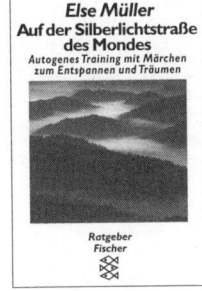

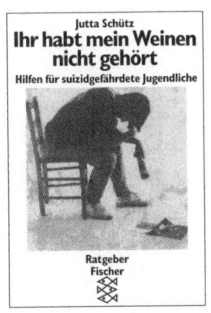

George R. Bach/
Herb Goldberg
**Keine Angst
vor Aggression**
Die Kunst der
Selbstbehauptung
Band 3314

George R. Bach/
Peter Wyden
Streiten verbindet
Spielregeln für
Liebe und Ehe
Band 3321

Dietrich Bäuerle
**Im Kampf gegen
die Drogensucht**
Hilfen für Eltern
und ihre Kinder
Band 10378

Günther Gauß
**Heilmeditationen
für Krebskranke**
Band 10746

Alois Hicklin
**Das menschliche
Gesicht der Angst**
Band 11753

Maja Langsdorff
**Die heimliche
Sucht, unheimlich
zu essen**
Band 12792

Else Müller
**Auf der Silberlicht-
straße des Mondes**
Autogenes Training
mit Märchen
zum Entspannen
und Träumen
Band 3363

Jutta Schütz
**Ihr habt mein
Weinen nicht
gehört**
Wie man suizidge-
fährdeten Jugend-
lichen helfen kann
Band 11964

Reinhart Stalmann
Psychosomatik
Ein Therapeut
erklärt Fälle aus
der Praxis
Band 3332

Lars Strömsdörfer
**Wenn die Seele
Ausgang hat**
Rund um den Schlaf
Band 11069

Beate Wiese
**Ärztliche
Kunstfehler**
Band 12395

Fischer Taschenbuch Verlag

Psychologische
Ratgeber für Frauen

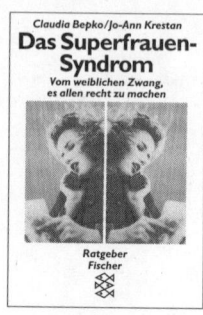
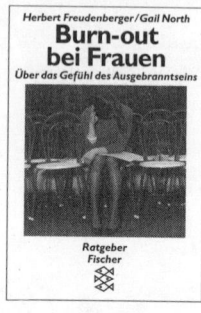
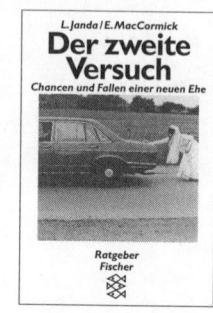

Cor Anneese/
Tino Pol
**Wege aus
der Phobie**
Selbsthilfe bei
Ängsten
Band 11883

George R. Bach/
Peter Wyden
Streiten verbindet
Spielregeln für
Liebe und Ehe
Band 3321

Claudia Bepko/
Jo-Ann Krestan
**Das Superfrauen-
Syndrom**
Vom weiblichen
Zwang, es allen
recht zu machen
Band 12268

Katharina Dalton
**Mütter nach
der Geburt**
Wege aus der
Depression
Band 10955

Herbert Freuden-
berger/ Gail North
**Burn-out
bei Frauen**
Über das Gefühl des
Ausgebranntseins
Band 12272

Jürgen Hesse/
Hans Chr. Schrader
**Erfolgreiche
Bewerbungs-
strategien
für Frauen**
Band 12371

Jürgen Hesse/
Hans Chr. Schrader
Krieg im Büro
Konflikte am
Arbeitsplatz und
wie man sie löst
Band 12372
(Oktober 1995)

Louis Janda/
Ellen MacCormack
**Der zweite
Versuch**
Chancen und Fallen
einer neuen Ehe
Band 12487

Wilhelm Johnen
**Die Angst des
Mannes vor der
starken Frau**
Einsichten
in Männerseelen
Band 12269

Fischer Taschenbuch Verlag

Psychologische
Ratgeber für Frauen

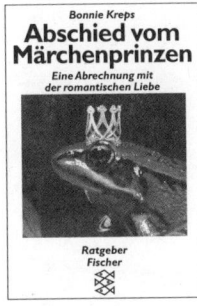

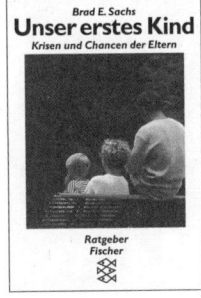

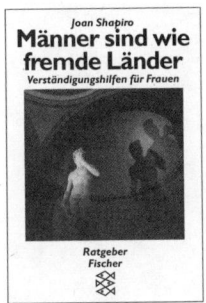

Bonnie Kreps
**Abschied vom
Märchenprinzen**
Eine Abrech-
nung mit der
romantischen Liebe
Band 12225

Maja Langsdorff
**Die heimliche
Sucht, unheimlich
zu essen**
Band 12792

Stephan Lermer/
Hans Chr. Meiser
**Lebensabschnitts-
partner**
Die neue Form
der Zweisamkeit
Band 11931
**Der verlassene
Mann**
Sind Frauen das
stärkere Geschlecht?
Band 12756

Nicky Marone
**Gute Väter –
Selbstbewußte
Töchter**
Die Bedeutung
des Vaters für
die Erziehung
Band 12224

Brad E. Sachs
Unser erstes Kind
Krisen und
Chancen der Eltern
Band 12555

Joan Shapiro
**Männer sind wie
fremde Länder**
Verständigungs-
hilfen für Frauen
Band 12273

Barbara
Sichtermann
**Leben mit einem
Neugeborenen**
Ein Buch über das
erste halbe Jahr
Band 3308

Gregor M. Vogt
Stephen T. Sirridge
Söhne ohne Väter
Vom Fehlen des
männlichen Vorbilds
Band 12757

Joachim Weyand/
Bettina Behning
**Arbeitsrecht
für Frauen**
Ein juristischer
Ratgeber zur
Selbsthilfe
Band 11965

Fischer Taschenbuch Verlag

fi 1 / 1 b

Ratgeber
für Leib und Seele

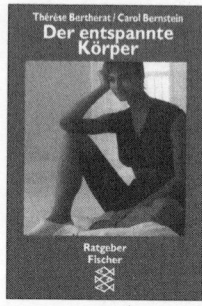 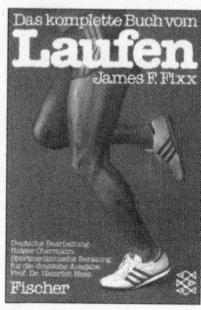 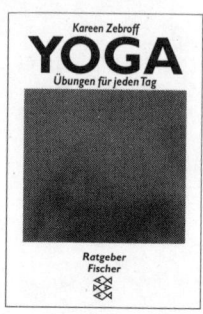

Robert C. Atkins
Diät-Revolution
Gut essen –
sich wohl fühlen –
und abnehmen
Band 1720

Thérèse Bertherat/
Carol Bernstein
**Der entspannte
Körper**
Band 11070

Kenneth H. Cooper
Bewegungstraining
Praktische Anlei-
tung zur Steigerung
der Leistungsfähig-
keit. Band 1104

Ann Faraday
**Deine Träume –
Schlüssel zur
Selbsterkenntnis**
Band 3306

James F. Fixx
**Das komplette
Buch vom Laufen**
Band 3326

Julie Friedeberger
Yoga im Büro
Übungen für
den Arbeitsplatz
Band 12270

James MacRitchie
Qi Gong
Chinesische Ge-
sundheitsübungen
Eine Einführung
Band 12585

Else Müller
**Du spürst unter
deinen Füßen
das Gras**
Autogenes Training
in Phantasie- und
Märchenreisen
Band 3325

Tarthang Tulku
Kum Nye
Tibetische Übungen
zur Stärkung
der Gesundheit
Band 12758

Frank Wildman
**Feldenkrais
im Büro**
Übungen für
den Arbeitsplatz
Band 12489

Kareen Zebroff
Yoga
Übungen
für jeden Tag
Band 1640

Fischer Taschenbuch Verlag

Ratgeber
für das Älterwerden

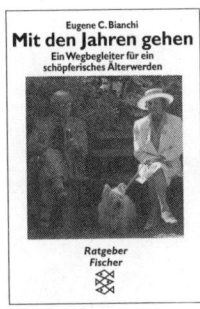 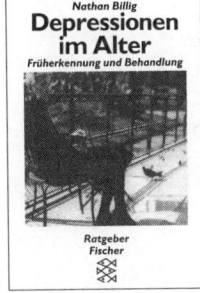 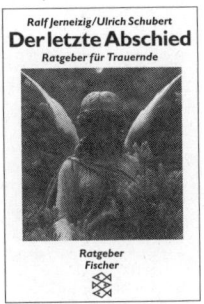

Fischer Taschenbuch Verlag

Geist und Psyche
Begründet von Nina Kindler 1964

Psychologische Ratgeber

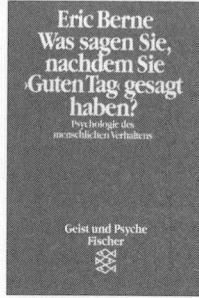
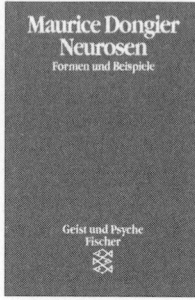
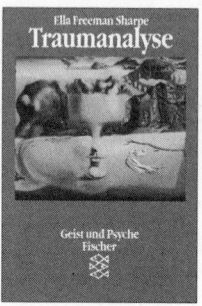

Raymond Battegay
**Psychoanalytische
Neurosenlehre**
Band 12233

Eric Berne
**Was sagen Sie,
nachdem Sie
»Guten Tag«
gesagt haben?**
Band 42192

G. Biermann (Hg.)
**Kinder-
psychotherapie**
Handbuch zu
Theorie und Praxis
Band 12039

Leon Chertok
Hypnose
Band 42102

Gion Condrau
**Einführung in die
Psychotherapie**
Geschichte, Schulen,
Methoden, Praxis
Ein Lehrbuch
Band 42115

Heinrich Deserno
**Die Analyse und
das Arbeitsbündnis**
Kritik eines
Konzepts
Band 12131

Maurice Dongier
Neurosen
Band 42241

Ella Freeman
Sharpe
Traumanalyse
Band 11818

Anna Freud
**Einführung in
die Technik der
Kinderanalyse**
Band 42111

Gesellschaft für
wissenschaftliche
Gesprächs-
psychotherapie
**Die klientenzen-
trierte Gesprächs-
psychotherapie**
Band 42149

Tilmann Habermas
**Zur Geschichte
der Magersucht**
Band 11825

Peter Hamann
Kinderanalyse
Zur Theorie
und Technik
Band 11890

Fischer Taschenbuch Verlag

fi 356 / 15 a